现代病理技术与临床实践

主编 张 岚 雒永刚 王明霞 桂红武 高 峰

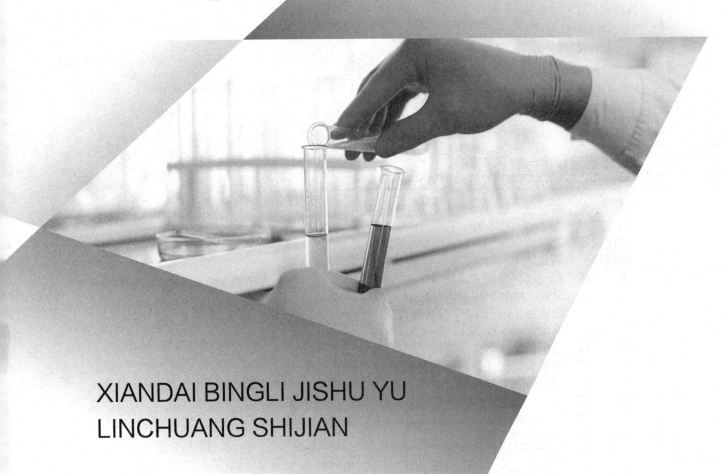

XIANDAI BINGLI JISHU YU
LINCHUANG SHIJIAN

黑龙江科学技术出版社

图书在版编目（CIP）数据

现代病理技术与临床实践 / 张岚等主编. --哈尔滨：
黑龙江科学技术出版社, 2018.2
ISBN 978-7-5388-9731-9

Ⅰ.①现… Ⅱ.①张… Ⅲ.①病理学 Ⅳ.①R36

中国版本图书馆CIP数据核字(2018)第114622号

现代病理技术与临床实践
XIANDAI BINGLI JISHU YU LINCHUANG SHIJIAN

主　　编	张　岚　雒永刚　王明霞　桂红武　高　峰
副 主 编	李　娜　李　艳　张彩丽　冯　晨　向自武
责任编辑	李欣育
装帧设计	雅卓图书
出　　版	黑龙江科学技术出版社
	地址：哈尔滨市南岗区公安街70-2号 邮编：150001
	电话：（0451）53642106 传真：（0451）53642143
	网址：www.lkcbs.cn www.lkpub.cn
发　　行	全国新华书店
印　　刷	济南大地图文快印有限公司
开　　本	880 mm×1 230 mm　1/16
印　　张	11
字　　数	362 千字
版　　次	2018年2月第1版
印　　次	2018年2月第1次印刷
书　　号	ISBN 978-7-5388-9731-9
定　　价	88.00元

前　言

　　社会经济的发展促进了医学科学技术的发展，临床病理学已经发展成为一门独立的学科，临床病理学由病理技术学和病理诊断学组成，两者相辅相成，进一步完善了临床病理学。全世界医学界公认病理诊断是最可信赖、准确性最高、最具权威性的诊断，是所有诊断手段中的核心。

　　本书介绍了现代病理学概论及常用技术，包括病理活体组织常规制片技术、免疫组织化学技术、免疫荧光技术、分子病理学技术、特殊染色和酶组织化学染色技术及肿瘤诊断技术等，本书注重科研与临床工作相结合，强调正确处理正常与病理、内因与外因、损伤与抗损伤、局部与整体、肉眼与镜下、形态与机能、病理与临床的关系，希望本书能为病理科医务工作者处理相关问题提供参考，也可作为医学院校学生和基层医生学习之用。

　　在编写过程中，由于作者较多，写作方式和文笔风格不一，再加上编写时间和篇幅有限，难免存在疏漏和不足之处，望广大读者提出宝贵的意见和建议，谢谢。

编　者
2018 年 2 月

前　言

目　录

第一章

病理学概论

第一节 病理学绪论

病理学（pathology）是研究疾病的病因（etiology）、发病机制（pathogenesis）、病理变化（pathological change）、结局和转归的医学基础学科。病理学学习的目的是通过对上述内容的了解来认识和掌握疾病本质和发生发展的规律，为疾病的诊治和预防提供理论基础。在临床医疗实践中，病理学又是许多疾病的诊断并为其治疗提供依据的最可靠方法，因此病理学也是临床医学的重要学科之一。

一、病理学在医学中的地位

病理学分为人体病理学（human pathology）和实验病理学（experimental pathology）两部分。前者通过尸体解剖（autopsy）、活体组织检查，或称外科病理学（surgical pathology）和细胞学（cytology）检查所获得的材料对疾病做出最后诊断；后者则以疾病的动物模型或在体外培养的细胞为材料进行医学研究。

在医学教育中，病理学是基础医学和临床医学之间的桥梁。因为其学习必须以解剖学、组织胚胎学、生理学、生物化学、细胞生物学、分子生物学、微生物学、寄生虫学和免疫学等为基础，同时其本身又是以后学习临床医学各门课程的基础。病理学也是一门高度实践性的学科，课程的学习一般有理论课、实习课、临床病理讨论（clinical pathological conference，CPC）和见习尸体剖验等学习形式。学习病理学要特别注意形态与功能、局部与整体、病理变化与临床病理联系之间的有机联系。

在医疗工作中，活体组织检查是迄今诊断疾病最可靠的方法。细胞学检查在发现早期肿瘤等方面具有重要作用。对不幸去世的患者进行尸体剖验能对其诊断和死因做出最权威的终极回答，也是提高临床诊断和医疗水平的最重要方法。虽然医学实验室检测、内镜检查、影像学诊断等技术突飞猛进，在疾病的发现和定位上起着重要的作用，但很多疾病，仍然有赖于病理学检查才能做出最终诊断。

在科学研究中，病理学是重要的研究领域。心、脑血管疾病及恶性肿瘤等重大疾病的科学研究，无一不涉及病理学内容。应用蛋白质和核酸等分子生物学技术研究疾病发生发展过程的分子病理学已是一个新兴的分支学科。临床病理数据和资料，包括大体标本、石蜡包埋组织和切片的积累，不仅是医学科学研究不可或缺的材料，也是病理学教学和病理专科医师培养的资料来源。

总之，病理学在医学教育、临床诊疗和科学研究上都扮演着极其重要的角色，加拿大籍著名医生和医学教育家 Sir William Osler（1849—1919）曾写道 "As is our pathology, so is our medicine"（病理学为医学之本）。

二、病理学的研究方法

（一）人体病理学的诊断和研究方法

1. 尸体剖检　简称尸检，即对死者的遗体进行病理解剖和后续的病理学观察，是病理学的基本研究方法之一。尸检的作用在于：①确定诊断，查明死因，协助临床总结在诊断和治疗过程中的经验和教训，以提高诊治水平。②发现和确诊某些新的疾病、传染病、地方病、流行病等，为卫生防疫部门采取防治措施提供依据。③积累各种疾病的人体病理材料，作为深入研究和防治这些疾病的基础的同时，也为病理学教学收集各种疾病的病理标本。目前我国的尸检率还不高，而且有进一步下降的趋势，十分不利于我国病理学和整个医学科学的发展，亟待立法和大力宣传尸检的意义。

2. 活体组织检查　简称活检，即用局部切取、钳取、细针穿刺和搔刮等手术方法，从活体内获取病变组织进行病理诊断。其意义在于：①由于组织新鲜，固定后能基本保存病变的原貌，有利于及时、准确地对疾病做出病理学诊断，可作为指导治疗和判断预后的依据。②必要时还可在手术进行中做冷冻切片快速诊断，协助临床医生选择最佳的手术治疗方案。③在疾病治疗过程中，定期活检可动态了解病变的发展和判断疗效。④还可采用如免疫组织化学、电镜观察、基因检测和组织培养等研究方法对疾病进行更深入的研究。因此，活检是目前诊断疾病广为采用的方法，特别是对肿瘤良、恶性的鉴别具有十分重要的意义。外科病理学，或称诊断病理学（diagnostic pathology）就是在活检的基础上建立起来的病理学分支。

3. 细胞学检查　通过采集病变处的细胞，涂片染色后进行诊断。细胞的来源可以是运用各种采集器在口腔、食管、鼻咽部以及女性生殖道等病变部位直接采集脱落的细胞；也可以是自然分泌物（如痰、乳腺溢液、前列腺液）、体液（如胸腹腔积液、心包积液和脑脊液）及排泄物（如尿）中的细胞；还可以是通过内镜或用细针穿刺（fine needle aspiration，FNA）病变部位（如前列腺、肝、肾、胰、乳腺、甲状腺、淋巴结）等采集的细胞。细胞学检查除用于患者疾病诊断外，还可用于健康的普查。此法设备简单，操作简便，患者痛苦少而易于接受，但最后确定是否为恶性病变尚需进一步做活检证实。此外，细胞学检查还可用于对激素水平的测定（如阴道脱落细胞涂片）及为细胞培养和DNA提取等提供标本。

（二）实验病理学研究方法

1. 动物实验（animal experiment）　运用动物实验的方法，可在适宜动物身上复制出某些人类疾病的动物模型（animal model）。通过疾病复制过程可以研究疾病的病因学、发病学、病理改变及疾病的转归。其优点在于可根据需要，对之进行任何方式的观察研究。或与人体疾病进行对照研究。此外，还可进行一些不能在人体上做的研究，如致癌剂的致癌作用和癌变过程的研究及某些生物因子的致病作用等。这种方法可弥补人体病理学研究所受到的制约，但应注意的是动物和人体之间毕竟存在一定的物种上的差异，不能把动物实验结果不加分析地直接套用于人体，仅可作为研究人体疾病的参考。

2. 组织和细胞培养（tissue and cell culture）　将某种组织或单细胞用适宜的培养基在体外培养，可研究在各种因子作用下细胞、组织病变的发生和发展及外来因素的影响。例如在病毒感染和其他致癌因素的作用下，细胞如何发生恶性转化；在恶性转化的基础上发生哪些分子生物学和细胞遗传学改变；在不同因素作用下能否阻断恶性转化的发生或使其逆转；免疫因子、射线和抗癌药物等对癌细胞生长的影响等，都是对肿瘤研究十分重要的课题。近年来通过体外培养建立了不少人体和动物肿瘤的细胞系，对研究肿瘤细胞的分子生物学特性起到了重要作用。这种研究方法的优点是周期短、见效快、节省开支，体外实验条件容易控制，可以避免体内复杂因素的干扰。缺点是孤立的体外环境与复杂的体内整体环境有很大的不同，故不能将体外研究结果与体内过程简单地等同看待。

三、病理学的发展

人类无论是个体还是群体，自其诞生之日起始终与疾病共存，这从考古学家挖掘的具有病变的史前人类的骨骼化石上可找到足够的证据。当然这仅仅是肉眼所见到的形态变化。直到 1761 年意大利的 Morgani（1682—1771）医生通过 700 多例尸体解剖，并详细记录了病变器官的肉眼变化之后，认为不同的疾病都是由相应器官的病变引起的，由此提出了器官病理学（organ pathology）的概念，由此奠定了医学及病理学发展的基础。在一个世纪之后的 19 世纪中叶，随着显微镜的发明和使用，人们可以应用光学显微镜来研究正常和病变细胞的形态变化。于是，德国病理学家 Virchow（1821—1902）创立了细胞病理学（cytopathology），其巨著在 1858 年出版，直到今天其理论和技术仍在对医学科学的发展产生影响。此后，经过近一个半世纪的探索，逐渐形成并完善了现在的病理学学科体系，如用肉眼观察病变器官的大体变化，被称为大体所见或解剖病理学（anatomical pathology）；借助于显微镜所进行的组织学或细胞学研究，被称为组织病理学（histopathology）或细胞病理学（cytopathology）；用电子显微镜技术观察病变细胞的超微结构变化被称为超微结构病理学（ultrastructural pathology）。

近三十年来，免疫学、细胞生物学、分子生物学、细胞遗传学的进展以及免疫组织化学、流式细胞术、图像分析技术和分子生物学等理论和技术的应用，极大地推动了传统病理学的发展。特别是学科间的互相渗透，使病理学出现了许多新的分支学科，如免疫病理（immunopathology）、分子病理学（molecular pathology）、遗传病理学（genetic pathology）和计量病理学（quantitative pathology）等，使得对疾病的研究从器官、组织、细胞和亚细胞水平深入到分子水平；并使形态学观察结果从定位、定性走向定量，更具客观性、重复性和可比性。

随着分子病理学理论和技术的日臻完善，诊断分子病理学又成为近年来临床病理的最热门领域。就大多数疾病而言，不管是先天性还是获得性，均具有一定的遗传学基础。通过分子手段检测人染色体上基因的改变，以此确立的遗传性疾病的诊断是最可靠的。在感染性疾病的分子诊断中，不仅可检出正在生长的病原体，也能检出潜伏的病原微生物；既能确定既往感染，也能检出现行感染。肿瘤大部分都有遗传学基础，与遗传性疾病类似，诊断分子病理学对那些以基因改变为病因的肿瘤而言是最准确的，是分子靶向治疗的基础。在组织器官移植领域内，诊断分子病理学至少可用于以下五个方面：组织抗原匹配；免疫抑制患者中出现的威胁生命的感染的快速检测；在骨髓移植中还可以用于自体移植前确保有效地清除肿瘤组织，显示移植物在体内过程的踪迹，监视疾病复发。在刑事案件的法医学鉴定中，DNA 指纹技术，现在已经广泛应用于法医学鉴定，其精度达到了一个细胞、一根毛发和一个精子，就可取得个体特征性的基因图谱。

今天，随着 3G 网络时代的到来，借助图像数字化以及数字存储传输技术的发展，将病理学切片转化为切片数字化图像（whole slide images，WSI）进行数据存储已成为可能。WSI 又称数字切片（digital slides）或虚拟切片（virtual slides），使用者可以不通过显微镜而直接在个人的计算机上进行 WSI 的阅片、教学、科学研究、远程诊断及疑难病例的会诊，现已被称为数字病理学（digital pathology）。相信 3G 网络的覆盖及 WSI 技术的应用将极大地推进病理学学科的进步及病理学事业的发展。

对疾病的观察和研究还从个体向群体和社会发展，并与环境结合，出现了地理病理学、社会病理学等新的分支。这些发展大大加深了对疾病本质的认识，同时也为许多疾病的防治开辟了新的途径和发展空间。随着人类基因组计划的完成和后基因组计划的开展，病理学这门古老的学科必定以全新的面貌展示在世人的面前。

我国是幅员广阔、人口和民族众多的大国，在疾病谱和疾病的种类上都具有自己的特点。开展好人体病理学和实验病理学的研究，对我国医学科学的发展和疾病的防治，具有极为重要的意义，同时也是对世界医学的贡献。处理好人体病理学和实验病理学既分工又合作的关系，使两者加强联系，相得益彰。同时要打破病理学与其他学科的界限，密切关注相邻新兴学科的发展，学习和吸取它们的先进成果来创造性地丰富病理学的研究方法和内容。只有这样才能使我国病理学研究的某些领域达到或赶超世界先进水平，这也是我国当代病理学工作者的责任和任务。

（张 岚）

第二节 诊断病理学

一、什么是诊断病理学

病理学是研究疾病病因、发病机制、形态结构改变以及由此而引起的功能变化的一门基础医学与临床医学之间的桥梁学科。病理学作为一门科学是在 18 世纪中期开始的。Morgagni（1682—1771）将他一生中所经历的约 700 例精心解剖的尸检各器官所见与临床表现相联系，于 1761 年著成了《疾病的位置与原因》一书，此书为病理学的发展奠定了基础。以后许多学者将尸检所见与临床表现相联系，相继发现了许多疾病的临床和形态特点，大大丰富了病理学的内容。尸检成为检验临床诊断正确性的必不可少的程序。这样的器官病理学到 19 世纪 Rokitansky（1800—1878）时代达到了顶峰。Rokitansky 亲自解剖了约 3 万例尸体，并掌握了约 6 万例尸检的材料，详细描述了全身各器官的各种病变，从而极大地丰富了病理学宝库。1843 年 Virchow 开始用显微镜观察病变部位的细胞和组织的结构，1858 年 Virchow 发表了他著名的"细胞病理学"，从而开创了细胞病理学时代。临床各科的发展推动了病理学向专科病理分支如妇产科病理、神经病理、肿瘤病理、皮肤病理及儿科病理等的发展。1932 年 Knall 和 Rusha 发展了透射电镜，1938 年 Ardenne 首创了扫描电镜。电子显微镜的问世使病理学从细胞水平向亚细胞结构深入，由此产生了超微结构病理学。免疫学的进展促进了免疫病理学和免疫组织化学的发展。细胞遗传学的研究进展进一步充实了有关疾病的遗传病理学。20 世纪 50 年代是生物化学突飞猛进的时期。1953 年 Watson 和 Crick 发现了 DNA 的双螺旋结构及 DNA – RNA – 蛋白质（包括各种酶）的化学顺序。分子生物学技术目前在病理学中的广泛应用促使病理学进一步深入到分子水平，为分子病理学的建立奠定了基础。

综上所述，近百余年来由于医学生物学各分支如生物学、微生物学、生物化学、免疫学和分子生物学等的迅猛发展以及许多新仪器如透射电镜、扫描电镜、图像分析仪及流式细胞仪等的研制成功，使病理学能发展到目前这样具有许多分支的重要学科，当然病理学的发展也促进了临床医学的发展。

应该强调的是病理学从建立之时起就负有一个重要使命即协助临床医生对疾病做出诊断。古代学者通过肉眼观察器官改变与临床症候相联系。细胞病理学问世后，病理医生能从细胞和组织结构的改变为临床提供病理诊断。1870 年柏林大学的 Carl Ruge 及其同事 Johann Veit 最先将外科活检作为重要的诊断工具。从此以后病理医生可根据手术标本、各种活检、穿刺及脱落细胞学为临床不同疾病提供诊断。尸检更可核实或纠正临床诊断，或发现新的疾病和病变。病理学中这一方面的实践和研究以往称为外科病理学，通俗称为临床病理诊断，这些名称并不全面，因为送病理科做病理诊断的标本不都是来自外科，几乎所有的临床科室都可能送病理标本，所以应称之为诊断病理学（diagnostic pathology）。诊断病理学不仅包括对各种活体标本（包括细胞学）的诊断，也包括对尸检的诊断。诊断病理学是病理学的一个大分支，是为患者的医疗服务中不可缺少的重要组成部分。

二、诊断病理学的任务

诊断病理学的任务是对有关疾病：①提出明确的病理诊断。②提供可能的病因学证据或线索。③提供有关的预后因素。当病理学还处在细胞病理学时代时，病理医生能根据病理标本的形态改变（大体和显微镜下）提出病理诊断已经完成了任务。目前随着医学生物学各分支的迅速发展，病理医生已能将病理形态结合其他种种辅助手段，如电镜、组织化学、免疫组织化学、DNA 倍体及种种分子生物学技术为临床提供更精确的病理诊断。例如过去单凭形态不能区分的小细胞恶性肿瘤，现已能依靠免疫组织化学和电镜区分出淋巴瘤、小细胞未分化癌、胚胎性横纹肌肉瘤、神经母细胞瘤或 Ewing 瘤。分子生物学技术特别是 PCR 的应用使病理医生能从患者的组织（新鲜或石蜡包埋组织）中提取 DNA，通过 PCR 得到大量扩增的特异性 DNA 片段用于检测 T、B 淋巴细胞增生中 Ig 或 TCR 基因重排，癌基因和抑癌基因的点突变，检测杂合子丢失（LOH）和微卫星不稳定性（MSI），检测循环血中的瘤细胞等。

PCR 也可用于检测微生物包括细菌和病毒。对检测病毒来说 PCR 技术是最敏感和最快的方法。流式细胞术的一个重要功能是 DNA 分析，决定瘤细胞的倍体（ploidy），计算出不同细胞周期中细胞的百分率，如一些肿瘤中异倍体和 S 期细胞百分率增加表明恶性，对某些肿瘤如膀胱癌来说，这些指标说明预后差，对一些癌前病变来说，DNA 分析可预测该病变的生物学行为。

病理诊断医生虽不直接接触患者，但他面对临床医生。在临床医生诊断治疗患者的过程中，病理诊断医生应是临床医生最好的咨询者和合作者。

三、进行诊断病理学实践和研究所需的设备

无论是大的医学院校附属医院的病理科，还是小的县区级医院病理科，他们的主要任务是进行病理诊断，其设备应包括有设备较齐全的尸检室、手术和活检病理标本检查取材室、常规切片制片室（可包括特殊染色及冷冻切片设备）、细胞室（包括制作各种细胞学和细针穿刺细胞学的涂片和切片等）、医生读片室（或称诊断室）、照相室（备有能摄制各种大体标本和显微镜下照片的照相设备特别是连接计算机的数码相机）、免疫组织化学室、大体标本制作室、大体标本陈列室以及各种材料的存档处（包括文字档案、标本、玻片及蜡块存档处）等。

一个现代化大医院病理科还应备有电镜室（扫描及透射电镜）、塑料包埋切片制作室、荧光显微镜、偏光显微镜及多头显微镜（教学用）、分子生物学技术实验室、细胞培养室、组织库或低温冷藏箱、流式细胞仪、图像分析仪、电脑及病理图文信息系统即局域网上应用的数据库等。有条件的单位还可安置细胞遗传学工作站（FISH 分析系统）、做虚拟切片（virtual slide）的仪器及远程病理会诊的仪器，这样同一城市不同医院及不同城市医院之间甚至不同国家的医院之间可进行切片会诊交流。

四、病理标本的检查、取材和诊断中的一些要点

（一）大体观察和取材

病理标本的检查，常规应包括大体检查和显微镜下观察。一些诊断病理医生重视显微镜下改变，忽视大体形态，认为镜下形态是诊断的主要依据。殊不知许多标本，特别是手术切除标本的大体形态和取材部位可直接影响诊断正确性，如手术切除的甲状腺只重视大结节，忽略了小的白色硬结，可导致微小乳头状癌的漏诊；大的卵巢肿瘤应做多个大切面观察，应在不同色泽和质地的部位取材检查，因卵巢肿瘤经常有混合型，只取少数瘤组织块，不能代表肿瘤的全部成分。总之标本的大体观察非常重要，要全面仔细观察和描述病变。临床送检的标本不管大小均应详细检查，如果一例标本有多件，则每一件均要取材做切片观察。根治术标本在未固定前应仔细寻找淋巴结，因为淋巴结中癌的转移率，直接影响患者的治疗和预后。肿瘤标本除取不同部位的肿瘤外还应取肿瘤与正常组织交界处、切断端及淋巴结。

（二）大体标本的照相

一般医院的病理科都没有很富裕的空间来存放大体标本，因此在大体检查之后，对一些病变典型、特殊或罕见的标本最好尽量照相留档，这样除少数可制成陈列标本外，日常大量已检查并取材的大小标本，在病理报告发出后一段时间（一般为 1~2 个月）就可弃除。如果检查当时没有详细记录，可对照照片进行补充描述。照相前应将病变充分暴露，剔除多余的脂肪和结缔组织。标本的切面一般来说均较表面有特征性，照相的清晰度和反差等取决于设备及摄影者的技术。目前一些大医院用的连接电脑的数码相机照相设备不仅效果好，亦容易掌握。一张好的彩色像不仅是存档的重要资料，也是总结和书写论文必不可少的材料。储存在电脑中的大体彩色图像还可制成光盘作为教学和会议交流等用。

国外许多医院病理科还备有照大标本的 X 线设备，对检查有钙化的病灶以及骨组织很有用。

（三）固定

常用的固定液有 10% 中性 formalin，其他有 Zenker、Bouin 和 carmoy 等固定液。固定液的体积应 10 倍于标本的体积。10% formalin 的渗透组织能力为 1mm/h，所以一般标本均需固定数小时，大标本切开后应固定过夜。用作取组织块的大标本，应在新鲜时就切成 0.5~1.0cm 厚的大片块，待固定后再修

整，组织块厚度不能超过 3mm。腔状器官如胃肠道，应将标本剪开后用大头针固定在薄的木板上（黏膜面向上），在大的容器内固定，表面覆以浸有固定液的湿纱布或棉花。需要立埋的标本应用大头针或染料标明需要包埋的面。标本不能冻存，特别是已含固定液的标本，因冷冻后水分在组织内形成针状结晶，破坏组织和细胞的结构，从而影响诊断。

（四）一张好的 HE 切片是保证正确病理诊断的关键

病理切片质量的好坏除取决于病理制片室的设备以及病理技术人员的技术和经验外，部分还取决于病理医生取材是否合乎要求，如大标本未经适当固定就取材，这样的组织块在固定、脱水和浸蜡过程中会扭曲变形，影响包埋和制片；另外，组织块太厚，中心脱水透明及浸蜡不好亦影响切片质量。一张质量上乘的 HE 切片（除疑难病变外），对病理医生来说一般不会发生诊断困难，但质量很差的 HE 切片（切片厚、刀痕多、组织细胞挤压、组织裂开及染色透明差等）总会造成诊断上的困难，特别是淋巴结。大多数淋巴结的疑难病例是由于制片造成的。

目前虽然已有许多辅助手段和工具，如电镜及免疫组织化学等，但要做这些辅助检查之前，首先要对该病例有一个初步的病理诊断意见，才能考虑用什么手段或什么工具来进一步证实或否定该诊断，所以对于一天要处理大量病理标本和诊断的病理医生来说，质量好的 HE 切片是完成工作的保证。

（五）免疫组织化学

除了苏木精-伊红外，以往常用的辅助诊断方法有特殊染色、酶组织化学、图像分析和电镜等，20世纪 70 年代末和 80 年代初免疫组织化学已开始在国内少数大医院病理科应用于日常外检，到 90 年代后期免疫组织化学已在全国普遍开展，由于免疫组织化学较高的敏感性和特异性，所以迄今免疫组织化学已是医院病理科不可缺少的技术。

（六）小活检和细胞学

随着医学的发展，病理医生所收到的标本越来越小，现在医院病理科除手术切除的标本和手术切除活检外，大量的是各种内镜活检，粗针穿刺活检和细针吸取细胞学检查（fine needle aspiration cytology, FNAC）的标本。越来越小的标本就要求病理医生仔细检查和病理技术人员高水平的制片技术。遇到有些小的内镜活检首先要核对"块数"，如内镜医生注明"8 块"，则送检瓶内应核实是否有"8 块"。除检查瓶内标本外，还应检查瓶盖内是否还有标本，有时这一块行将"漏网"的活检可能恰恰是病变的关键。小的标本如内镜活检应用纱布或滤纸或袋装茶叶的纸或其他裹起来固定、脱水和浸蜡。特别小的标本应用伊红染色后再包裹固定、脱水、浸蜡，否则浸蜡后小标本与蜡混在一起不易辨认。这种小活检的切片要求技术人员用快刀切，并在载玻片上捞数个至十数个蜡片。病理医生看片时每一切片上的组织片均应仔细观察，有时常常在某几个组织片中有具诊断意义的病变。

细胞学（亦称诊断细胞学）现在越来越广泛用于诊断。近年来开发的液基薄层涂片技术以及电脑辅助细胞扫描分析系统（thin layer liquid based with computer assisted cytology test, TCCT），以及用液基薄层涂片技术加上 DNA 自动扫描仪，均可明显提高宫颈癌的检出率，以上技术和仪器亦可用于胸腹腔积液、尿、脑脊液和痰的细胞学检查。除各种脱落细胞学外，细针穿刺吸取细胞学检查（FNAC）已在全世界广泛开展。细针是指针的外径为 0.6~0.9mm，由于针细损伤小，吸出的细胞是存活的，所以制成涂片后较脱落细胞学（细胞常退化）更易诊断。目前 FNAC 几乎已能用于穿刺全身所有部位的肿瘤，它的阳性率高，假阳性极少，所以很受临床和病理医生欢迎。FNAC 的成败取决于：①穿刺医生能击中目标。②制成一张薄而均匀的涂片。③病理医生对诊断细胞学的经验。三者中缺一就可影响诊断。

细胞印片，特别是怀疑有肿瘤的淋巴结切面的印片对诊断很有参考价值，因一张好的印片比起冷冻切片和石蜡切片来说可真实反映细胞的形态和结构，并可用于免疫组织化学，因此除了纤维组织较多的组织和肿瘤外，一般细胞丰富的组织和肿瘤，在新鲜标本切开后最好都做印片观察。

五、冷冻切片

手术台上做冷冻切片的唯一理由是决定下一步治疗的方案，如乳腺肿块的良恶性，决定是否需做根治术，又如肢体肿瘤的性质，决定是否要截肢等。除了这一原因外，其他均无申请做冷冻切片的理由。对病理医生来说冷冻切片要求快、准确、可靠。但是冷冻切片的质量一般均不如石蜡切片，另外取材有限，因此并不是所有的冷冻切片都能做到快、准确和可靠。所以遇到不能做出明确诊断时应请临床医生再取代表性的组织或请临床医生等石蜡切片的结果，切勿勉强诊断，以造成误诊或事故。

六、病理材料的存档

如前所述大体标本应尽量照相存档，或储存在电脑数据库内。这样经过一段时间后，大体标本就可处理掉。除已制成示教或陈列的标本外，大体标本不宜长久保留（包括尸检标本），一方面这些标本占据很大的空间；另一方面长期保存的大体标本不仅色泽、外形均会改变，而且这种标本已不适合取材做一般 HE 切片，更不适合用于其他辅助诊断技术。

文字资料（包括各种报告的存档部分）、病理切片及蜡块均应永远保存。这些材料犹如患者的病例一样，随时可用于复查，特别是一些疑难病例，多次的手术标本或活检集中起来复查时可能会得出更明确的诊断。此外，这些材料也是病理医生教学和科研用的第一手资料。有些医院病理科把病理切片和蜡块如同大体标本一样"定期处理"，这是不可取的。有时常常因为患者的病理资料不全而影响诊断，甚至可造成医疗纠纷或失去解决医疗纠纷的依据。

目前最好的储存办法是将文字资料输入计算机。国外以及国内一些大的医院病理科在做尸检和外检的同时以及发出正式报告后，随即将病理诊断和患者的有关资料编码输入电脑。这样不仅起到了存档作用，更方便的是随时能从电脑中提出有关病例的病理资料，以资复习和研究。目前国际上通用的编码是参考 SNOMED。

21 世纪以来，病理日常报告及材料的存档已全部信息化（通过电脑传送及储存），有些单位甚至已废除文字档案材料，这样的做法似乎有些极端，每一病例的最后病理报告包括临床病史、标本的大体形态（包括照相）、显微镜下形态特点、病理诊断及分子病理诊断均应有一份纸质的文字资料存档以防电脑信息系统出问题，尚有补救的机会。

七、病理诊断医生与临床医生密切联系

病理诊断是医院对许多患者的医疗服务中的一个重要环节。病理诊断医生虽然不直接面对患者，但他做出的正确病理诊断可使患者获得正确的治疗。相反，错误的病理诊断可延误患者的治疗，甚至导致重大的医疗差错或事故。

临床医生应像请其他科医生会诊那样，向病理医生提供必要的病史、手术所见及实验室检查结果。当然有些典型的病变，不需要临床病史就能做出诊断，但多数情况下病理医生在做出诊断前需要参考病史，因为形态相似的肿瘤，发生在不同部位，可能做出不同的诊断，如儿童头面部的小细胞恶性肿瘤，很可能是胚胎性横纹肌肉瘤，而发生在儿童肾上腺的小细胞恶性肿瘤则神经母细胞瘤的可能性大；又如发生在子宫的平滑肌肿瘤，核分裂仍诊断为平滑肌瘤，但同样的平滑肌瘤发生在消化道则已能诊断为平滑肌肉瘤，类似的例子很多，总之适当的临床病史是病理医生做出正确诊断必不可少的。国外许多诊断病理专家对没有病史的病理标本一概不予以诊断。

要求手术中做冷冻切片的病例，临床医生更有责任事先向病理医生介绍病情，甚至请病理医生到手术室去，观察病变性质、部位及切除做冷冻切片的组织的部位，这样使病理科的医生和技术人员能做好物质上和思想上的准备，从而有利于病理医生做出快、准确和可靠的冷冻切片诊断。

临床医生与病理医生要相互理解、相互支持。有些临床医生把病理医生看作技术人员或化验员，这种不平等的对待，造成一些医院病理医生与临床医生之间的隔阂和关系紧张。另外，一些病理医生只管看片子，毫不关心患者的情况，也不满足临床医生提出的合理要求。临床和病理医生不能密切合作，受

害的只能是患者。我们提倡病理医生和临床医生加强合作，相互理解、相互信任，为了患者的利益，共同努力。

八、质量控制和质量保证

质量控制和质量保证的最终目的是保证病理报告的正确性、完整性和及时性，原则上每一医院病理科都应有质量控制和质量保证（QC/QA）计划，并有一个小组或委员会来执行和检查此 QC/QA 计划。目前国内许多医院还没有做到，不过有些城市已由卫生厅、卫生局指定某一或几个医院执行全市各医院 QC/QA 的检查。

最简单的 QC/QA 措施：①检查每天组织切片和（或）细胞涂片的质量。②每天病理报告应由高年资医师复查后发出。③定期比较冷冻切片和石蜡切片诊断的符合率和正确率。④定期抽样检查病理报告有无诊断差错和文字书写（包括诊断、患者的姓名、年龄和性别等）差错。⑤定期召开科内和科间对疑难和特殊病例的会诊。

九、医院病理科的医疗法律纠纷问题

病理科医疗法律纠纷的主要原因是病理诊断错误即误诊和漏诊。另一种原因是标本或切片编号错误"张冠李戴"和标本丢失，特别是在未做大体检查前丢失标本，这是绝对不可原谅的错误，因为发生这种情况在法庭上是绝对会败诉的。

造成病理诊断错误的原因与病理诊断医师的专业水平和素质、切片质量、病理科的设备以及医院的大环境等都有关，病理诊断医师的专业水平低，对有些病变不认识或工作不够敬业（粗枝大叶，看切片不仔细，漏了重要的病变），病理科设备差（如没有合格的显微镜），则专业水平很高的病理医生也看不出病变；技术人员水平低或没有合格的制片设备，做不出合格的 HE 切片。国内许多到处会诊的"疑难外检"，有很大一部分是"制片疑难外检"，即因病理切片不好，会诊医生不能根据切片所提供的真实信息做出正确的诊断。

一旦发生医疗法律纠纷，应把有关病例的文字档案、切片、蜡块和剩余固定的组织标本等妥善封存，或交上级有关部门保管，切勿将这些资料交给无关的第三者特别是原告及其律师，一旦立案最重要的是绝对不要更改报告或记录，这样可使案件变得不可辩护。国外的法院可将私自修改报告判成有罪。

在法庭上要保持冷静，衣着整洁，要说真话，实事求是，前后一致，回答问题简单明确，尽量少加修饰词。

病理诊断医生不可能不犯错误，也不可能保证一生不被起诉，所以病理诊断医生亦应认真地学习有关法律知识。

十、分子病理学

分子遗传学亦称分子遗传病理学（molecular genetic pathology）。早在 20 世纪 90 年代，国外一些大的医学中心已建立了分子遗传病理学学科，如果说 20 世纪后期免疫组织化学成为推动病理学发展的巨大动力，21 世纪广泛开展的分子遗传学及其技术将成为第 2 个推动病理学发展的巨大动力。21 世纪医学已进入了"个性化医学时代 era of personalized medicine"。分子病理学（molecular patholog）的研究发现许多疾病特别是一些癌的分子水平异质性很强，即同样形态的癌，它的基因水平可完全不同，例如两个同样形态的乳腺浸润性导管癌，有的伴有 HER2/neu 基因扩增，另一个则没有 HER2/neu 扩增。这 2 个患者治疗就不能用"一种尺寸适用于所有人的办法"，而要用"量体裁衣"的方法，即要根据肿瘤分子水平的异常进行针对性的治疗，以获得最大的疗效及最低的药物毒性。"个性化医学"特别是"个性化癌的医学"核心是靶向治疗，靶向治疗已在某些癌患者的治疗中广泛开展。诊断病理学工作者，除做出病理形态诊断外，应尽快掌握各种分子生物学技术和分子遗传学病理技术。至少近期内能对多种常见癌做出分子分型诊断，给有关临床医生某一特定癌的形态诊断和分子病理学分型，如形态为肺腺癌，分子水平伴或不伴 EGFR 突变或 EML4 – ALK 移位等。

　　大量的病理诊断工作和分子病理学工作需要我们医院病理工作者去开展，更需要医院领导及有关临床医生的支持，医院领导应支持病理科建立分子病理学实验室（包括各种必需的新的仪器、设备），增加有关实验室人员，开展各种新技术如 FISH、CGH、RT – PCR、第二代测序等。医院领导、临床医生以及病理科的工作人员，大家的目的是一致的——治好患者。

（张　岚）

第二章

病理活体组织常规制片技术

第一节　组织固定

临床送检的病理活体组织首先要制作成组织蜡块（或冷冻组织块），再根据需要进行切片和各种不同的染色。经冷冻切片后余下的组织还要制成组织蜡块，并将组织蜡块作为病理档案的一部分归档保存。组织蜡块的制作，一般要经过组织固定、脱水、透明、浸蜡、包埋等多个步骤，每一个步骤都相当重要，若其中的一个步骤处理不当，都会影响制作组织蜡块的质量。

将病理活体组织（包括尸体解剖组织和实验动物组织）浸泡在适宜的化学试剂，而这种化学试剂能使组织或细胞内的蛋白质凝固、沉淀成不溶性，并使组织和细胞尽可能保持原有的形态结构和所含的各种物质成分，称为组织固定。用这些化学试剂配成的溶液称为固定液。

组织固定是制片技术的重要环节，固定是否彻底，影响以后的各个制片过程。如固定不好，就无法制出一张理想的组织玻片标本。因此，在制片过程中，将组织及时固定好是一个关键步骤。

一、组织固定的目的

1. 破坏细胞内的溶酶体酶　组织离体后，失去氧的供应，细胞就会死亡并释放出溶酶体酶将细胞溶解，导致组织自溶。因此，组织固定的目的首先是立即杀死细胞并将溶酶体酶及膜结构固定，防止细胞自溶。

2. 杀死外来细菌　组织离体后失去活力，如不及时固定，将成为一个良好的细菌培养基，在室温下极易使细菌生长繁殖，导致组织腐败。

3. 尽可能保持细胞活体时的原状　活细胞时的微细结构，核在有丝分裂时的形态，细胞内含物的装置等，都要通过固定来完成。

4. 凝固、沉淀细胞内原有产物　细胞是由蛋白质、糖、脂类、各种无机盐和色素等组成，在固定过程中尽可能保持各种物质的不溶性或不被丢失，以利于在染色后显示出来。

5. 保持硬度和弹性　使组织保持一定的硬度和弹性在以后的脱水、透明、浸蜡等过程中不发生较大的扭曲和变形。

6. 有利于区别各种细胞的折光率　固定使不同细胞或细胞内各种物质产生不同的折光率，在染色后有利于识别各型细胞的结构。

7. 对组织的分析性染色起媒染作用　如用含铬盐或苦味酸的固定液固定组织可使结缔组织染色特别鲜艳等。

8. 保存组织细胞内的抗原性　细胞内的抗原性能完好保存，有利于做免疫组化染色时的抗原抗体结合反应。

二、组织固定机制

组织固定是利用某些化学试剂（如甲醛）的化学特性，使组织细胞内的蛋白质发生分子间的交联

（cross - link），从而使蛋白质转变成不溶性凝胶。这种凝胶使细胞器等良好保存。

蛋白质是由肽链组成，肽链中含有很多肽键（—CONH—），甲醛（H—CHO）作用于蛋白质，与蛋白质分子间进行交联，形成的亚甲基桥（—CH$_2$—）把许多蛋白质分子串连起来，使蛋白质变性，破坏蛋白质的立体结构，改变蛋白质的生物活性，从而达到固定的目的。

三、固定注意事项

（1）组织一定要新鲜，离体后立即投入固定液。

（2）固定的容器要足够大，并应采用广口、平底及有盖的容器，以利于取出和保持组织原形。

（3）固定液的量要足，其体积为标本体积的 10 ~ 20 倍。

（4）大标本，如肝、脾、肾、胰腺、心脏、脑、淋巴结、子宫和肿瘤等，应在不妨碍病理检查情况下切开固定，必要时选取小块组织另瓶固定。

（5）固定时应先把固定液倾入容器，然后放入标本，并把容器轻摇两下，否则标本与容器底部容易粘贴，影响固定液从底部浸透。

（6）有空腔的组织如胃、膀胱、胆囊等要切开固定，易漂浮的组织标本如肺其上端应用含固定液的纱布或药棉覆盖。

（7）小块黏膜和穿刺组织，如胃肠道和呼吸道腔镜取材黏膜，肝、肾、乳腺、淋巴结和前列腺穿刺组织，取材后先放在滤纸上，然后再放入固定液，以防组织收缩而丢失或弯曲断裂。

（8）固定标本瓶或胶袋必须贴有该例患者姓名、性别和年龄等资料的标签。

（9）固定时间应视组织标本的大小、厚度、当时室温和选用固定液种类而定。如用 10% 的甲醛液固定小标本时间是数小时至一晚，大标本时间是 1 ~ 2d。

四、固定液分类

固定液分为单纯固定液和混合固定液两类。单纯固定液是采用单一种化学试剂固定（如甲醛液）；混合固定液是采用两种或两种以上化学试剂混合配成，混合的各种试剂要考虑对组织的互补作用。如固定糖原的 Gendre 液，其内有乙醇和冰醋酸，其中的乙醇可沉淀糖原，但会使组织收缩，而配以冰醋酸后，因醋酸可使组织膨胀，从而抵消乙醇对组织的收缩，有些混合液则起多种作用。

1. 单纯固定液　包括以下几种。

（1）甲醛液（formaldehyde）：又称为福尔马林（formalin），为甲醛（H—CHO）蒸气溶于水的饱和液，最大饱和度为 36% ~ 40%，习惯上称为甲醛液，在配制各种浓度的甲醛液时传统作为 100% 甲醛液来计算。一般组织常用 10% 的甲醛水溶液固定，配制时取甲醛液 1 份加蒸馏水 9 份混合即成 10% 的甲醛液（实际上只含 4% 的甲醛）。甲醛有刺激性气味，腐蚀性强，其蒸气对呼吸道黏膜和眼睛有刺激性。厚度为 0.5cm 的组织，固定时间约需 12h，较厚组织标本固定时间可适当延长。甲醛液固定组织若时间过长易氧化为甲酸，组织呈酸性，使细胞核的染色不良，故特殊组织标本应采用中性甲醛液固定。若固定含血较多的组织，易产生甲醛色素，使组织出现深棕色无定形颗粒。这种甲醛色素，在切片脱蜡至水后置入苦味酸饱和于 95% 的乙醇内 5 ~ 30min 即可除去。甲醛液容易发生聚合，如放置过久，甲醛液会产生白色的多聚甲醛沉淀，甲醛浓度就会降低。市售甲醛液常加入约 12% 的甲醇作为稳定剂，有助于防止多聚甲醛的形成。甲醛液对组织的渗透力较强，固定均匀，能够保存脂肪和类脂质。甲醛液配制简单，价钱便宜也是其优点，为病理活检制片所广泛采用。

中性甲醛液的配制，可取 10% 的甲醛液，加入碳酸镁至饱和后，pH 约为 7.6，如加入碳酸钙至饱和后，pH 则为 6.5。如需配制缓冲中性甲醛液，可取甲醛液 100ml，蒸馏水 900ml，磷酸二氢钠（NaH$_2$PO$_4$ · H$_2$O）4.02g，无水磷酸氢二钠（Na$_2$HPO$_4$）6.5g 混合溶解后，pH 即为 7.0。

（2）乙醇（ethyl alcohol）：常简写为 alcohol，俗称酒精，为无色透明液体，市售有无水乙醇和 95% 的乙醇两种，后者又分为试剂级和工业用乙醇两类。乙醇可沉淀白蛋白、球蛋白和核蛋白，前两者所产生沉淀不溶于水，后者所产生沉淀仍能溶于水，所以单纯用乙醇固定的组织其核染色不良。乙醇对组织具有固定、硬化兼脱水作用，能保存糖原，但又能溶解脂肪。因其对组织有硬化作用，甚少单独使用而多与其他试剂配成混合固定液。作为细胞学涂片固定，可以 95% 的乙醇和乙醚等份配成 100ml，再加冰醋酸 5 滴混合或在 95% 的乙醇 100ml 中加入冰醋酸 5 滴混合后作为固定液，固定时间约 15min。前者为低温恒冷切片做 HE 染色的较佳快速固定液，仅固定数秒钟即可。

（3）甲醇（methyl alcohol）：又称木醇，为无色透明液体。甲醇有毒，误服少量可使眼睛失明。多用于血涂片的固定和用于配制 Giemsa 染液等。

2. 混合固定液　包括以下几种。

（1）8∶1∶1 固定液：由 80% 的乙醇 8 份、甲醛液 1 份和冰醋酸 1 份组成。醋酸可使组织软化和膨胀，从而抵消乙醇使组织收缩和硬化的缺点。醋酸的渗透力强，短时即可渗入组织，因此，固定速度快而均匀，但可溶解红细胞，使胶原膨胀，对组织抗原也有掩盖作用，故不用做组织化学和免疫酶技术的组织固定，仅用于常规快速活检组织标本的组织固定。

（2）Bouin 固定液：由苦味酸饱和水溶液 75ml，甲醛液 25ml，冰醋酸 5ml 混合而成。苦味酸可沉淀蛋白，引起组织收缩，但不会使组织硬化；与甲醛和冰醋酸混合后，穿透速度快，固定均匀，组织收缩轻微，对细胞的微细结构显示的很清晰，为一种良好的固定液。特别对 Masson 三色法的结缔组织和肌纤维染色有媒染作用，经其固定后的组织着色鲜艳。用此固定液也能软化皮肤和肌腱，以利于切片。小块组织固定数小时至一晚，不宜超过 24h。用 Bouin 液固定后组织可稍微流水冲洗或不冲洗直接转入 70% 的乙醇脱水，经乙醇脱水时可除去大部分苦味酸，组织留有一点黄色，对染色也无影响。苦味酸饱和液按其在水中饱和度为 1.2% 来配制。由于苦味酸纯品在储存时容易爆炸，故厂商加入 35% 的水分，这样在配制苦味酸饱和液时，加苦味酸的量就要多些。

（3）Zenker 固定液：先用氯化汞 5g，重铬酸钾 2.5g，硫酸钠 1g，蒸馏水 100ml 配成 Zenker 储备液。临用前取储备液 95ml 加冰醋酸 5ml 而配成的 Zenker 固定液。Zenker 储备液可在室温保存 6 个月以上，Zenker 固定液则需临用前配制。Zenker 固定液对细胞核有良好的固定作用，对酸性染料染色有媒染作用。因此，组织经 Zenker 固定液固定后，细胞质和胶原纤维染色效果较好，常用于做三色染色的组织固定液。固定时间为 3～18h，穿刺等小块组织为 1h。组织固定后需经流水冲洗以除去重铬酸钾。切片中常有汞盐沉淀，可用碘乙醇液除去。

除去汞盐色素的方法是：①切片脱蜡至 70% 乙醇。②用 0.5% 的碘乙醇（碘片 0.5g 加入 70% 的乙醇 100ml 使完全溶解）浸洗除汞，时间约 5～15min。③稍水洗。④3% 的硫代硫酸钠液漂白至切片无色，约 1min。⑤流水冲水 5min。⑥按常规染色。

（4）Helly 固定液：由 Zenker 储备液（见上）95ml，加甲醛液 5ml 配制而成，需即配即用，配好的 Helly 固定液 24h 后失效。尽管 Helly 固定液是由氧化剂（重铬酸钾）和还原剂（甲醛液）混合组成，但仍然是一种优良的固定液，特别适用于固定骨髓、淋巴结、脾脏和胰腺等组织或器官，对细胞质和细胞核的固定效果都十分理想。固定时间为 5～24h，穿刺等小块组织为 1～2h。组织固定后需经流水冲洗以除去重铬酸钾。切片中常有汞盐沉淀，可用碘乙醇液除去。在固定过程中，如固定液变为棕褐色或混浊，应即更换新液。

（5）Orth 固定液：先用重铬酸钾 2.5g，硫酸钠 1g，蒸馏水 100ml 配成储备液，临用前加入甲醛液 10ml，则配成 Orth 固定液。经 Orth 固定液固定的组织，线粒体、高尔基器和核分裂的染色效果很好。但 Orth 固定液不能保存，应临用前新鲜配制。

（6）Gendre 固定液：它是由苦味酸饱和于 95% 的乙醇 80ml，甲醛液 15ml，冰醋酸 5ml 混合配成。此固定液多用做保存糖原，保存的糖原呈粗大颗粒状。缺点是把糖原推向细胞的一端，造成人为的"极化现象"。小块组织固定数小时至一晚，即可直接转入 95% 乙醇脱水。

（7）Carnoy 固定液：它是由无水乙醇 6 份，三氯甲烷 3 份和冰醋酸 1 份混合组成。此液常推荐用于 RNA 和 DNA 染色的组织固定，也是糖原的良好固定液，保存的糖原呈微细颗粒状。此液穿透力强，又宜于固定外膜致密不易透入的组织。小块组织固定半小时，稍大的固定 2～4h 即可。此液可溶解脂类，不能用于固定做脂类染色的组织。

（8）B－5固定液：先配好储备液，它是由氯化汞24g，无水醋酸钠5g，蒸馏水400ml混合溶解而配成储备液。临用时取B－5储备液9份，加甲醛液1份混合即可。此液是淋巴细胞的优良固定剂，可保存淋巴细胞内的抗原，利于用做免疫组化技术，也可用做特殊染色。小块组织固定3～5h，时间过长组织易变硬，固定后要流水冲洗。切片染色前常需用碘乙醇除去汞盐色素。

五、组织固定良好的判断

用甲醛液固定组织，根据组织的大小厚薄、致密或疏松，固定时间可由数小时至3d。如肾穿或肝穿组织，固定1～2h已足够；若是阑尾等稍大的标本，约需固定数小时；全子宫摘除等大标本需固定1～2d；更大的组织，应切取小块固定。任何组织固定时间必须充分，这是制片的关键。判断组织固定是否良好，可取已固定完毕的组织标本用刀从正中切开，如固定良好，其切面呈灰白色，质感较硬而具有弹性；若固定不好，切面可见血色，含液体较多，组织仍保留柔软状态。这样的组织，在以后的脱水透明等效果也不好，不可能制出理想的玻片标本。

六、固定后水洗

组织经彻底固定后，在转入脱水之前，要求做一定时间的流水冲洗，其目的是洗去过多的固定液和尽可能清除组织与固定液做用所生成的分解产物，避免污染组织，延长脱水液的使用期。如需作银染的组织，通过流水冲洗可以除掉游离的离子及分解产物，使其在银染时底色比较清晰。

流水冲洗的时间根据所用的固定液、固定时间和组织大小而定。用甲醛液固定的组织，原则上都应流水冲洗。如为尸解或教学制片材料，固定后都应流水冲洗数小时至一晚，但外检组织标本，由于时间关系或赶在自动脱水机脱水，这样，则不经流水冲洗而勤换低浓度乙醇脱水液；若用含重铬酸钾的Zenker固定液，必须经流水冲洗12～24h，而不能直接投入乙醇内脱水，因为铬盐与乙醇会在组织内形成一种不溶性的低氧化铬沉淀；用Bouin固定液固定的组织，可用流水作短时冲洗，但也可直接转入低浓度乙醇，经乙醇脱水时可洗去大部分苦味酸，组织留有少量苦味酸的黄色，对一般染色并无影响；如用Gendre液固定肝糖原，不可用流水冲洗而直接转入95％的乙醇2次，然后转入无水乙醇脱水。

（张 岚）

第二节 骨质脱钙

组织内含有骨质或钙化灶，需先行脱钙处理。因骨质由钙盐组成，切片时既切不成完整的切片，又损伤切片刀的刀锋，因此，在取材时如遇到骨质或钙化灶，应进行脱钙处理后，才转入脱水透明。

一、骨质脱钙方法

1. 酸类脱钙 骨组织或钙化组织内的钙盐多为不溶性，钙盐遇酸后生成一种可溶性的钙盐而游离出钙离子，经脱钙后的骨组织易于进行切片。酸类脱钙操作简单、价廉、脱钙时间较快。但脱钙时间如掌握不准确，容易破坏组织，胞核染色不良。

2. 电解脱钙 骨组织用白金丝环绕置于电解液（10％的甲酸和8％的盐酸）中，白金丝作为阳电极，另一端用碳棒作为阴电极，用6V直流电通电进行电解，使骨中的钙盐离解出钙离子，以达到脱钙的目的。此法脱钙快，不伤害组织，染色结果尚佳，但需要安装一套特殊的设备。

3. 螯合剂脱钙 利用螯合剂乙二胺四乙酸（EDTA）与钙离子发生络合反应而脱钙。此法的优点是组织不被破坏，某些酶类可以保存，但脱钙作用非常缓慢，需时约数周。

4. 离子交换树脂脱钙法 此法是用一种铵型磺化聚苯乙烯树脂铺在脱钙液容器底部约1.5cm厚，将骨组织放在树脂上，加入20％的甲酸（不能用硝酸和盐酸等无机酸），钙盐和甲酸生成的可溶性钙盐游离出钙离子，离子交换树脂可吸附液体中的钙离子而脱钙。此法所用的脱钙液不宜使用无机酸而应使用甲酸。用过的树脂可用 0.1mol/L 的盐酸洗 2 次，再用蒸馏水洗 3 次后可反复使用多次。

二、脱钙液

酸类脱钙因脱钙时间快，操作简易，是临床外检常用的一种脱钙法。常用的酸类脱钙剂有以下几种：

1. 硝酸（nitric acid）　是一种强酸，脱钙作用迅速，为常用的酸性脱钙液。用做脱钙的浓度为 5% ~ 10%，脱钙时间约数小时至一天，在脱钙过程中应多次更换新液，以保证酸的有效浓度，否则脱钙速度会慢慢降低。加温脱钙可缩短脱钙时间，但应在 37℃ 恒温箱内进行，并应在骨质转入酸液一段时间后每隔 15 ~ 30min 检查一次，否则如脱钙过度，组织受损，染色不良，有时甚至整块骨组织溶化，这就无法制片，因此这点要特别注意。用硝酸作脱钙液的缺点是如时间过长会形成亚硝酸，使溶液呈黄色，并迅即减慢脱钙速度。组织黄染后也影响以后的染色反应，故需常换新液。

2. 盐酸（hydrochloric acid）　也是一种强酸，脱钙作用快，用做脱钙液的浓度为 3% ~ 10%，骨组织在盐酸久置后，组织受损伤，胞核染色不良，一般不单独使用盐酸作为脱钙剂。

3. 甲酸（formic acid）　属于有机酸，是一种良好的脱钙剂，但脱钙速度不如硝酸和盐酸，用做脱钙的浓度为 10% ~ 50%，甲酸脱钙即使脱钙时间过长对组织的破坏也较轻微。

4. 混合甲酸盐酸脱钙液　由甲酸 10ml、盐酸 10ml 和蒸馏水 80ml 组成。此液对组织的破坏较小，但脱钙的时间较长些。

三、脱钙终点测定

骨组织在脱钙过程中，如脱钙过度，轻者可使胞核染色不良；重者组织可严重受损，胞核不着色，红染一片；如脱钙不足，切片时仍可损伤刀锋，使切片有刀痕或切片裂开。一般的经验是用针刺，用大头针轻刺经用酸脱钙的骨组织，在刺入时如手感无阻力者则脱钙完成，如手感有阻力者则仍需继续脱钙。这种方法会给组织带来损伤。理想的方法是用草酸铵测定，方法是取在脱钙过程中更换的最后一瓶脱钙酸液 5ml，加少许浓氨水中和，然后加入草酸铵饱和液 0.5 ~ 1.0ml 混合，稍摇动后静置片刻，如液体变白色混浊，说明脱钙尚不完全，这是由于草酸盐与脱钙液中的钙离子生成草酸钙沉淀；若液体仍透明则说明脱钙已达终点。

四、脱钙后组织处理

脱钙后，组织置于流水中冲洗半小时至数小时，以除去组织内的酸液，必要时可置入 5% 的硫酸钠中，30min 后，流水稍冲洗即可进行常规脱水、透明等处理。一般来说，凡经过酸类脱钙的组织，胞核往往不易着色，因此，在染色时苏木精的染色时间需稍延长，伊红的染色时间需稍缩短。

（张　岚）

第三节　组织脱水

一、组织脱水目的

组织本身含有一定量的体液，在经过固定和冲洗后，组织间隙含有多量的水分。组织制作成蜡块时要求组织首先要被熔化的石蜡液所浸透，而不能直接把含水的组织置入石蜡溶剂中，因为水与石蜡是不可能混溶的，组织内只要存留少量的水分，就会阻碍石蜡的浸透。因此，必须先将组织内的水分彻底脱除干净，才有利于下一步组织的浸蜡。

二、脱水剂的选择和要求

（1）脱水剂必须是能与水以任何比例混合，最后又能与透明剂相混溶的化学试剂。

（2）对组织的穿透性能良好，脱水快速。

（3）适当使组织硬化。

（4）价格便宜、容易购买、操作方便。

三、组织脱水机制

组织脱水的过程是一种物理化学变化过程。乙醇作为脱水剂，是因为乙醇易溶于水，能与水以任何比例混合。组织浸泡在乙醇后，组织内的水分就慢慢被乙醇所取代。乙醇的结构式为 CH_3CH_2OH，水的结构式为 H_2O，从结构式来看乙醇和水都含有羟基（—OH），羟基的氢氧键高度极化，氧原子带负电荷，氢原子带正电荷，这样，乙醇分子和水分子就形成氢键缔合成乙醇 – 水缔合分子。

为防止组织用高浓度乙醇脱水而引起骤然收缩，组织脱水常规用从低浓度到高浓度的乙醇进行处理组织，如开始用 70% 的乙醇浸泡，继而转入 80% 的乙醇，再经过 2 次 95% 的乙醇，最后经过 2 次无水乙醇脱水，组织内的水分随脱水剂浓度递增而递减，最后被无水乙醇所取代，组织内的水分就基本上被完全脱去了。

四、常用脱水剂的种类和特性

1. 乙醇（alcohol）　也称酒精，沸点为 78℃，能与水以任何比例混合。乙醇脱水力强，在脱水过程中继续硬化组织，是一种优良的脱水剂。但高浓度乙醇对组织有强烈收缩、硬化作用，因此，在脱水过程中一般从低浓度乙醇开始，然后逐步递增其浓度。每级乙醇的脱水时间根据组织块的大小和厚薄由半小时至十多小时，原则上在低浓度乙醇脱水的时间可长些，至高浓度乙醇脱水的时间则短些，若组织在高浓度乙醇脱水的时间过长，则可使组织有较大收缩和明显变硬，给以后的切片带来困难。

根据我们的经验，一般组织经过 70% 的乙醇、80% 的乙醇、95% 的乙醇及无水乙醇四级即可达到脱水的要求；但至高浓度脱水剂 95% 的乙醇和无水乙醇均采用两缸试剂脱水（必要时无水乙醇可采用三缸试剂脱水），才能保证组织内部水分尽量脱除。

2. 丙酮（acetone）　沸点为 56℃，丙酮的脱水力最强，速度快，但对组织收缩和变硬的作用比高浓度乙醇还大。脱水时可单独使用或与无水乙醇混合使用。组织在丙酮中的脱水时间不宜太长，在自动脱水机内常采用丙酮或丙酮无水乙醇（1：2）～（1：4）混合作为补充脱水剂，居于无水乙醇（Ⅱ）之后，只要时间掌握恰当，组织脱水的效果更为理想。

3. 正丁醇（N – butyl alcohol）　沸点为 117℃，有轻微毒性，对皮肤有刺激作用，吸入后可发生头痛、视力减弱等症状。正丁醇的脱水能力弱（对水的溶解度小，每 100ml 水中能溶解 9.1ml），故脱水时间需延长，但对组织收缩较少，不会引起组织硬化。因正丁醇可与石蜡互溶，故组织在正丁醇脱水后可不经透明剂直接浸蜡，是一种脱水兼透明的试剂，但组织的透明度不理想。

乙醇和丙酮脱水后不能直接把组织投入石蜡浸泡，因两者不能与熔化的石蜡混合，而需再经透明剂处理后再浸蜡，所以又称非石蜡溶剂的脱水剂。而正丁醇能与熔化的石蜡混合，组织在正丁醇脱水后，可不经透明剂处理而直接投入浸蜡，所以又称脱水兼透明的脱水剂。

五、组织脱水注意事项

（1）组织脱水时一般是由低浓度乙醇至高浓度乙醇，由低至高，循序渐进：开始浓度最好是 70%，因为乙醇浓度过低虽可减缓组织的过度收缩，却要增加脱水时间。但也不能在开始时骤然把组织投入高浓度乙醇脱水，因这样可引起组织快速收缩变硬，既影响切片，又使组织周边形成一个硬膜，染色后周边的细胞模糊不清。

（2）组织在由低一级浓度乙醇转入高一级浓度乙醇时，可先把装组织的金属脱水盒或塑料脱水盒放在纱布上稍吸干，再转入高一级浓度乙醇，这样可避免把过多水分带入下一缸试剂，从而延长乙醇的使用时间。如使用自动脱水机进行脱水，此步骤可省略，但换液的时间要缩短。

（3）脱水时的温度对脱水时间有一定影响：如用乙醇脱水，当温度高于 40℃ 时，组织内的水分子与乙醇之间的分子运动加快，可缩短组织脱水时间；如室温低于15℃时，其分子运动减缓，组织脱水时间就要延长。如加温过高，虽可缩短脱水时间，但又导致组织的强度收缩变硬，造成切片困难，对诊断也有影响。因此，若需加温脱水温度，则不宜高于45℃。

（4）更换脱水剂时，凡是相同浓度的试剂，可采用试剂前移的方法：如更换无水乙醇（Ⅰ）（Ⅱ）试剂，可把无水乙醇（Ⅰ）倒去，用吸水纸将试剂缸擦干净，然后把无水乙醇（Ⅱ）倒入无水乙醇（Ⅰ）的试剂缸，无水乙醇（Ⅱ）试剂缸擦干净后加入新液，这虽然麻烦一些，但可在不影响制片质量的前提下节约试剂。

（5）脱水液要注意经常过滤，以防组织碎屑由甲例漏进乙例标本，造成组织污染，导致诊断错误。

（6）如果组织脱水不彻底，在投入透明剂后就难以彻底透明，也就导致浸蜡不好，组织浸蜡不好就难以切出理想的切片。

（7）脱水剂乙醇经回收仪处理后，可以回收再用。

（雒永刚）

第四节　组织透明

组织在无水乙醇内完全脱水后，置入石蜡前，用能与脱水剂及熔化的石蜡都能混溶的透明剂（如二甲苯）处理，透明剂能把组织内的脱水剂置换出来，组织全部为透明剂所填充，这时组织在光线下完全呈半透明状，称为组织透明。

一、组织透明目的

组织脱水后，因为脱水剂无水乙醇不能与熔化的石蜡互相混溶，石蜡不能把组织内的脱水剂置换出来，而熔化的石蜡也不可能渗入组织，因此，必须要用一种过渡的溶剂，即既能与脱水剂无水乙醇相混溶而置换组织内的脱水剂，又能与熔化的石蜡相混溶，最后又被熔化的石蜡取代。另一方面，组织经脱水后，从理论上讲是不含水分，但是否真的完全不含水分，肉眼上是看不到的。若组织经过透明后，组织全部为透明剂所填充，这时肉眼看整块组织呈透明状，没有带任何白色混浊的状态，就表示组织内的水分基本上已脱除，已完全为透明剂所取代，这对组织脱水就起到保证作用。

二、透明剂的选择和要求

（1）透明剂必须既能与脱水剂相混溶，又能与熔化的石蜡相混溶，即在脱水剂无水乙醇和熔化的石蜡之间能起到一种"桥梁作用"。

（2）对组织的透明力强，作用快，肉眼上组织的透明度明显。

（3）不易使组织收缩硬化和变脆，无毒或毒性低。

（4）价钱便宜、容易购买、操作方便。

三、组织透明机制

透明剂都是一类挥发性的脂溶剂，其折光率多在1.4～1.5之间。组织在无水乙醇完全脱水后，在转入透明剂时，组织内的无水乙醇即被抽提出来，完全为透明剂所置换和填充。因透明剂的折光率与玻璃相近，都在1.5左右，被其填充的组织在光线透射下就呈透明状。

四、常用透明剂的种类和特性

1. 二甲苯（xylene）　是无色透明液体，有特殊刺激性气味，沸点为144℃，折光率为1.497，易燃烧，长期接触时对黏膜有刺激作用。二甲苯不溶于水，但能与无水乙醇、丙酮混合，又能溶解石蜡和树脂，是目前制作石蜡切片最普遍使用的透明剂。二甲苯对组织的透明力强，作用快；缺点如透明时间过长，可使组织变脆，影响切片。因此，组织块在二甲苯内透明时间不宜过长，以常规制片为例，在室温透明时间（用两级透明剂），组织透明时间一般以 30~60min 为宜，肾穿等小块组织为 15~25min。

2. 甲苯（toluene）　是无色透明液体，有特殊刺激性气味，沸点为 110.6℃，折光率为 1.496 7。甲苯的性质似二甲苯，对组织透明较慢，但组织收缩较小，在甲苯内放置稍长时间也不易使组织变硬变脆，但其毒性比二甲苯稍强。

3. 苯（benzene）　是无色透明液体，具有芳香性气味，沸点为 80.1℃，折光率为 1.50。苯的性质也如二甲苯，对组织的透明力较强，在蜡缸中蒸发快，对组织的收缩小，不易使组织变硬变脆，但其毒性较大，故不推荐使用。

4. 三氯甲烷（chloroform）　俗称氯仿，沸点为 61~62℃，折光率为 1.45。有特殊气味，不易燃烧，有麻醉性，长期暴露于日光中易被氧化分解为极毒的光气。三氯甲烷对组织的透明作用较弱，所需透明时间为二甲苯的数倍。它对组织的收缩作用很小，透明时间一晚以上，也不易使组织变硬变脆。缺点是不易观察组织的透明状态，因而难以判定组织的透明程度。由于三氯甲烷易蒸发，在浸蜡时残存于石蜡内的三氯甲烷极易除去。对小动物的脆嫩组织，如用二甲苯透明石蜡包埋后切片出现碎裂难切，可改用三氯甲烷作透明剂，这对切片有一定帮助。

5. TO 生物透明剂　由松节油提纯出来的一种二甲苯代替品。由于二甲苯有毒性，因此，可改用一些二甲苯代替品代替二甲苯作为透明剂和脱蜡剂。TO 的主要原料松节油是萜烯混合液体。无色透明，无毒性，酸价小于等于 0.08，折光率较二甲苯小而比三氯甲烷稍大。能与无水乙醇互溶，能溶解石蜡和中性树胶。由于它无毒性和有透明作用，透明后的组织不易变硬变脆，故切片完整易切，故可用来代替有毒性的二甲苯。其不足之处是透明和脱蜡作用都比二甲苯弱，因此，与二甲苯相比要适当延长透明和脱蜡时间，使用一段时间后是否会变得黏稠，影响染色操作。此外，使用时要注意这些二甲苯代替品对各种染色是否有影响。

五、组织透明注意事项

（1）在定时更换透明剂时，先把二甲苯（Ⅰ）倾去，用吸水纸把盛瓶内擦净，把二甲苯（Ⅱ）倒入二甲苯（Ⅰ），二甲苯（Ⅱ）盛瓶倾入新液。

（2）组织经无水乙醇完全脱水后转入二甲苯透明，其透明时间因组织的大小、厚薄而不同，一般为 30~60min，组织小而薄的需时短，组织大而厚的需时长，肉眼观察组织达完全透明后再放置数分钟即可转入熔化的石蜡内进行浸蜡。

（3）如组织投入透明剂内达一定时间，仍见组织内有白色混浊状态，表示组织仍存有一定水分，这说明所用的无水乙醇已含水，这时，必须把组织从二甲苯取出，置回原来的无水乙醇彻底把二甲苯洗脱（10~15min，并轻轻搅动），然后转入新换的无水乙醇（Ⅰ）和无水乙醇（Ⅱ）重新脱水后，再转入新换的二甲苯（Ⅰ）和二甲苯（Ⅱ）再行透明。如用自动脱水机进行脱水和透明浸蜡，这一透明步骤就无法观察，需要靠经验去掌握。

（4）透明剂要注意过滤，以防止组织污染。

（雒永刚）

第五节　组织浸蜡和石蜡包埋

组织浸蜡和石蜡包埋，是同一目的的两个步骤，即组织在脱水、透明后，继续把组织浸透在一种介质内，这种介质必须是在常温下具有一定硬度的固体物质，最后借一种工具把组织包埋起来。组织浸透和包埋介质有石蜡、碳蜡（聚乙二醇）、明胶、火棉胶和环氧树脂等。常规病理制片，一般采用石蜡，故组织浸透，又常称为组织浸蜡；组织包埋，又常称为石蜡包埋。火棉胶浸透和包埋多用于制作眼球和肺脏等有空洞的组织。制作电镜标本组织切片，则采用环氧树脂浸透和包埋。

一、组织浸蜡和石蜡包埋目的及机制

组织制片的目的，首要是把组织包埋于具有一定硬度的介质内才能切成薄片。组织浸透是组织经上述透明剂二甲苯透明后，移入熔化的石蜡内浸透。石蜡在约 60~62℃ 电热恒温箱内保持熔化状态，组织在其内浸透达一定时间（一般组织 2~4h），组织内的透明剂二甲苯就可被置换出来，整块组织为石蜡分子浸透和填充。最后，用一种特制的包埋模具把组织包埋起来，经凝固后组织被埋藏于石蜡内成为一个组织蜡块，因蜡块保持一定硬度，故可借切片机切成菲薄的切片。

为了加速和完善熔化石蜡的浸透，可以采用电热恒温真空干燥箱浸蜡法。该法是采用一台电热恒温真空干燥箱，用时把在透明剂内已完全透明的组织移入熔化状态的石蜡溶剂中，置入电热恒温真空干燥箱内，关闭箱门，打开负压开关开始抽气减压，当箱内的气压表指针摆至约 600 大气压时，维持 15~20min，即可完成浸蜡过程。此时慢慢充气，恢复常压，开启箱门，取出浸蜡缸，即可进行包埋。

目前进口的自动脱水机，在其浸蜡缸内也附有真空装置，组织在移入浸蜡缸内时，启动真空功能则能自动进行负压抽气，使组织内的透明剂在短时间内彻底清除，熔化的石蜡能均匀的填充组织，组织浸蜡极为理想。

二、常用组织包埋剂的种类和特性

1. 石蜡（paraffin）　是从石油中分离出来的一种碳氢化合物，呈半透明的结晶状物质，无味无臭，不溶于水及乙醇，易溶于苯、二甲苯和三氯甲烷。石蜡有不同的硬度，其硬度是根据熔点的高低来决定。熔点高则硬度大，熔点低则硬度小，硬度的大小是取决于其分子结构的含碳量。含碳越多，硬度越大；含碳越少，硬度越小。

关于石蜡的选择：①要白色质纯，无气泡和杂质，有适度的黏韧性，凝固后的石蜡有一种透亮的光泽。②在制片上，根据需要不同分为软蜡（熔点在 50~54℃）和硬蜡（熔点在 56~60℃），软蜡多用于组织浸透，硬蜡多用于组织包埋。③包埋用硬蜡要依据室温的高低来选用。在夏季室温高时可选用熔点较高的硬蜡，在冬季室温低时可选用熔点较低的硬蜡。在一般情况下，如采用的石蜡太硬，切片时容易破碎，不易切成蜡带；反之，如采用的石蜡太软时，切片常皱缩，难成蜡带，贴片时也难把切片摊平。

组织浸蜡时，最好采用熔点为 54℃ 的软蜡，分 2 缸或 3 缸置于恒温箱，组织块从透明剂二甲苯移入熔化的石蜡后，二甲苯即逐步被石蜡所置换，最后整块组织为熔化的石蜡所填充。为保证熔化石蜡对组织的彻底浸透，一般组织浸蜡时间为 2~4h。第一缸浸蜡使用一定时间后，会含有较多透明剂使石蜡变质松软，故也要如前法更换透明剂时的顺序更换石蜡。

目前使用的切片石蜡有国产和进口的专用切片石蜡，国产切片石蜡价格便宜，进口的价格较贵。由于进口的切片石蜡在石蜡内加入一定量的特种塑料聚合物和二甲基亚砜等添加剂，使石蜡的韧性大，用这种石蜡包埋，能切成薄至 1~2μm 厚的组织切片，不容易皱缩或破碎和裂开，还能增加石蜡渗透组织的能力，是目前较为优质的切片石蜡。

2. 火棉胶（collodion）　是无色或淡黄色的透明胶状液体，有醚的气味，市售多为 4%~8% 的溶液。有一种固体的火棉胶呈透明的片块状，用时可剪碎称量后用等量无水乙醇和乙醚配成自己需要的浓度即可。火棉胶浸透常采用三种浓度倍增法，即采用 4%、8% 和 16% 三种，也有采用 5%、10% 和 20% 三种，主要根据胶黏度的高低来决定，组织浸胶时间每种浓度 2~3d，包埋时用 16% 或 20% 火棉胶。

火棉胶液一定要密封保存，不要让其挥发或受潮吸入水分。火棉胶液如含有水分，即形成白色混浊的冻胶状，这时就不能应用。火棉胶遇甲醛极易硬固，因而避免火棉胶与甲醛液接触。火棉胶更是一种易燃品，因而在使用过程中不能接近火焰，不能把火棉胶液置入电热恒温箱内，这是要特别注意的。

火棉胶浸透慢，需数天时间，故少用于临床病理组织的浸透和包埋，只多用于眼球和肺组织的制片以及特殊的科研标本制片。火棉胶包埋和切片与石蜡包埋和切片的原理基本一样，但在操作上稍有不同，因临床病理制片较少应用，故不做详细介绍。

三、石蜡包埋方法

石蜡包埋需要一定的工具，包埋工具有多种，目前较为常用的包埋工具是塑料包埋盒（脱水盒）与金属包埋模具两者配套使用。塑料包埋盒有带盖（塑料盖）和不带盖两种，带盖塑料包埋盒的盖掰开后即丢掉，属一次性使用；不带盖的塑料包埋盒配不锈钢盖使用，不锈钢盖掰开后，可洗去上面的石蜡重复使用。通常塑料包埋盒和包埋模具又与自动包埋机配合使用。塑料包埋盒为国际统一规格，包埋模具一般是用不锈钢压铸而成，根据所包埋组织块的大小其规格分为 6mm×6mm、20mm×20mm、24mm×24mm 和 24mm×37mm 四种，包埋时把不锈钢包埋模具放在自动包埋机的出蜡嘴下方，注入熔化石蜡，掰开塑料包埋盒盖片，立即用小镊子（眼科镊）把组织块放入不锈钢包埋模具，并用小镊子把组织轻轻按平，随即用小镊子将该例塑料包埋盒安放在不锈钢包埋模具上，再注入熔化石蜡少许，最后放在自动包埋机的冷台上凝固，使石蜡和塑料包埋盒黏合牢固，脱出包埋模具。塑料包埋盒在取材时已打印或写有相应的病理号码，故不需另放号码标签。用塑料包埋盒包埋的蜡块在切片机样品夹头装上和取下操作容易，同时方便组织蜡块的归档保管和查找。

过去常用的包埋工具为长条形（内分五框格）、田字形（内分四框格）包埋框，也有用 L 形活动包埋框，这三种包埋框及底板都需用铝合金或铜材铸造。包埋前先把包埋框稍预热以防止熔化石蜡倾入后迅即凝固。包埋时先向包埋框注满熔化的包埋石蜡，立即用小镊子从浸蜡缸中取出脱水盒，掰开盖，取出号码标签，反向贴于包埋框内壁，随即用小镊子把脱水盒内的组织放入包埋框内，并用小镊子把组织轻轻按平，稍待表面开始形成一层蜡膜即拿起包埋框（连底板）慢慢倾斜放入冷水内使其加快和均匀凝固，这利于组织蜡块自包埋框内脱出。

包埋时要注意把组织最大最平整的切面或有病灶的切面向下，如为皮肤、肠壁或囊壁等层次清楚的组织应该竖埋，使切片染色后能在镜下观察到各层次的组织结构。

四、包埋注意事项

（1）包埋工具有酒精灯、眼科镊、包埋框或包埋模具，如能使用自动包埋机则较为理想。

（2）包埋时，蜡缸的温度应比石蜡的熔点高 4～6℃，如包埋石蜡的熔点为 60℃，则蜡缸温度应调至 64～66℃，并根据室温高低而减增。包埋时，包埋石蜡与组织浸蜡剂的温差不能过大，两者都具熔化状态，这样经包埋冷凝后的蜡块，其组织和包埋石蜡才能融合一致。否则，若包埋石蜡的温度过低，包埋时石蜡开始凝结，来不及操作，易带入气泡，这样包埋的蜡块冷凝后，常出现蜡块密度不均，组织与石蜡分离，难以切出完整切片，出现这种情况则要重新浸蜡包埋。

（3）组织包埋方法按最大最平的切面或有病灶的一面向下包埋。管腔、囊壁、皮肤等层次清楚的应竖埋，使切片染色后在镜下能看到各层次组织结构。如皮肤要有表皮和真皮或皮下组织，肠壁和胃壁要有黏膜、黏膜下层、肌层和浆膜层，肾脏要有皮质和髓质等。内镜小活检组织（如胃、直肠和膀胱黏膜）用滤纸定位，与滤纸附着点是黏膜的基部，因此，需顺转 90°角包埋。

（4）组织包埋后待包埋框蜡液表面凝结成一层蜡膜时才移入冷水中使之迅速均匀凝结。如采用自动包埋机，组织包埋后即移至左侧的冷冻台上，石蜡冷凝后即可把组织蜡块脱出。

（5）一个蜡块内如包埋几块同一例组织时，其组织性质宜相同，方向应一致，各组织之间的距离应紧贴。

（6）包埋时必须先把熔化的包埋石蜡注入包埋框内，然后用眼科小镊钳取浸蜡缸内包埋盒的组织置入包埋框内，并用镊子轻轻按平，不可在包埋框内先放入组织后注入熔蜡，也不可在钳取组织后慢慢观察停留过久才置入包埋框内，这可使组织表面蜡液凝结后与包埋石蜡难以熔合，这样包埋后的组织边缘就与石蜡存在裂隙，切片时就容易分离。

五、蜡块修整

用常规包埋框包埋组织后，一般都需要进行蜡块修整，以利于切片。同时为了要把组织蜡块镶嵌在方木块上，利于切片时固定在切片机的样品夹头上。因此，需做好以下工作：

（1）把组织块四周边多余的石蜡切去，修成正方形或长方形，四周边蜡面距组织留有2~3mm 的蜡边。同时，蜡块的前后、左右两边需保持平行，以利于切片时能切成平整的一条直蜡带。若蜡边不平行，切片时则成弯曲的蜡带，不利于摊片。

（2）组织蜡块的上下面也要平整：先把蜡块近组织表面的余蜡稍修切至组织表面，目的是使切片时蜡层不太厚，很快暴露最大的组织面，减少损耗刀锋。但又必须注意不要切得太深，以免切去组织表面的病灶而影响诊断。

（3）组织蜡块的底面也要平整，这样蜡块易于粘牢在方木块上。

（4）如发现贴在蜡块的号码标签松脱或不牢固，应用蜡铲在酒精灯上稍加热把号码标签贴牢在该蜡块的侧面。

（5）包埋后的组织蜡块也可不镶在方木块上进行切片，而是直接把组织蜡块安装在切片机的样品夹头上进行切片，这样可省去蜡块修整工作，但包埋的组织蜡块需要一定厚度，同时要使用较高硬度的包埋石蜡。

（6）把修整好和固定于方木块上的组织蜡块按号码次序排好，核对包埋后的组织蜡块数量与送检单记录的取材组织数量是否相符，确认无误后即可准备切片。

（7）如用一次性的塑料包埋盒则可省去上述（1）~（5）蜡块修整的步骤。

（雒永刚）

第六节　组织脱水的常用程序

一、常规送检标本通用脱水程序（自动脱水机操作）

（1）10% 的甲醛液：2h。

（2）80% 的乙醇：3h。

（3）95% 的乙醇（Ⅰ）：2h。

（4）95% 的乙醇（Ⅱ）：1h。

（5）无水乙醇（Ⅰ）：1h。

（6）无水乙醇（Ⅱ）：1h。

（7）无水乙醇 + 丙酮（4：1）：0.5h。

（8）二甲苯（Ⅰ）：0.5h。

（9）二甲苯（Ⅱ）：0.5h。

（10）石蜡（Ⅱ）：1h。

（11）石蜡（Ⅲ）：1h。

（12）包埋。

注意：

（1）于下午5点半取材完毕即把组织盒置入自动脱水机第一缸10% 的甲醛液再固定，因考虑在取材时有些组织未固定好。开机后即可下班，至翌日上午上班时进行包埋。

（2）第2缸的80% 乙醇，由于第1缸带来的甲醛液容易使其混浊，故需每天或隔天更换新液。其他各液可根据本单位每天的标本量隔若干天更换一次新液即可。

（3）关于组织的脱水、透明、浸蜡的过程和时间，这里仅提供参考，可根据本单位的具体情况更改或调整，只要能保证组织充分脱水、透明和浸蜡即可。

（4）该程序适合直径（0.5cm×2.4cm）~（2.2cm×2.4cm），厚度为0.3cm 大小的组织。

（5）组织固定后用水稍洗1~2min，放入脱水机，进入脱水程序。

（6）组织在进入80% 的乙醇前应在10% 的甲醛液固定不少于2h。下同。

二、小标本脱水程序（自动脱水机或手工操作）

（1）10％的甲醛液：60min。

（2）80％的乙醇：30min。

（3）95％的乙醇（Ⅰ）：20min。

（4）95％的乙醇（Ⅱ）：20min。

（5）无水乙醇（Ⅰ）：15min。

（6）无水乙醇（Ⅱ）：15min。

（7）无水乙醇＋丙酮（4：1）：10min。

（8）二甲苯（Ⅰ）：10min。

（9）二甲苯（Ⅱ）：10min。

（10）石蜡（Ⅰ）：10min。

（11）石蜡（Ⅱ）：20min。

（12）石蜡（Ⅲ）：20min。

（13）包埋。

注意：

（1）小标本是指肾穿、肝穿或胃镜、支纤镜等组织或直径小于0.3cm的组织。

（2）如果不将大小标本分开脱水，将所有标本放在一起则按常规送检标本通用脱水程序操作。

（3）其他参考常规送检标本通用脱水程序的注意事项。

三、教学或尸解标本（手工或自动脱水机操作）

（1）70％的乙醇：9h（第1天上午8：00开始）。

（2）80％的乙醇：15h（下午5：00开始）。

（3）95％的乙醇（Ⅰ）：9h（第2天上午8：00开始）。

（4）95％的乙醇（Ⅱ）：15h（下午5：00开始）。

（5）无水乙醇（Ⅰ）：1h（第3天上午8：00～9：00）。

（6）无水乙醇（Ⅱ）：1h（第3天上午9：00～10：00）。

（7）无水乙醇＋丙酮（4：1）：0.5h（第3天上午10：00～10：30）。

（8）二甲苯（Ⅰ）：0.5h（第3天上午10：30～11：00）。

（9）二甲苯（Ⅱ）：0.5h（第3天上午11：00～11：30）。

（10）石蜡（Ⅰ）：0.5h（第3天上午11：30～12：00）。

（11）石蜡（Ⅱ）：2.5h（第3天下午12：00～2：30）。

（12）石蜡（Ⅲ）：0.5h（第3天下午2：30～3：00）。

（13）包埋。

注意：

（1）组织经彻底固定，取材后流水冲洗一晚，至翌日早上上班时即转入70％的乙醇开始脱水至第3天下午3：00开始包埋。

（2）组织经过在低浓度乙醇较长时间处理，脱水充分，因此，组织脱水较彻底，效果较好。

（雒永刚）

第七节　切片机与切片刀

组织进行常规固定、脱水、透明、浸蜡、石蜡包埋、切片、摊片、贴片、烤片、苏木精，伊红染色（HE 染色）和封片等一系列操作技术，称为常规 HE 制片技术，这是各种病理技术的基础。石蜡包埋的组织蜡块或经过冷冻的组织，利用切片机将组织切成一定厚度的片子，称为组织切片。组织经固定、脱水等处理后，因包埋组织所用材料的不同，组织切片分为石蜡切片、火棉胶切片、塑料切片、碳蜡切片和超薄切片等。根据组织是否经过固定、脱水、透明、浸蜡、石蜡包埋等处理，组织切片分为石蜡切片和冷冻切片。临床病理学诊断中，主要采用石蜡切片和冷冻切片。一般来说常规 HE 制片是指石蜡切片和 HE 染色。石蜡切片的厚度通常为 $3 \sim 4\mu m$，对不同的组织或不同的染色，切片的厚度有所不同。组织经过切片后即可以根据不同的需要进行 HE 染色或特殊染色、组织化学染色和免疫组织化学染色等各种染色。在临床病理学诊断中，最常用且最基本的染色是 HE 染色。HE 制片质量的好坏很大程度上影响病理医师做出正确的病理诊断。

组织切片需要切片机和切片刀。切片机根据结构和用途，分为轮转式切片机（rotary microtome）和滑动式切片机（sliding microtome）两类。滑动式切片机又分为拉式滑动切片机和推式滑动切片机两种；轮转式切片机和拉式滑动切片机是病理科常用的切片机。推式滑动切片机主要用于大标本的石蜡切片，很少用于临床病理的组织切片，所以滑动式切片机一般是指拉式滑动切片机。其他的一些特殊切片机如锯式切片机（saw microtome）和振动式切片机（vibratome）等常用于科研进行特殊标本（如极硬或极脆的标本）的切片而很少用于诊断病理学的组织切片。切片机根据功能的不同，又分为石蜡切片机和低温恒冷切片机。

一、石蜡切片机

石蜡切片机用于石蜡包埋组织的切片，一些型号的石蜡切片机也可以切塑料包埋和火棉胶包埋的组织。石蜡切片机有轮转式切片机和滑动式切片机两类，主要的部件有样品夹头、切片手轮（轮转式切片机特有）、快进手轮、切片厚度调节器和刀座等。

1. 样品夹头　样品夹头用于夹持组织蜡块，分为塑料包埋盒专用样品夹头和普通样品夹头，前者用于夹持塑料包埋盒包埋的组织蜡块，塑料包埋盒的规格为国际统一标准；普通样品夹头类似老虎钳，用于夹持石蜡包埋的方形组织蜡块，或粘贴在方形小木块上的组织蜡块。组织蜡块的大小可以不一，但大小一般不能超出样品夹头夹持的范围。

样品夹头因切片机不同可以上下左右（轮转式切片机）或前后左右（滑动式切片机）进行调节组织蜡块的平面，确保将蜡块平面调至合适的位置。目前大多数的切片机都有样品回缩功能，当完成一次切片后，样品夹头（蜡块）在经过刀锋时回缩，避免蜡块碰到刀锋而刮损蜡块。

2. 切片手轮　为轮转式切片机所特有。切片时转动切片手轮，使样品夹头上的组织蜡块上下移动，并按照已经调节好的切片厚度推进，如切片厚度设定为 $4\mu m$，蜡块每上下移动一次，同时向前推进 $4\mu m$，从而切出 $4\mu m$ 的组织切片。

3. 快进手轮　按不同方向转动快进手轮，使样品夹头上的蜡块前后伸缩（轮转式切片机）或上下伸缩（滑动式切片机），使蜡块的组织切面靠近刀锋。同时配合转动轮转式切片机的切片手轮和快进手轮，或配合转动滑动式切片机的快进手轮和推拉切片刀，以修切出蜡块的组织平面和组织的最大切面。

4. 切片厚度调节器　用于调节和设定切片的厚度，大多数石蜡切片机的切片厚度可调范围为 $1 \sim 60\mu m$，最小调节为 $0.5 \sim 1.0\mu m$。

5. 刀座　用于固定切片刀、刀架或一次性刀片。刀座上有标示切片刀切片角度的刻度，用于调节切片刀的切片角度。轮转式切片机的刀座有两种，一种是用于固定切片刀或镶嵌一次性刀片刀架；另一种是用于固定一次性刀片。轮转式切片机的刀座可以前后移动，使切片刀或刀片靠近蜡块，某些型号的轮转式切片机的刀座也可以左右移动，不需要移动切片刀或刀片直接更换刀锋。滑动式切片机的刀座一般只能固定切片刀或刀架。拉式滑动切片机的刀座可以在切片机的轨道上滑行；推式滑动切片机的刀座则固定在切片机上不动。

自动石蜡切片机带有电动装置。电动轮转式切片机可通过按住功能键使蜡块前进或回缩，让蜡块的组织切面靠近刀锋，并自动转动切片手轮，使蜡块上下移动进行修切蜡块和自动切片；电动推式滑动切片机可自动推拉蜡块进行修切蜡块和切片。修切蜡块时，为了节省时间，切片厚度可调至 $15 \sim 20\mu m$，切片时则调回至合适的厚度。

推式滑动切片机蜡块滑动的距离或拉式滑动切片机切片刀滑动的距离比轮转式切片机蜡块上下移动的距离大得多，因此可用于大标本的切片。一些重型切片机属于推式滑动切片机，用于进行整个器官如肺、肝和肾等的大切片。

二、低温恒冷切片机

低温恒冷切片机实际上是在恒冷箱内安装一台轮转式切片机，冷冻切片的操作与轮转式切片机的石蜡切片相似，切片时恒冷箱内温度通常调至 $-20℃$ 左右。低温恒冷切片机的刀座上附有防卷板装置，使用时需手动向前或向后调节防卷板与刀锋平行，切出的切片沿防卷板平整进入并平铺在切片刀面而不会卷曲，方便用玻片贴片。用于贴片的玻片须放在低温恒冷切片机外面，其温度比低温恒冷切片机内温度高时，切片容易被玻片吸附而贴紧。切片机的切片手轮连接在恒冷箱外右侧以利于操作。恒冷箱内左侧装有快速冷冻台，用于冷冻包埋组织，包埋组织需用专用的冷冻包埋剂如 OCT 等，快速冷冻台可在 30s 内把组织冷冻至 $-20℃$，最低温度可达 $-50 \sim -40℃$ 甚至更低。

低温恒冷切片机是病理科开展手术中快速活体组织病理学检查必需的仪器。利用低温恒冷切片机进行冷冻切片，通常在 $15 \sim 20min$ 即可完成切片和 HE 染色的制片过程：使从收到送检标本到发出快速冷冻活体组织病理学诊断报告需 $30 \sim 40min$，为临床医师对患者制订手术治疗方案提供依据。而常规石蜡切片的活体组织病理学诊断报告一般于收到送检标本后需 $3 \sim 5$ 个工作日才能发出。由于冷冻切片的组织细胞形态结构不及石蜡切片好，而且需要在很短时间内进行诊断，因此，手术中快速活体组织病理学诊断有一定的局限性，一些疑难病例的诊断或对肿瘤的进一步分类，需要待后续的石蜡切片制片后才能进行。

低温恒冷切片机还常用于制作脂肪、酶组化染色和免疫荧光染色的组织切片。

低温恒冷切片机是目前广泛使用的冷冻切片机，过去使用的二氧化碳、半导体或甲醇制冷的冷冻切片机已经很少使用。

三、切片刀

切片刀分两类，一类为可重复使用的切片刀，通常称切片刀；另一类为一次性刀片。可重复使用的切片刀有常规切片用的钢刀、一些特殊用途如切不脱钙骨组织等的钨钢刀和切环氧树脂包埋电镜标本的玻璃刀及钻石刀等。切片刀使用后不够锋利可通过人工或用自动磨刀机研磨后再重复使用，一把切片刀可重复使用多年。一次性刀片用后即弃掉，节省了磨刀时间，为切片工作提供方便，目前已被广泛应用，但切硬组织的效果不及切片刀。超薄切片专用的玻璃刀属于一次性刀片。一定长度的切片刀或刀片有多段刀锋，一段刀锋经过多次切片后不再锋利时，可移动切片刀或刀片至新的一段刀锋切片。用旧刀锋先把蜡块修切好再用新刀锋切片，可以减少磨刀的次数或节省一次性刀片。

（一）切片刀的类型

切片刀分为以下四型：

1. A 型刀　A 型刀一面平，一面较凹，仅适用于火棉胶切片。

2. B 型刀　B 型刀一面平，一面微凹，适用于石蜡切片，也可用于火棉胶切片。

3. C 型刀　C 型刀两面平，如斧形，适用于石蜡切片和冷冻切片，因其呈斧形，可切较硬的组织如子宫肌瘤和皮肤等，也易于研磨。

4. D 型刀　D 型刀一面平，另一面至刀锋处呈斜面，凿形，适用于塑料包埋的骨组织或比较硬的组织蜡块，此型刀用钝后的研磨也较困难，需用特制的刀套。

（二）一次性刀片

切片最常用的是一次性刀片。根据规格一次性刀片分为窄型和宽型两种，其长度均为80mm，宽度分别为8mm和10mm。刀片安装主要有两种方式：一是镶嵌在刀架上，先拧松刀架上的螺丝，将一次性刀片放入刀架的刀片槽内，拧紧刀架上的螺丝，将刀片夹紧，然后将刀架安装在切片机的刀座上，把刀座调校好至合适切片的角度。刀架一般只有使用窄型刀片的规格，而不能使用宽型刀片。刀片的另一种安装方式是直接固定在切片机专门的刀片座上，这种固定方式在切硬组织时出现震刀的情况比使用刀架少。宽型刀片一般只在配备专门刀片座的轮转切片机上使用。一次性刀片根据用途分为通用型和专用型两类，专用型刀片分别专门用于切硬组织、软组织和冷冻组织等。有些一次性刀片的刀锋上涂有特殊的物质如特氟隆（teflon）涂层，以增加刀锋的切削效果。一段刀锋能切多少个组织蜡块因组织蜡块的性质不同而异，如果组织较硬或者含有钙化灶等，则切一个蜡块就需要更换刀锋，避免组织切片刀痕太多影响诊断。如果先用旧刀片修切好蜡块，再用新刀片切片，可以节省刀片。刀片规格一般为10片或50片一盒，使用时逐片从塑料包装盒推出，其余的保存于盒内，塑料包装盒下面有回收口，用过的刀片放入回收口收集。也可将用过的刀片安装在专门的刀夹上用于组织取材，废物利用。

（王明霞）

第八节　石蜡包埋组织切片

送检组织经过固定、脱水、透明、浸蜡和石蜡包埋制成组织蜡块后即可马上进行切片，石蜡包埋的组织切片简称石蜡切片。

一、石蜡切片操作

1）把已包埋好的组织蜡块按病理号码顺序排列，需要先切的蜡块排在前面，再将蜡块组织面朝下放在一盘平整的冰块或冷冻台上冷冻，冷冻温度为 $-4 \sim 0℃$，几分钟后即可开始切片。

2）将组织蜡块放在切片机的样品夹头内夹紧。

3）调节蜡块的平面：切片机样品夹头的平面可以上下、左右或前后、左右调节，切片前需要调节样品夹头的平面，使蜡块的组织切面水平放置（滑动式切片机切片），或使蜡块的组织切面垂直并与切片刀平行（轮转式切片机切片）。当需要再次切片时，塑料包埋盒包埋的蜡块平面与之前切片的平面是一致的，因此，样品夹头的平面调节好后一般不再调节，切片操作十分方便。而非塑料包埋盒包埋的蜡块在再次切片时，经常需要重新调节蜡块的平面。

4）调节切片厚度指示器至切片所需的厚度，一般切 $4\mu m$，另外需要根据不同类型的组织调节切片的厚度如淋巴结、鼻咽等组织可切 $2 \sim 3\mu m$ 厚，脂肪等组织可切 $5 \sim 6\mu m$ 厚。

5）调节刀座的位置，使切片刀锋尽可能靠近蜡块切面，这样可以避免样品夹头过度伸缩。样品夹头伸缩的距离有一定的范围，许多型号的切片机都有样品夹头过度伸缩的警报。一般来说，样品夹头伸出距离越长，越容易引起震刀现象，尤其是在切较硬组织的时候。刀座的位置调节好后，一般不需每次切片前调节。滑动式切片机刀座的位置是固定的，不需要调节。

6）调节切片刀的切片角度：切片机的刀座上都有标示切片刀切片角度的刻度，切片前需要调节切片刀至合适的切片角度，才能切好片。通常切片机上刀座的刻度范围为 $0° \sim 10°$，一般设定切片刀的角度在8°左右为合适。但该刻度并不等于真正的切片角度，真正的切片角度是余隙角（clearance angle）。切片刀和一次性刀片刀锋的上下两面并不是主刀面的延续，而是独立地产生狭窄的倾斜面。所谓余隙角，是指切片刀下刀锋倾斜面与组织蜡块面的夹角。有了这个余隙角，在切片时切片刀往返过程中可避免刀与组织蜡块面之间的摩擦，就可切出理想的切片。最理想的余隙角是 $2° \sim 4°$，太大或太小都不能切好片。因余隙角很小，很难测量出来，只能用转动刀座上的弧形刻度盘来大约标示所取的角度是否相当于余隙角 $2° \sim 4°$。使用切片刀时，因各厂家的切片刀所附的磨刀刀套大小不同，而且经过多次磨刀后，改变了刀锋两面的宽度和厚度，切片时就要调整切片刀的角度使余隙角保持在 2°～4°。使用一次性刀片，不需要经常调整余隙角。切片刀的切片角度调节好后，一般不需每次切片前调节，除非更换不同厚度的切片刀或一次性刀片的刀架。

7）打开切片手轮的固定锁：轮转切片机的切片手轮都装有固定锁，锁上后切片手轮不能转动，样品夹头也就不能上下移动。如果切片不熟练，在将组织蜡块放上切片机的样品夹头夹紧时，需要锁上切片手轮，避免样品夹头向下移动时手碰到切片刀而割伤手。

8）修切组织蜡块和切片：用不同类型的切片机切片，操作上不尽相同。

（1）用轮转式切片机切片时，左手先转动快进手轮，使组织蜡块前进或后缩快速接近刀锋，同时右手转动切片手轮使组织蜡块上下移动来修切蜡块，直到修切出完整、最大的组织面。再连续多次转动切片手轮切片，使组织面平滑而不会出现切面有筛洞现象，然后才开始切片。切片时转动切片手轮动作要轻，用力均匀。切片手轮每转一圈，组织蜡块则按已设定好的切片厚度向前进料一次，从而切出所需厚度的组织蜡片。如需要连续切片则用镊子轻轻夹起第一张组织蜡片的一端，另一端仍然紧贴在刀锋上，连续转动切片手轮切出连续切片，镊子即可拖出一条连续的组织蜡片带。

（2）用拉式滑动切片机切片时，左手转动快进手轮，使组织蜡块上升或下降快速接近刀锋，同时右手在组织蜡块前后推拉切片刀将向上移动的组织蜡块进行修切，直到修切出完整的组织面。再连续多次推拉切片刀切片，使组织面平滑而不会出现切片有筛洞现象，然后开始切片。每推拉一次切片刀，组织蜡块则按预调好的切片厚度向上进料，从而切出所需厚度的组织蜡片。

（3）用推式滑动切片机切片时，左手转动快进手轮，使组织蜡块上升或下降快速接近刀锋，同时右手在切片刀前后推拉夹有组织蜡块的样品夹头机座，使切片刀不断将向上移动的组织蜡块进行修切，直到修切出完整的组织面。再连续多次推拉夹有组织蜡块的样品夹头机座切片，使组织面平滑而不会出现切片有筛洞现象，然后开始切片。每推拉一次夹有组织蜡块的样品夹头机座，组织蜡块则按预调好的切片厚度向上进料，从而切出所需厚度的组织蜡片。

用滑动式切片机切片较难切出连续的组织蜡片带。

9）切片机的保养：切片完毕，将切片机周围的蜡屑清扫干净，关上切片手轮的固定锁，盖好防尘罩。近年生产的切片机，其滚轴和滑动轨道等结构持久润滑，不需定期加油润滑。只要使用保养得当，一台切片机可使用 10 年以上。

二、石蜡切片注意事项

（1）切片前要把切片机上有关的各螺旋拧紧，如没有拧紧或包埋的组织蜡块过硬，切片时就会出现跳刀，使蜡片成一截厚一截薄，甚至切不出完整的蜡片。

（2）切片的厚度应为 3～4μm，对一些组织如淋巴结、鼻咽和扁桃体，切片的厚度应为 2～3μm，脂肪等组织要切厚些，厚度为 5～6μm。

（3）如用金属框包埋的组织蜡块，必须把四边修整平行，否则在切片时就会切出弯曲的组织蜡片带。

（4）切片用毛笔应选用松软毛的水彩画笔，清扫切片刀上的蜡屑时应顺着刀背往刀锋扫，避免刀锋切割笔毛，损坏刀锋。

（5）切片时转动切片手轮或推拉切片刀的动作要轻，用力均匀。若用力太猛和速度太快，将会引起切片压缩，也易导致轮转式切片机齿轮的磨损。

（6）切片时室温不宜过高，一般先把组织蜡块面朝下放在冰块上冷冻数分钟后才切片，可切出较薄的切片。

（7）若天气太冷，切片时组织蜡片容易碎裂，对着组织蜡块面呵一口气后进行切片，可改善组织蜡片容易碎裂的情况，但所切出的第一、二张组织蜡片厚度会比原来设定的切片厚度稍厚一些，因此，前一、二张切出的组织蜡片不要。

（8）切片刀是否锋利，是能否切出薄而平整组织蜡片的关键。切片刀锋利时，切出的组织蜡片平整没有皱折和收缩。切片刀经过切片后，刀锋不再十分锋利时，切出的组织蜡片会有些皱折，但没有收缩，皱折可以在摊片时打开。如果刀锋不再锋利时，切出的组织蜡片较厚，既有皱折也有收缩，这时应该更换刀锋。

（9）切出的切片有两面，一面朝下紧贴切片刀，反光（光面），另一面向上，不反光。摊片时，应将光面朝下放入水中，否则切片容易产生皱折和气泡。

（10）理想的切片应做到切片完整、较薄和均匀、无皱折、无刀痕、贴片恰当。

（11）每切完一个组织蜡块，应将切片刀上的组织碎屑扫干净，避免污染下一例标本。切片的组织污染会导致误诊的严重后果，应特别小心。

（12）用旧刀锋修切出蜡块的组织面，再用新刀锋切片，可节省刀片，但会增加切片操作的时间。

（13）切片后的组织蜡块在归档保存之前要用70℃左右的熔化石蜡将蜡块的切面封上一层蜡膜，蜡膜应该与蜡块完全融合一起，以利于组织蜡块长时间保存，否则暴露在外的组织容易受潮、长霉或被虫蛀。

（王明霞）

第九节 摊片、贴片和烤片

石蜡切片完成后需要进行摊片、贴片和烤片。摊片、贴片和烤片分别需要摊片机、载玻片或盖玻片和电热烤箱。

一、摊片

摊片是把切出的组织蜡片在摊片机的恒温水内展平，使其平整无皱折和气泡，以利于进行贴片。

（一）摊片操作

（1）用小弯镊或松软的毛笔把组织蜡片（光面向下）轻轻移入室温水或5%~10%的乙醇内。

（2）如果组织蜡片有皱折，用小弯镊的弯部把皱折打开，如果组织蜡片有气泡，将小弯镊伸入水中，用镊尖把蜡片下的气泡赶走。

（3）用玻片把无皱折和无气泡的蜡片再移到摊片机的恒温水中，直至蜡片展平。

（二）摊片注意事项

（1）摊片机要求控温恒定，温度波动少，有数字显示温度，温控范围为室温至60℃；水槽内壁和底部应为黑色，便于观察组织蜡片的展开情况。

（2）根据所用包埋石蜡的熔点，摊片机内水温调节恒定在40~46℃，以能展平组织蜡片而蜡片又不熔化为宜。当水温过低，蜡片在恒温水中不能展平，说明摊片器所调的水温过低；水温过高，蜡片的石蜡迅速散开甚至熔化，组织也跟着散开，这样需要重新调校水温至合适温度。

（3）应保持摊片水的清洁：摊片水温过高，蜡片的石蜡和组织散开熔化，残留在水中，容易污染下一例切片，切片的组织污染会导致误诊的严重后果，应经常用吸水纸将水面上的污染物刮走，或经常换水。

（4）组织蜡片的皱折和气泡，在室温水内容易打开和赶走，所以组织蜡片经常先放入室温水内，打开皱折和赶走气泡后再移到恒温水中。

（5）组织蜡片经常先放入5%~10%的乙醇内再移到恒温水中，这是因为乙醇的张力小，水的张力大，蜡片由乙醇转入水时蜡片就立即张开，蜡片上的皱褶也就随之展开，尤其是能展开肉眼看不清的小皱折。但乙醇的浓度不能太高，否则蜡片由乙醇转入水时，因张力太大，蜡片在水中漂游打转并使蜡片崩裂。

（6）如果切片刀锋利，蜡块状况好，切出的组织蜡片平整无皱折，蜡片即可直接放入摊片机的恒温水中展平。

二、贴片

将在摊片机恒温水中展平的组织蜡片贴在载玻片或盖玻片上称为贴片。

（一）贴片操作

（1）用铅笔在载玻片的磨砂边写上蜡块上的号码，无磨砂的载玻片需用玻璃笔刻写号码。如用盖玻片贴片，无法标记号码，则按组织蜡块的排列顺序排列在盖玻抽上。

（2）将玻片倾斜放入摊片机恒温水中慢慢靠近蜡片的一端，然后用玻片慢慢捞起蜡片，使蜡片贴在玻片上，必要时用镊子将蜡片固定在水中，便于将蜡片贴在玻片合适的位置。

（3）将贴好片的玻片倾斜拿着，并将玻片的一角（带有玻片流下的水滴）接触水面一下，以带走水分，否则组织蜡片会浮在水面上发生移位。玻片上的水分少，可以缩短烤片时间。

（4）将贴好片的玻片按顺序插在玻片抽上烤片。

（二）贴片注意事项

（1）贴片时要把组织蜡片贴在载玻片适当的位置或贴在盖玻片中央，按组织蜡块切片的顺序排列在玻片抽上，尤其是用盖玻片贴片，无法标记号码，更要严格按顺序排列，绝不能调乱错排，否则会张冠李戴引起严重后果。

（2）用载玻片贴片时要注意"定点"和"定向"："定点"是贴片时，应把蜡片贴在载玻片除粘贴标签外剩余位置的中央。用盖玻片贴片时蜡片贴在盖玻片的中央。而"定向"是对皮肤组织、胃肠道或囊壁等层次清楚的组织，其长轴应与载玻片的长轴平行，并使表皮层或黏膜面在玻片的下部，因为光学显微镜所形成的图像是一个放大倒立图像，因此，在镜下观察时所看到的是表皮向上或黏膜在视野上部的图像，这样符合我们观察的习惯。其他非正方形或非圆形的组织，贴片时应使其长轴与载玻片的长轴平行。

（3）如一个病理号有两个或以上蜡块，每张载玻片可贴两个蜡块的蜡片。

（4）细小组织如穿刺、内镜等小标本，应多贴几张蜡片，以利于医师观察诊断。

（5）用于贴片的玻片要干净，最好经过酸洗，否则在染色过程中容易出现脱片现象。一些组织如血块、脑组织等和需要切厚片的组织如脂肪等，以及由于浸蜡时温度过高而变脆的组织、长期固定于甲醛液内的组织和大切片等组织切片在染色时容易脱片，因此，在贴片前需要先将玻片涂上蛋白甘油；方法是取小玻璃棒沾上一小点蛋白甘油于干净玻片上，以洁净之手指在玻片上均匀、薄层涂抹，涂完即可用于贴片。用于免疫组织化学染色的切片，贴片时载玻片需要进行硅化等处理。玻片上的硅化物容易着染伊红，所以 HE 染色贴片不宜用硅化玻片。

附：蛋白甘油的配制方法

准备洁净小烧杯和玻璃棒各一，取新鲜鸡蛋一只，轻轻洗干净蛋壳，在鸡蛋两端各开一个约 3mm 的小孔后，竖拿鸡蛋，让蛋清从小孔流到烧杯内。如蛋清流出不顺畅，可用洗耳球从上面的小孔轻轻压入气体帮助蛋清流出，动作要轻巧，不要让蛋黄破裂流出。待蛋清全部流出，用玻璃棒搅拌数分钟，直至成流质状，加入等份的纯甘油，再用玻璃棒搅匀，然后用 2~3 层消毒纱布过滤到玻瓶内，放入麝香草酚约 20mg 作为防腐剂，密封置于 4℃冰箱内储存，约可使用 1 年。

三、烤片

组织蜡片贴在玻片后，放入一定温度的烤箱内或烤片机上烘烤，将组织蜡片上的水分烤干和石蜡熔化，使组织蜡片牢固贴附在载玻片或盖玻片上，称为烤片。烤片是防止切片在染色过程中脱片的关键。

（一）烤片操作

（1）贴片后切片放满一抽，马上放入 60~65℃烤箱中烤片 20~30min，使蜡片水分蒸发和石蜡熔化，组织切片牢固贴在玻片上，取出即可进行染色。

（2）如果用烤片机烤片，则每贴一张片即放在烤片机上烘烤，烤 20~30min 后插入玻片抽即可进行染色。

（二）烤片注意事项

（1）烤片时间要掌握好，时间不够，在染色过程中容易脱片；烤片时间过长和温度过高，组织切片过于干燥，还没进行染色就出现脱片现象。

（2）如不需立即进行染色，组织蜡片贴在玻片后可以在45℃恒温箱内烤片数小时以上，直至将蜡片水分烤干。由于烤片温度不高，蜡片石蜡不会熔化，蜡片可以长时间保存，放37℃恒温箱内或4℃冰箱内可保存1年以上，如果放室温保存，要注意防潮防霉。

（3）用电热烤片机（电热的平板）烤片，一般要用载玻片贴片，每贴一张片即放上烤片机烤片，烤片数量够满一抽即可插入玻片抽染色。这样边贴片边烤片，节省时间。

（4）玻片应稍微倾斜放在烤片机上，让组织蜡片的水流下，否则蜡片浮在水滴上，水滴烘干后，蜡片落下贴在玻片上时造成皱折痕迹。

（王明霞）

第十节　冷冻切片

新鲜组织不经任何固定脱水等处理，直接在低温恒冷切片机冷冻后马上进行切片，称为冷冻切片。如手术中送检的活体组织不经任何固定即进行冷冻切片；某些组织成分如脂肪、酶类等的染色以及免疫荧光染色的组织也都需要用低温恒冷切片机进行冷冻切片。但在科研中有时将组织进行固定后再做冷冻切片，经固定的组织，冷冻切片不容易薄切，而且在染色中容易脱片。

冷冻切片需要具备低温恒冷切片机等设备。

一、冷冻切片操作

（1）设定冷冻切片机的温度，一般冷冻室的温度设定为 -22 ～ -20℃。

（2）临床送检新鲜组织标本，切取的组织厚度不超过2mm。

（3）在组织样品头加入冷冻包埋剂如OCT等少许，然后放上组织标本，组织所需切面朝上，再在组织四周和上面加入适量的OCT。

（4）将组织样品头放在冷冻切片机内的快速冷冻台，按急冻按键，手拿冷冻锤轻轻贴在用OCT包埋的组织块上面，约数十秒钟后放开手，让冷冻锤压着组织，组织即可急速冷冻包埋。

（5）完成组织急速冷冻包埋后，取出组织样品头放入冷冻切片机的样品夹头夹紧。

（6）分别按样品快进/缩和慢进/缩按键，使组织切面靠近刀锋，转动切片手轮，同时按慢进键两者配合修切组织，直至切出组织的最大切面。再连续多次转动切片手轮进行切片，使组织面平滑而不会出现切面有筛洞现象，才开始切片。

（7）放下防卷板，开始切片，切出的组织片顺着防卷板和切片刀之间平摊在切片刀面上。切片时转动切片手轮动作要轻，用力均匀。

（8）掀开防卷板，用载玻片轻轻贴紧组织片，由于载玻片温度较组织片高，组织片即变软贴附在载玻片上。

（9）理想的切片应做到切片完整、较薄和均匀、无皱折、无刀痕、贴片恰当。

（10）组织切片用乙醚和95%的乙醇（1∶1）固定液固定数秒钟，即可进行快速HE染色或其他染色。

二、冷冻切片注意事项

（1）冷冻切片机需预先设定温度，使在工作时间达到切片所需温度，一般冷冻切片机在使用前30 ～ 60min，温度应达到 -22 ～ -20℃。每天使用的冷冻切片机可一直将温度保持在 -22 ～ -20℃；如下班后不用，可将温度调至 -5℃以减轻制冷压缩机的负担，尤其是下班后室温较高，应调至 -5℃，但不宜

高于 −5℃，否则会因温度波动引起解冻或结霜。

（2）急速冷冻包埋组织的温度和时间按组织类型的不同而异。细胞多的组织如肝、肾等以及肿瘤组织在 −20℃冷冻 30 ~ 60s 即可；含脂肪较多的组织需在 −35℃或更低温度冷冻 60 ~ 90s。一些组织如脑、肌肉等极容易形成结晶水，使组织结构受到破坏，必要时需用液氮急速冷冻组织。如果切片机制冷效果不佳，可以使用专用的喷雾冷冻剂辅助冷冻组织。

（3）如果冷冻切片机没有样品慢进按键用于电动控制样品前进修切组织面，可以先把切片厚度调至 20 ~ 30μm，连续多次转动切片手轮进行切片，直至修切出组织的最大切面，然后再把切片厚度调回 4 ~ 6μm 开始切片。

（4）用于贴片的玻片应在室温处放置，贴片时由于玻片与组织切片温差的作用，组织切片很容易吸附贴紧在玻片上。如果玻片放在冷冻切片机里，组织切片很难贴紧在玻片上。

（5）切片时，如切片未能顺着防卷板和切片刀之间平摊在切片刀面上，应重新调整防卷板的位置，调节防卷板慢慢向前或向后移动，使防卷板的末端与切片刀锋几乎相接和平行一致即可。如不使用防卷板，切出的切片经常会稍有卷起，可用松软毛笔轻轻扫平并轻压在切片刀面上，立即取玻片贴片。毛笔平时应放在冷冻切片机内，如果毛笔温度比冷冻切片高则会把切片粘上。

（6）冷冻切片机的冷冻锤并不能制冷，只起快速吸热和平整冷冻包埋组织切面的作用，在将冷冻锤放在用 OCT 包埋的组织块上面时，不能用力压着组织，用手拿着冷冻锤轻轻贴在用 OCT 包埋的组织块上面约数十秒钟，使 OCT 包埋剂凝固后才能放开手让冷冻锤压着组织，如果 OCT 包埋剂还没凝固，冷冻锤容易压扁组织，使组织受挤压变形，细胞人为变形，尤其是冷冻包埋碎小组织时。

（7）如果是冷冻包埋碎小组织，应先在组织样品头上加上一薄层 OCT，冷冻凝固后平稳放入碎小组织，组织被凝固的 OCT 粘紧而不会移位，也不会在再加入 OCT 包埋时浮起使碎小组织不在同一平面。

（8）组织样品头平时放在切片机外面（室温）备用，这样在冷冻包埋组织后，出现组织与样品头分离的现象比样品头平时放在切片机内（低温）的机会少。组织与样品头分离的原因还与样品头表面不干净有关。

（9）组织急速冷冻后，稍稍用力即可使冷冻锤与组织分开。如果组织急速冷冻不够，OCT 包埋剂还没完全凝固，或者冷冻锤底面不干净，则冷冻锤与组织粘贴很紧，需要用大力才能分开，这样很容易拉烂组织，使组织切面凹凸不平。因此，要注意观察组织急速冷冻是否足够，经常保持冷冻锤底面干净。

（10）使用冷冻切片机时经常打开机门，使空气进入机内形成结霜，影响制冷效果。因此，冷冻切片机应定时启动自动除霜功能，设定每个工作日凌晨 5 时左右自动除霜，使上班时冷冻切片机保持最佳的制冷效果。如果冷冻切片机没有自动除霜功能，则应在每天下班前手动除霜。

（11）经过冷冻切片的组织在作出病理学诊断后，应马上用 10% 甲醛固定液固定后制作石蜡切片。

（12）制作冷冻切片的组织都是未经过任何固定等处理，因此，每天下班前应做好低温恒冷切片机内的清洁消毒工作，把组织残屑清扫干净，并启动冷冻切片机的消毒功能或用紫外光进行消毒。样品头和镊子等要经常用苯扎溴铵（新洁尔灭）等消毒水浸泡消毒。

（13）应定期（约 1 个月）对冷冻切片机进行停机清洗。方法是关停机器待其解冻后用水及苯扎溴铵消毒水冲洗切片机、冷冻室内壁和冷冻台等地方。随后用干布抹干并用风扇吹干，必要时在加油孔内滴加冷冻机油做润滑。在用风扇吹干时应不时转动切片手轮，确保切片机每个部位都干燥才能开机，否则切片机内的残留水分在机器制冷时形成冰晶，容易损坏切片机。

（14）从开机至降到 −22 ~ −20℃需要较长时间，应根据实际情况选择开机时间，确保在收到送检标本时能马上开始切片工作。

（15）如制作科研冷冻切片不需马上进行染色，切片可以保存在 −20℃或 −80℃冰箱内。不同的组织内含物可以保存的时间不同，如肌肉组织的乙酰胆碱酯酶在 −20℃冰箱内可保存 1 年。温度越低保存的时间越长。

（王明霞）

第十一节　染料与染色

组织切片本身是无色的，在镜下难以辨别组织和细胞的结构，更无法观察其微小的形态改变，因此，需要对组织切片进行染色后才能在显微镜下观察。用不同的染液着染组织细胞，使染液和组织细胞内的各种成分通过化学结合或物理吸附作用而显示出不同的颜色，从而能够通过显微镜观察到组织和细胞的形态结构，称为染色（staining）。用以配制染液的主要原料，称为染料。如一张无色的切片，经过苏木精－伊红染色后能看到细胞核呈蓝色，胞质呈红色，纤维和肌肉组织呈不同深度的红色。又如脂肪在冷冻切片常规 HE 染色是无色看不见的，经过用苏丹Ⅲ染料染色，脂肪被染成橙红色，呈小滴状或小球状，在显微镜下清晰可见。

一、染料的性质

染料（dyes）也称染色剂，是一类芳香族有机化合物，即碳氢化合物或苯的衍生物。这类化合物之所以能染色是因为其具备两个条件：第一，本身具有颜色，即其分子结构中要含有发色团（chromophore）；第二，与被染组织有亲和力（affinity），即其分子结构中要含有助色团（auxochrome），同时具备这两个条件的化合物才能用做染料。单有颜色而与被染组织无亲和力或单与被染组织有亲和力而没有颜色的化合物都不能用做染料。

能使染料呈色的基团称发色团，这些发色团能吸收一定波长的可见光，组织细胞经过染料染色后就可以在显微镜下观察到组织细胞所呈现出的颜色，从而辨别出各种组织细胞的形态结构。常见的发色团有硝基（—NO_2）、亚硝基（—$N=O$）、偶氮基（$^-N=N^-$）、吲达胺基（—$N=$）和醌型苯环，后者有对醌式和邻醌。

能使染料对组织产生亲和力的基团称助色团。助色团是一种能使化合物发生电离作用的辅助原子团，它能使染料的色度加深并使其与组织具有亲和力，但不是产生色彩的原因。助色团有碱性助色团和酸性助色团。碱性助色团有氨基（—NH_2）、甲氨基（—$NHCH_3$）和二甲氨基 [—$N(CH_3)_2$]，酸性助色团有羟基（—OH）、羧基（—COOH）和磺基（—SO_3H）。

例如，苯本身是无色的，但其中的三个氢原子被三个发色团硝基（—NO_2）取代后，就成为具有颜色（黄色）的三硝基苯。含有发色团的苯环化合物称色原（chromogen），即苯环＋发色团＝色原。色原是染料的主要成分，它虽然有色，但还不能成为染料，因为它对组织和细胞没有亲和力。因此，三硝基苯是个色原，它不是染料。当再用一个羟基取代苯环上的另一个氢原子时，则成为既有发色团硝基又有助色团羟基的染料——苦味酸。羟基是酸性助色团，因此苦味酸为一种酸性染料。苦味酸是 Van Gieson 染色中使肌纤维着染黄色的染料。

二、染料的分类

（一）根据染料的来源

根据染料的来源，分为天然染料和人工合成染料。

1. 天然染料　是从动植物体中提取出来的一类染料，如苏木精、胭脂红和地衣红等。

2. 人工合成染料　是从煤焦油中提炼出来的碳氢化合物或苯的衍生物等一类染料。如苯胺蓝、结晶紫和苦味酸等。随着科学技术的发展，有些天然染料如地衣红等已能人工合成。因此，目前所用的染料，大部分都是人工合成染料。

（二）根据染料分子结构所含常见发色团的不同

根据染料分子结构所含常见发色团的不同，主要分类如下：

1. 硝基染料（nitro dyes）　发色团是硝基，如苦味酸和马汀黄等。苦味酸常用于区分胶原纤维和肌纤维的 Van Gieson 染色法，它可把胞质、肌纤维和红细胞染成黄色；马汀黄用于纤维素染色的 Len-

drum 法。

2. 偶氮染料（azo dyes） 发色团是偶氮基，可有一个或两个偶氮基。这类染料如橙黄 G、丽春红 2R、丽春红 S、变色酸 2R、比布列西猩红、刚果红、俾斯麦棕 Y、油红 O、苏丹 Ⅲ、苏丹 Ⅳ、苏丹黑 B、锥蓝和伊文思蓝等。橙黄 G 是有价值的胞质染料，常配合六胺银法作为真菌染色的背景衬托，用醛品红染胰岛的 β 细胞和染肥大细胞时作为胞质的对比染色；丽春红 2R 和比布列西猩红是 Masson 三色法常用于染肌纤维，丽春红 S 可用来代替 Van Gieson 法中的酸性品红，因其不易褪色；刚果红是淀粉样蛋白的特异性染料；变色酸 2R 可用于 Masson 三色法代替丽春红 2R，也可用于染变性及早期坏死的心肌；俾斯麦棕 Y 常用于脱落细胞学的 Papanicolaou 染色；油红 O、苏丹 Ⅲ、苏丹 Ⅳ 和苏丹黑 B 主要用于脂肪染色。

3. 醌亚胺染料（quinoneimine dyes） 含有两个发色团，一个是醌型苯环，一个是吲达胺基。这类染料有硫堇、天青 A、天青 B、天青 C、亚甲蓝、甲苯胺蓝 O、天青石蓝 B、硫酸耐尔蓝、中性红、碱性藏花红 O 和偶氮胭脂红 G 等。硫堇、天青 A、天青 B、天青 C、亚甲蓝、甲苯胺蓝 O 可用做胞核染料，又可用于尼氏体染色；天青和亚甲蓝是组成 Giemsa 染色剂的主要染料；天青和甲苯胺蓝 O 又是异染性染料；硫酸耐尔蓝可鉴别中性脂肪和酸性脂肪；中性红和碱性藏花红 O 都是胞核染料；天青石蓝 B 更常与 Mayer 苏木精染液配合代替 Weigert 铁苏木精染胞核，这种胞核染色可耐受其后用酸性染料作为对比染色时脱色。

4. 咕吨染料（xanthene dyes） 发色团是醌型苯环，具有氧杂蒽结构。这类染料有派洛宁 Y（又称吡啰红 Y）、派洛宁 B（又称吡啰红 B）、伊红 Y、伊红 B、藻红和荧光桃红 B 等。派洛宁 Y 常与甲基绿联合染色显示核糖核酸和脱氧核糖核酸；伊红 Y 常与苏木精联合染色把胞质、肌肉、纤维和红细胞染成深浅不同的红色；荧光桃红和藻红也是胞质染料，在神经髓鞘染色的砂罗铬花青 R 法和肌肉染色的偶氮桃红 – 鞣酸法都用到荧光桃红和偶氮荧光桃红。

5. 苯甲烷染料（phenyl methane dyes） 发色团是醌型苯环。这类染料是由甲烷所衍生，在分子结构中有一个碳原子连有两个苯环和一个醌型苯环，如光绿 SF、固绿 FCF、水溶性苯胺蓝、酸性品红、碱性品红、新品红、甲基绿、结晶紫、维多利亚蓝 B 和砂罗铬花青 R 等。前 4 种均用做对比染色以染胞质和纤维，固绿 FCF 又可染髓鞘；碱性品红和新品红用来配制无色品红显示多糖类，若用以配制醛品红则显示弹性纤维、胰岛的 β 细胞和肥大细胞等；碱性品红又是染抗酸菌的主要染料；甲基绿常与派洛宁联合染色显示核糖核酸和脱氧核糖核酸；结晶紫是染革兰阳性菌的主要染料；维多利亚蓝 B 可染乙型肝炎病毒表面抗原阳性物质，对弹性纤维也是一种很好的染色剂；砂罗铬花青 R 是染神经髓鞘很有用的染料。

6. 蒽醌染料（anthraquinone dyes） 发色团是醌型苯环，并具有蒽醌的基本结构，即正中为对醌式，左右各连一个苯环，如核固红、茜素红 S 等。核固红用硫酸铝配制可把胞核染成红色；茜素红 S 是染钙盐的一种染色剂。

7. 噻唑染料（thiazole dyes） 发色团是吲达胺基，具有噻唑环的基本结构，如硫代黄素 T。用硫代黄素 T 染色后的切片在荧光显微镜下配以 UV 滤块时，可见淀粉样蛋白呈现明亮的银白色荧光。

8. 酞花青染料（phthalocyanine dyes） 其分子结构似叶绿素，中心是一个金属铜原子。这类染料有爱尔新蓝 8GX、爱尔新绿 2GX 和罗克沙尔（Luxol）固蓝 MBS。爱尔新蓝 8GX 和爱尔新绿 2GX 在不同的 pH 可染不同酸基的酸性黏液物质；Luxol 固蓝 MBS 可染神经髓鞘呈蓝色。

9. 重氮盐和四重氮盐类（diazonium salts and tetrazonium salts） 重氮盐有一个重氮基，四重氮盐有两个重氮基。这些盐类是无色的，但由于偶氮基是发色团，因而易使变为有色化合物。当组织内出现苯酚时与这些重氮盐进行偶联就形成有色的偶氮化合物。属这类的如固蓝 B 盐、固红 B 盐、萘酚 AS – TR 磷酸酯和萘酚 AS – BI 磷酸酯等。这类染料多用于水解酶的显示，即切片内的酶水解相应底物释出 α – 萘酚，后者与固蓝 B 盐等偶联，生成有色的不溶性偶氮化合物而呈色。

10. 四唑盐类（tetrazolium salts） 四唑盐也是无色的，但可作为氢的受体而显色。属此类的如溴化二甲基噻唑基二苯基四唑（MTT）、硝基蓝四唑（NBT）和四硝基蓝四唑（TNBT）等。如显示琥珀酸脱氢酶用琥珀酸钠作为底物，酶催化琥珀酸钠脱氢，硝基蓝四唑受氢作用被还原为蓝色不溶性的双甲月晋（diformazan）而定位于酶活性部位。

此外，还有亚硝基染料（nitroso dyes）、吖啶染料（acridine dyes）、喹啉染料（quinoline dyes）等，这些染料在病理切片染色上较少应用。

（三）根据染料中所含助色团的性质

根据染料中所含助色团的性质，分为酸性染料和碱性染料。

1. 酸性染料　具有酸性助色团的染料为酸性染料，属一种色酸的盐，在水中电离时染料带负电荷，如常用的酸性品红、伊红Y、丽春红2R、刚果红、荧光桃红、藻红、茜素红S、苯胺蓝、光绿SF、固绿FCF、变色酸2R、橙黄G、苦味酸、马汀黄等。

2. 碱性染料　具有碱性助色团的染料为碱性染料，属一种色碱的盐，在水中电离时染料带正电荷，如常用的碱性品红、碱性藏花红O、甲苯胺蓝O、天青A、天青B、天青C、亚甲蓝、维多利亚蓝B、甲基绿、派洛宁Y、结晶紫、硫堇等。

3. 中性染料　由酸性染料和碱性染料混合成的染料，染料中既有酸性助色团，也有碱性助色团，可选择性地分别着染不同的组织成分。如吉姆萨（Giemsa）染料是由不同的天青复合物（硫堇与它的甲基衍生物）以及酸性染料伊红和碱性染料亚甲蓝按一定比例混合而成。

三、染色机制

关于染色的机制还不完全明确，一般认为有化学作用，也有物理作用。

1. 化学作用　染料含有发色团和助色团。发色团决定染料的颜色，各种各样的染料含有不同的发色团，因此显示不同的颜色。助色团是使染料成为盐类的部分，根据助色团的性质可确定染料是酸性染料还是碱性染料。酸性染料具酸性助色团如—OH、—COOH、—SO_3H等，它与碱作用生成盐，在水中电离时使染料带负电荷；碱性染料具碱性助色团如—NH_2、—$NHCH_3$、—$N(CH_3)_2$等，它与酸作用生成盐，在水中电离时使染料带正电荷。组织内有碱性和酸性物质，碱性物质带正电荷，染色时与酸性染料的负电荷结合而呈色。酸性物质带负电荷，染色时与碱性染料的正电荷结合而呈色。

2. 物理作用　一般认为用苏丹染料染中性脂肪，是一种溶解或吸附作用，因为苏丹染料在脂肪中的溶解度大于在原有溶剂（不同浓度的有机溶剂）的溶解度，所以在染色时苏丹染料就从有机溶剂中转移入脂肪滴而呈现出来。

四、进行性染色和退行性染色

1. 进行性染色　组织切片在染色液中染色一段时间后，组织和细胞的不同组成部分着色深浅恰如其分地被显示出来，不需要再做其他处理，称为进行性染色。

2. 退行性染色　组织切片在染色液中染色一段时间后，组织和细胞的不同组成部分着色过深和共染，需要用弱酸或弱碱性溶液进行分化，将着色过深和不应该着色的部位选择性地脱色，使染色对比清晰，称为退行性染色。所谓的退行性染色就是组织细胞在染色后需要进行分化处理。

（桂红武）

第十二节　苏木精－伊红染色

苏木精（hematoxylin）和伊红（eosin）简称HE。苏木精和伊红两种染料联合染色称HE染色，是病理学和组织学最常应用的一种染色方法，即苏木精把胞核染成蓝色，伊红把细胞质、胶原纤维和肌纤维、红细胞等染成深浅不同的红色。常规HE染色是病理学制片技术最基本的方法，HE制片是临床病理诊断的基本手段和重要依据。

一、苏木精 - 伊红染色的染料种类和配制方法

（一）苏木精染料

1. 苏木精的性质　苏木精为一种无色或淡灰黄色粉末，分子式为 $C_{16}H_{14}O_6$，分子量为 302.288，市售有无水和含 3 个结晶水两种。苏木精存放过久或与空气接触，可慢慢被氧化而颜色变深，用被氧化的苏木精配制染液会影响染色效果。苏木精易溶于乙醇、甘油，微溶于水，是细胞核的良好染料。苏木精是一种天然染料，是由中南美洲等地产的一种称"洋苏木树"的树芯木中抽提出来。苏木精本身无染色能力，只有经过氧化，使苏木精的分子结构失去两个氢原子，并使其中的一个苯环转化成具有醌型结构的苯环而成为苏木红（hematein）。苏木精被氧化为苏木红后，才成为一种染料。苏木精被氧化成苏木红，这个过程又称为成熟。

2. 苏木精的氧化　用苏木精配制苏木精染色液时，需要将苏木精氧化为苏木红。氧化苏木精有两种形式：自然氧化和人工氧化。

1）氧化的形式

（1）自然氧化：把配制完毕的苏木精染色液暴露于日光和空气中，在日光和空气的作用下，苏木精慢慢被氧化成苏木红，这个过程需要约数周至数月。自然氧化的苏木精液使用和保存的时间较长，但要提前配制。自然氧化和供氧量有关，如把苏木精染液暴露于阳光和通风振荡则可加速氧化。

（2）人工氧化：在配制苏木精染色液时加入一定量的氧化剂，如氧化汞、碘酸钠、高锰酸钾、铁盐等使苏木精立即被氧化成熟，常用的氧化剂是氧化汞和碘酸钠。要注意加氧化剂的量不能过多，否则造成氧化过度，破坏苏木红的分子结构，导致苏木精染液的染色力减弱甚至失效。氧化汞难溶于水，要通过加热才能起强氧化作用，所以配制 Harris 苏木精液时，要煮沸苏木精溶液后才加入氧化汞，之后又需要迅速冷却，避免过度氧化，这也是 Harris 苏木精染液不易配好的原因。用碘酸钠作氧化剂不用煮沸，在常温下加入即可起氧化作用。目前，碘酸钠更作为首选的氧化剂。理论上，1g 苏木精·$3H_2O$ 被完全氧化成苏木红需要 185mg 碘酸钠，而 1g 无水苏木精被完全氧化成苏木红需要碘酸钠 218.2mg。在实际配制苏木精染液时，常用半量碘酸钠，目的是先使部分苏木精氧化成苏木红，染液中未被氧化的苏木精在染液保存和使用过程中再慢慢被空气氧化成苏木红。这样染液既不会过熟，又不断有新的苏木红形成和补充，从而可延长苏木精染液的使用寿命。但要注意，碘酸钠用量过少，形成的苏木红少，染液染色力弱，染色时需延长染色时间。

2）影响苏木精氧化的因素

（1）苏木精染液 pH：染液偏碱性氧化快，中性时稍慢，酸性时很慢，所以加酸的苏木精染液可延缓氧化，通常在苏木精染液加冰醋酸或柠檬酸。

（2）氧化剂的量：加入人工氧化剂后苏木精可立即被氧化成熟可用。自然氧化和供氧量有关，如把染液靠近阳光、染液通风、经常摇动等可加速氧化。

（3）温度：用碘酸钠等作为氧化剂时，在常温下加入即可，而用氧化汞作为氧化剂时，需把苏木精液煮沸时加入才能放氧。

3. 媒染剂和苏木精的染色机制　苏木精被氧化成苏木红，苏木红为弱酸性，呈红色，仍不具染色力。用单纯的苏木红液染组织，呈弥漫性染色，而且着色浅淡，但当苏木红液加入二价或三价的金属盐（如铝盐和铁盐）后，苏木红就能与这些金属盐结合形成色淀（lake）。这些色淀带有正电荷，能与细胞核牢固结合。这种二价或三价的金属盐称为媒染剂（mordant）。

用做媒染剂的多是二价或三价的金属盐如铝盐和铁盐，配制一些特殊用途的苏木精也有采用碘、钨、钼和锂等。最常用的媒染剂有：

硫酸铝钾，又称钾明矾，化学结构式 $K_2SO_4 \cdot Al_2(SO_4)_3 \cdot 12H_2O$。

硫酸铝铵，又称铵明矾，化学结构式 $(NH_4)_2SO_4 \cdot Al_2(SO_4)_3 \cdot 12H_2O$。

硫酸铁铵，又称铁明矾，化学结构式 $(NH_4)_2SO_4 \cdot Fe_2(SO_4)_3 \cdot 12H_2O$。

硫酸铝，化学结构式 $Al_2(SO_4)_3 \cdot 18H_2O$。

三氯化铁，化学结构式 $FeCl_3 \cdot 6H_2O$。

苏木红和这些铝盐结合形成蓝色的色淀，如 Ehrlich、Harris、Mayer 苏木精染液和 Lillie – Mayer 苏木精染液等；苏木红和铁盐结合形成蓝黑色的色淀如 Weigert 和 Heidenhain 铁苏木精染液等。这些色淀能和细胞核牢固结合，用水或乙醇均难以洗脱，这有利于苏木精染色后的对比染色，而且在完成染色后经过脱水、透明和封片等过程不容易脱色。Weigert 铁苏木精染液更作为耐受酸分化和用较强酸性染料做复染的首选细胞核染料。

苏木精是一种天然染料，其化学结构式已为大家熟悉，但其染色机制还不很明确。从苏木红的结构式看，其助色团为羟基，应属一种酸性染料，但由于酸性助色团羟基的酸性很弱，对组织的亲和力较小。加入媒染剂铝盐后，苏木红与铝盐螯合形成蓝色的铝，苏木红色淀，该色淀呈强盐基性，带正电荷，作用相当于碱性染料，即带正电荷的蓝色色淀和带负电荷的细胞核脱氧核糖核酸磷酸根进行极性结合而完成染色。

4. 配制各种苏木精染液所需试剂种类和作用　如下所述：

1）苏木精染色液的种类：苏木精染色液有多种，如 Ehrlich、Harris、Mayer、Carazzi、改良 Lillie – Mayer 和 Gill 等。

2）配制各种苏木精染液所需试剂和用量：不同的苏木精染液所用的试剂和量有所不同。

3）配制苏木精染液所需试剂的作用

（1）氧化汞、碘酸钠：作为苏木精的氧化剂，使无染色力的苏木精经氧化后转变成有染色力的苏木红。

（2）硫酸铝钾、硫酸铝铵或硫酸铝：作为媒染剂，其三价铝离子与苏木红结合形成蓝色的色淀与细胞核内核酸的磷酸根牢固结合。

（3）无水乙醇：能快速溶解苏木精，并可抑制真菌的生长。

（4）乙二醇：也是一种醇类，能较快溶解苏木精。因其沸点高，使苏木精染液不易蒸发。

（5）甘油：作为稳定剂，防止苏木精过度氧化，减少苏木精染液蒸发，延长苏木精染液的使用时间。

（6）冰醋酸：可抵消氧化剂的氧化，使苏木精与苏木红保持均衡，同时又可增加细胞核的选择性染色，使细胞核染色质显示得较清晰细致。

（7）柠檬酸：作用和冰醋酸相同，加入柠檬酸1g，相当于冰醋酸20ml。

（8）水合氯醛：起保护剂作用。

5. 常用苏木精染液的配制方法　苏木精染液配制的好坏，决定染色的质量。苏木精液配制法有近20种，加上各种改良的方法则为数更多。常用的苏木精染液主要有：改良 Lillie – Mayer、Harris、Mayer、Gill、Ehrlich 和 Carazzi 六种。

1）改良 Lillie – Mayer 苏木精染液

（1）材料

苏木精（hematoxylin）　5g

无水乙醇（absolute alcohol）　50ml

硫酸铝钾（aluminium potassium sulphate）　50g

蒸馏水　650ml

碘酸钠（sodium iodate）　500mg

甘油（glycerine）　300ml

冰醋酸（glacial acetic acid）　20ml

（2）配制操作：分别将苏木精溶于无水乙醇，硫酸铝钾溶于蒸馏水（可加热至40～50℃，使硫酸铝钾更容易溶解），用玻璃棒轻轻搅动使彻底溶解，待恢复至室温后，与苏木精无水乙醇液充分混合，再加入碘酸钠，最后加入甘油和冰醋酸。

（3）染液特点：染液无氧化膜形成，可使用较长时间，细胞核染色质着染较深而细微。原法材料没有无水乙醇，为使苏木精较快彻底溶解，改良法加入无水乙醇50ml来溶解苏木精，并相应减少50ml蒸馏水；原法用碘酸钠200~400mg，改良法用500mg，目的是加强其氧化作用。新配好的染液染色时间5~8min，使用1周后苏木精染液进一步成熟，染色时间为3~5min即可，因此，染液最好提前3~5d配制。由于不需要每天用前除去氧化膜，特别适合用于在染色机染色。目前已多用此液代替Harris苏木精液用于临床病理制片染色。

2）Harris苏木精液

（1）材料

苏木精（hematoxylin）　5g

无水乙醇（absolute alcohol）　50ml

硫酸铝钾（aluminium potassium sulphate）　100g

蒸馏水　1 000ml

氧化汞（mercuric oxide）　2.5g

（2）配制操作：分别将苏木精溶于无水乙醇，硫酸铝钾溶于蒸馏水（加热煮沸溶解），然后将两液均匀混合，此时染液为淡红色。继续加热煮沸后即取出，待30s后慢慢加入氧化汞（不要一下子全部倾入，否则会引起染液向上喷溅伤人），此时染液呈深紫色，立即置入冰水中（要事先准备好），使染液迅速冷却，目的是防止氧化汞在高温中过度氧化苏木精，待冷却至室温后过滤即可用。

（3）染液特点：染液对细胞核染色较深，染色需时较短，4~6min，适用于临床病理制片染色；不足之处是配制时操作烦琐，在高温的苏木精液加入氧化汞时要特别小心，氧化时间不好掌握。这是有时配制不好的原因。染液配好后，染液面上经常形成一层氧化膜，每天染色前需过滤或用纸刮去，否则极易污染切片；染液保存时间不长，约可使用数周。

染液所用的硫酸铝钾量较多，已接近饱和，在室温较低时，常有结晶析出，可将硫酸铝钾量减少1/3。原配方没有冰醋酸，如在染液中加冰醋酸40ml，既可加强细胞核的选择性染色，又可延缓染液的氧化。加酸后的Harris苏木精液，其染色时间5~8min。有学者认为，为了避免氧化膜的形成，可改用碘酸钠代替氧化汞作为氧化剂，以降低对苏木精氧化，其染色效果也很好，称为改良Harris苏木精液。

3）Mayer苏木精染液

（1）材料

苏木精（hematoxylin）　1g

蒸馏水　1 000ml

碘酸钠（sodium iodate）　0.2g

硫酸铝铵（aluminum ammonium sulphate）　50g

柠檬酸（citric acid）　1g

水合氯醛（chloral hydrate）　50g

（2）配制操作：将蒸馏水稍加热至40~50℃，加入苏木精使彻底溶解，再加入碘酸钠和硫酸铝铵（也可用硫酸铝钾），用玻璃棒轻轻搅动使硫酸铝铵彻底溶解。最后加入柠檬酸和水合氯醛，此时染液呈淡紫红色，过滤于小口砂塞瓶内，放置于4℃冰箱可保存1~2年，用前取出恢复至室温时使用。

（3）染液特点：染液内苏木精用量小，无氧化膜形成，对细胞核染色很清晰，不着染胞质和纤维成分，属进行性染色，故染色后不需盐酸乙醇分化，染色时间3~5min。常用于糖原等特染、酶组化和免疫组化等染色后复染细胞核做对照染色，尤其适用于在经过特殊染色后不能经酸处理时对细胞核的复染。在特殊染色中，常与天青石蓝B液联合染色，使细胞核染色后不被后续的酸性染料所褪色。

4）Carazzi苏木精染液

（1）材料

苏木精（hematoxylin）　1g

甘油（glycerine）　200ml

硫酸铝钾（aluminium potassium sulphate）　50g

蒸馏水　800ml

碘酸钾（potassium iodate）　0.2g

（2）配制操作：将苏木精溶于甘油，硫酸铝钾溶于约750ml蒸馏水，摇动待彻底溶解后，与苏木精甘油液混合。最后将碘酸钾加入到余下的50ml蒸馏水内，待彻底溶解后倾入上述苏木精液并摇匀。在配制染液过程中，各种试剂均不需加热，配制后可立即使用。

（3）染液特点：染液似 Mayer 苏木精染液，对细胞核染色清晰，染色时间约10min。有学者认为，用氧化剂碘酸钠代替碘酸钾，而将苏木精加倍，这样配制的苏木精染液也很理想。

5）Ehrlich 苏木精液

（1）材料

苏木精（hematoxylin）　6g

无水乙醇（absolute alcohol）　300ml

硫酸铝钾（aluminium potassium sulphate）　9g

蒸馏水　300ml

甘油（glycerine）　300ml

冰醋酸（glacial acetic acid）　30ml

（2）配制操作：将苏木精溶于无水乙醇，硫酸铝钾溶于蒸馏水，待彻底溶解后将两液混合均匀，再加入甘油和冰醋酸。用数层纱布把瓶口封好，置于有阳光的窗台上，并经常轻轻摇动，经2~4个月，此时染液呈深紫红色，即"成熟"可用。

（3）染液特点：染液非常稳定，成熟后密封可保存1~2年。对核染色质染得很清晰细致，但配制时间较长，需几个月；染色时间也稍长，15~20min。适用于教学和科研上的制片染色，用此液制作冷冻切片染色则不理想。染液配制后如需马上使用，可加入碘酸钠0.6g摇匀后即可使用。

6）Gill 苏木精液

（1）材料

苏木精（hematoxylin）　2g

乙二醇（glycol）　250ml

硫酸铝（aluminium sulphate）　17.6g

蒸馏水　730ml

碘酸钠（sodium iodate）　0.2g

冰醋酸（glacial acetic acid）　20ml

（2）配制操作：将苏木精溶于乙二醇，硫酸铝溶于蒸馏水，待彻底溶解后将两者均匀混合再加入碘酸钠和冰醋酸即可。

（3）染液特点：Gill 首先提出半氧化苏木精染液的概念，按传统1g苏木精需用氧化剂碘酸钠0.2g，Gill 采用半量的氧化剂，即氧化1g苏木精改用氧化剂碘酸钠0.1g，这样配成的苏木精染液既不会过染，也不需要用盐酸乙醇分化，属进行性染色。

染液适用于细胞学涂片染色，染色时间约3min，若染石蜡切片需时约15min以上，由于染色时间较长，因此很少用于临床病理诊断的制片染色。

国内外已有多种配好的苏木精染液出售。如美国 SIGMA 公司的 Gill 苏木精液有3种规格，Gill No.1 是常规浓度，属进行性染色，染色后不需用盐酸-乙醇分化，适用于细胞学染色；Gill No.2 其浓度是 Gill No.1 的1倍，也是进行性染液，用于细胞学涂片和石蜡切片染色；Gill No.3 其浓度是 Gill No.1 的2倍，属退行性染色，染色后需要用盐酸-乙醇分化，主要用于石蜡切片染色。也有 Mayer 和改良 Harris 苏木精染液制成品出售，改良 Harris 苏木精染液是用碘酸钠代替氧化汞作为氧化剂。

在临床病理 HE 常规制片染色中，以改良 Lillie-Mayer 苏木精染液为佳，Mayer 苏木精染液常用于免疫组化染色和特殊染色后复染细胞核，其他的几种苏木精染液可根据各自实验室的情况选用。

苏木精液染色属于进行性染色还是退行性染色，由苏木精染液内苏木精的浓度和被氧化的程度而定。如 Harris 苏木精染液中，苏木精被氧化的程度高，因此染色力强，虽然染色时间短，但也可使细胞核、细胞质和纤维过染，染色后需要用盐酸－乙醇分化，属退行性染色；Mayer 苏木精染液中苏木精的浓度较低，被氧化的程度也低，其染色力较弱，细胞核染色不会过染，细胞质和纤维不着染，染色后不需用盐酸－乙醇分化，属进行性染色；而改良 Lillie－Mayer 苏木精染液和原 Lillie－Mayer 苏木精染液在配制后可立即使用，染色后不需用盐酸－乙醇分化，但在使用一段时间后，苏木精被进一步氧化，染色力增强，可使细胞核深染，细胞质和纤维也稍着色，这就需要用盐酸，乙醇分化，使过染的细胞核适当脱色及着染的细胞质和纤维脱色，才有利于与伊红的对比染色。

6. 苏木精染液的鉴定　苏木精染液配制是否理想，可从以下几方面来鉴定：

（1）将几滴苏木精染液滴入一盆自来水内，在滴下的一瞬间由红色转为紫色再转为紫蓝色慢慢扩散，则该苏木精染液配制质量好；若在扩散中仍保持红色，则为未足够成熟或陈旧的苏木精染液。

（2）取一块滤纸滴入苏木精染液两滴，苏木精液在滤纸上扩散后不久将呈一紫酱色的圆斑，而在圆斑的周边最后呈黑紫色，这是好的苏木精染液。若周边不呈深紫色，说明该染液还未足够成熟或没有配好。

（3）Ehrlich 苏木精染液，配制得好时稍具有酒的香味，染液为深紫红色，轻摇瓶子时瓶壁上的染液慢慢向下流。

（4）最理想的方法还是在实际操作中染一张阑尾切片，阑尾组织中淋巴滤泡内的淋巴细胞核深蓝，细密的核染色质与周围组织对比非常清晰。

7. 苏木精染色后分化和蓝化　如下所述：

1）分化（differentiation）：苏木精为细胞核染料，能与细胞核牢固结合而使细胞核着色。但组织切片经苏木精染色后，细胞核染色过度会过染（深染），细胞核以外的细胞质、胶原纤维和肌纤维等也附有少量苏木精染料而着色，需要用某些特定的溶液把过染的胞核和不应着色的组织成分脱色，从而使着染的目的物与周围组织对比清晰。这种选择性脱除非目的物的染料的过程称为分化，所使用的特定溶液称为分化液。常用的分化液为 0.5%～1.0% 的盐酸－乙醇（乙醇浓度为 70%），分化时间为 2～5s。组织着染苏木精后经盐酸－乙醇分化，在酸性环境产生很多 H^+，使组织表面的电荷发生改变，先前染色所形成的色淀解离，与组织结合的染料便慢慢脱下来。因此，分化时间要掌握好。

2）蓝化（blueing）：组织经苏木精液染色后呈蓝色，经过盐酸－乙醇分化，在酸性环境中呈红色，当转移至流水中将酸冲洗干净后又变成蓝色。组织经酸分化从红色又恢复为蓝色的过程，称为蓝化。这种蓝→红→蓝变色的现象，是苏木红和铝离子所形成的蓝色色淀的结合、解离和再结合的过程。一般来说，蓝色色淀在酸性环境中处于离子状态，呈红色，这种现象称为色淀解离；相反，红色离子状态的色淀，在中性或碱性环境中处于结合状态，呈蓝色，这时就称为色淀形成。即苏木精染色需要在酸性环境中脱色，在中性或碱性环境中显色。

通常组织切片在盐酸－乙醇分化至适度后，用流动的自来水冲洗 10～20min，切片就可蓝化。在冬季水温低时（10℃以下）蓝化缓慢，改用温水则可加速蓝化。此外，要缩短蓝化时间可用碱性试剂代替流水冲洗加速蓝化，这类碱性试剂称为促蓝液。常用的促蓝液有 Scott 促蓝液、0.1%～1.0% 的氢氧化铵水溶液和 1% 的碳酸锂水溶液。组织切片在盐酸－乙醇分化后用水稍洗即置入促蓝液内 2～3s 以完成蓝化，蓝化后流水冲洗 3～5min 即可以进行伊红染色。

3）促蓝液的配制

（1）Scott 促蓝液

碳酸氢钠（sodium bicarbonate）　　0.2g

无水硫酸镁（magnesium sulphate, anhydrous）　　1g

蒸馏水　100ml

麝香草酚（thymol）　少量

（2）氢氧化铵水溶液

氢氧化铵（ammonium hydroxide）　　0.3ml

蒸馏水　100ml

（3）碳酸锂水溶液

碳酸锂（lithium carbonate）　1g

蒸馏水　100ml

（二）伊红染料

1. 伊红的性质伊红（eosin）　　又称曙红，属人工合成染料中的咕吨类染料，为桃红色或粉红色的粉末。分子式为 $C_{20}H_6O_5Br_4Na_2$，分子量为691.906。伊红最适宜与苏木精配合染色以显示正常或病理组织的形态结构。伊红是由荧光素衍生而来，有多种。临床病理诊断技术中，常规 HE 染色常用是水溶性伊红 Y 和醇溶性伊红 Y。水溶性伊红 Y（eosinY，watersoluble），也称伊红钠盐、黄光伊红或四溴荧光素钠，易溶于水，微溶于乙醇。Y 是带黄色之意，其分子内含溴愈多，颜色愈红。醇溶性伊红 Y（eosin Y，alcohol soluble），称四溴荧光素，易溶于乙醇，不溶于水。此外，还有伊红 B 和醇溶性伊红 B。伊红 B 又称蓝光伊红，二溴二硝基荧光素二钠，易溶于水。醇溶性伊红 B 又称醇溶伊红 B，溶于乙醇。伊红 B 略带蓝色，与蓝色的苏木精对比染色不理想，因此，HE 染色用伊红 Y 而不用伊红 B。

水溶性伊红 Y 含有一个醌型苯环的发色团和两个形成钠盐的酸性助色团（R—COONa、R—ONa）。这种形成盐类的酸性染料，在水中溶解时，就离解为带负电荷的色酸部分（R—COO—、R—O—），即染料的有色部分和带正电荷的钠离子部分（Na$^+$），即染料的无色部分。染色时，伊红 Y 带负电荷的色酸部分与组织内带正电荷的物质以离子键的形式结合而显色。

2. 伊红染液的配制法

（1）0.5%伊红水溶液

伊红 Y，水溶性（eosin Y，water soluble）　1g

蒸馏水　200ml

冰醋酸（glacial acetic acid）　1滴

在 200ml 伊红染液里加冰醋酸 1 滴，是为了促进染液的染色力和选染性，染色时间为 2～5min，所加冰醋酸的量要恰当。伊红水溶液在使用过程中常有真菌生长，以致污染组织。在每 200ml 伊红水溶液中加入浓甲醛液数滴，可防止真菌生长。伊红液需要定期过滤，以除去真菌和沉淀物质。

（2）醇溶伊红染液

伊红 Y，醇溶性（eosin Y，alcohol soluble）　1g

80%的乙醇　200ml

冰醋酸（glacial acetic acid）　1滴

（3）氯化钙－伊红染液

伊红 Y，水溶性（eosin Y，water soluble）　1g

蒸馏水　200ml

无水氯化钙（calcium chloride，anhydrous）　1g

配制时要先完全溶解氯化钙，然后再加入伊红 Y。

（4）去钠盐醇溶伊红染液：伊红 Y 1g，加蒸馏水 100ml 使完全溶解，再加入冰醋酸 20ml，用玻璃棒搅拌，此时变为泥浆状，过滤后滤液不要，加蒸馏水洗涤滤纸上的沉渣 2～3 次，然后将滤纸连同沉渣一起放在干燥箱内（约60℃）烘干，收集烘干的粉末用 95%的乙醇 100ml 溶解，临用前再用 95%的乙醇稀释 1 倍，此染液染色时间仅数秒钟，染色鲜艳。

3. 各类伊红染液的特点　　水溶伊红染液配制简单，最为常用，但染液容易长真菌和出现沉淀，需经常过滤；加冰醋酸的量要恰当。醇溶伊红染液染色后不用水洗，可直接经乙醇脱水、二甲苯透明和封片；氯化钙－伊红 Y 染液不需要添加冰醋酸，染色鲜艳，但要注意避免产生沉淀；去钠盐醇溶伊红染液染色时间短，颜色鲜艳，但配制烦琐。各类伊红液可根据需要选用，较常用的是 0.5% 的伊红水溶液。

二、石蜡切片 HE 染色

（一）染色操作（使用改良 Lillie‑Mayer 苏木精染液）

（1）二甲苯（Ⅰ）：5～10min。

（2）二甲苯（Ⅱ）：5～10min。

（3）95%的乙醇（Ⅰ）：3～5min。

（4）95%的乙醇（Ⅱ）：3～5min。

（5）80%的乙醇：1～2min。

（6）蒸馏水：1～2min。

（7）苏木精染液：5～8min。

（8）流水稍洗：2～3s。

（9）1%的盐酸乙醇：2～5s。

（10）流水冲洗：15～20min。

（11）0.5%的伊红水溶液：2～5min。

（12）蒸馏水稍洗：1～2s。

（13）80%的乙醇：1～2s。

（14）95%的乙醇：1～2s。

（15）无水乙醇（Ⅰ）：2～5s。

（16）无水乙醇（Ⅱ）：5～10s。

（17）无水乙醇（Ⅲ）：10～30s。

（18）二甲苯（Ⅰ）：1～2min。

（19）二甲苯（Ⅱ）：1～2min。

（20）中性树胶封片。

结果：细胞核蓝色，细胞质、肌纤维、胶原纤维、甲状腺胶质等呈深浅不同的红色。红细胞、角蛋白等呈明亮的橙红色。

（二）染色注意事项

（1）切片脱蜡要干净：脱蜡不干净的组织切片，染料和试剂都难以进入组织细胞，染色后部分组织和细胞模糊不清，形成地图状。第1、2步的两缸二甲苯用于切片脱蜡。脱蜡时间应视二甲苯的新旧和室温高低而定，如二甲苯为新液，每缸脱蜡时间5min即可。如已使用多次，则可延长至10min。如室温高脱蜡时间可短些，室温低则需适当延长脱蜡时间或适当把二甲苯在水浴加温至25～30℃（不宜放在烤箱内加温）。脱蜡时将切片在试剂缸中提起放下2～3次可加速脱蜡。

（2）二甲苯脱蜡后按常规是用无水乙醇洗去二甲苯，省去无水乙醇直接用95%的乙醇其效果是与用无水乙醇无大差异，但95%的乙醇应勤换新液。

（3）苏木精染液要配好：苏木精染液配制的好坏，决定染色的优劣。苏木精染液染色时间应根据所采用的是哪一种配方和染液的新旧而定。Harris苏木精液染色需5～8min，如旧液可适当延长时间。改良Lillie‑Mayer苏木精染液配制后马上染色需时约8min，使用约1周后或时间更长，染色时间为3～5min即可。所用的苏木精液应定期过滤，避免氧化膜及沉淀等污染切片。

（4）1%的盐酸‑乙醇分化时间要依据切片厚薄、组织的类别和盐酸‑乙醇的新旧而定。一般是把装有切片的染色抽屉入1%盐酸‑乙醇时提起放下1～3次，总时间2～5s已足够。切片在流水冲洗后放在显微镜下观察染色效果，如细胞核染色淡则可从第6步开始重染，如过深则可再置入盐酸‑乙醇分化1次。

（5）盐酸‑乙醇分化后的流水冲洗时间要足够，目的是把酸彻底冲洗干净，使组织返蓝，也避免切片残留酸液使切片容易褪色，流水冲洗时间 10～20min。如要缩短时间，可置入 Scott 促蓝液或 1% 的碳酸锂水溶液 2～3s 即可蓝化。蓝化后需流水冲洗 5min，将碱性的促蓝液除去。如果组织偏碱性会影响酸性染料伊红染液的染色。

（6）0.5% 的伊红水溶液染色时间 2～5min，如染液陈旧，会着色困难。在伊红液中再加入冰醋酸 1 滴，可立即恢复伊红的染色力。但如加冰醋酸过量或反复多次加入冰醋酸，伊红会出现沉淀，染色力就减弱。如伊红过染，掩盖细胞核的蓝色，对比染色不理想，可将切片水洗或在 80% 的乙醇脱水时间延长约数秒钟使过染的伊红脱色。

（7）第 14 步 95% 的乙醇脱水后常规是用三缸无水乙醇脱水，在用过 2、3 次后，尤其是在潮湿天气，无水乙醇很快就含水，因此，把第 16 步的无水乙醇改为苯酚二甲苯（1∶3）混合液进行脱水，可省去第 17 步的无水乙醇，脱水时间 3～5min，可彻底脱去切片水分。苯酚二甲苯脱水力强，可反复多次使用。切片残留苯酚会使组织褪色，苯酚二甲苯脱水后，再经三缸二甲苯透明并彻底洗去苯酚。

苯酚别名石炭酸，为白色针状结晶，配制苯酚二甲苯前需要将苯酚放入 56℃ 温箱内或水浴加热溶解。苯酚如被氧化后会变成红色，不能使用。

（8）使用一些二甲苯代替品如松节油代替二甲苯脱蜡和透明，可避免二甲苯的毒性，但脱蜡和透明效果会比二甲苯差，需要增加脱蜡和透明时间。同时，也要注意这些二甲苯代替品对各种染色是否有影响，使用一段时间后是否会变得黏稠，影响染色效果。

（9）近年来，全自动 HE 染色机逐步代替手工染色操作，节省了人力，也保证 HE 染色在统一的条件下进行，避免人工操作出现的每批切片染色质量不均一和人为差异的现象，这是标准化操作的重要手段。在使用全自动 HE 染色机时，试剂配制和染色程序可参照手工操作，苏木精染液最好选用不容易形成氧化膜的改良 Lillie - Mayer 或 Mayer 苏木精染液。此外，染色机在操作过程中将切片从一缸试剂转到另一缸试剂所需时间比手工时间长，因此，一些需要严格控制时间的操作步骤如盐酸 - 乙醇分化时间设定要适当缩短。

三、冷冻切片 HE 染色

（一）染色操作

（1）乙醚 - 乙醇混合固定液：5～10s。

（2）水洗：2～5s。

（3）苏木精染液（滴染，可加温至 56℃）：1min。

（4）水洗：2～5s。

（5）1% 的盐酸 - 乙醇：2～3s。

（6）水洗：2～5s。

（7）促蓝液：2～5s。

（8）流水冲洗：5～10s。

（9）0.5% 的伊红水溶液：2～5s。

（10）水洗：1～2s。

（11）80% 的乙醇：1～2s。

（12）95% 的乙醇：1～2s。

（13）无水乙醇：2～5s。

（14）苯酚二甲苯（1∶3）：2～5s。

（15）二甲苯（Ⅰ）：2～5s。

（16）二甲苯（Ⅱ）：2～5s。

（17）二甲苯（Ⅲ）：2～5s。

（18）中性树胶封固。

结果：细胞核蓝色，细胞质和纤维红色。

（二）染色注意事项

（1）乙醚 – 乙醇液是由乙醚和 95% 的乙醇各 50ml，再加冰醋酸 5 滴混匀而成，应密封保存。

（2）冷冻切片 HE 染色操作要求时间短，因此，各种试剂要经常更换新液。

（3）如果使用 Harris 苏木精染液，应尽可能用新液；如果使用改良 Lillie – Mayer 苏木精染液则需存放 1 周后才用。

（4）其他的注意事项参阅石蜡切片 HE 染色注意事项。

四、封固剂与封片

组织切片完成染色，经过脱水透明后，为了易于在显微镜下观察，并能长时间保存备查，就需用封固剂把染片封固起来即封片，才算完成一张组织玻片标本的制作。封固剂必须具有牢固的黏性，折光性好，折光率与玻片相差不大，能与透明剂相混合，中性，对染料无影响。

常用的封固剂有以下两种：

1. 非水溶性胶　主要用于染色后经无水乙醇脱水，二甲苯透明的染色玻片的封片。要求所用的染料和着染的物质成分不被二甲苯溶解或脱色。非水溶性胶一般用二甲苯或二甲苯代用品稀释，常用的非水溶性胶主要有国产的中性树胶和进口的树胶如加拿大树胶和 DPX 合成树胶等。非水溶性胶主要用于 HE 染色、用 DAB 显色的免疫组织化学染色、绝大多数的特殊染色和组织化学染色。

2. 水溶性胶　主要用于染色后不能经无水乙醇脱水，二甲苯透明的染色片的封片。组织细胞中的一些成分如脂肪和一些染料、显色剂如 3 – 氨基 – 9 – 乙基咔唑（AEC）等能被二甲苯溶解，所以切片染色后只能用水溶性胶封片。水溶性胶一般用水配制，组织切片经过染色水洗后即可用水溶性胶封片。常用的水溶性胶有甘油明胶和阿拉伯糖胶以及进口的专用水溶性胶等。由于水的折光率与玻片相差比二甲苯大，所以用水溶性胶封片其透光性比中性树胶等非水溶性胶差。此外，用水溶性胶封片较用中性树胶等非水溶性胶封片容易褪色，封片也不够牢固，受潮容易发霉。所以用水溶性胶封片后，在盖玻片四周再用中性树胶作一堤围状封固，可以加强封固作用，防止发霉，延长褪色时间。

HE 染色及大多数染色常用中性树胶作为封固剂，中性树胶为无色或淡黄色黏稠液体，可用二甲苯稀释，其折光率与玻片的折光率接近。切片封固时树胶的浓度要调至适中，如树胶过浓，封片时易带有气泡容易造成树胶太厚和盖玻片不平，影响在显微镜的成像；如树胶过稀，封片时树胶外溢，既不美观，又会使树胶稀释挥发后形成空泡而不能密封切片，导致切片容易褪色。树胶不能加热，否则氧化后颜色加深变黄，使组织细胞染色失真，影响观察。加热又可导致树胶变酸，使切片容易褪色。已封固的染色玻片，应避免在日光下照射，否则也可使染片褪色。

（桂红武）

免疫组织化学技术

免疫组织化学技术是在常规 HE 染色和组织化学染色的基础上，根据抗原抗体反应原理而发展起来的染色技术，广泛应用于病理学研究和临床病理诊断，是临床病理诊断中重要的辅助技术之一，对于判断肿瘤的来源、分类、预后和鉴别诊断以及指导和评估临床治疗起着重要作用。许多在常规 HE 染色和组织化学染色难以诊断的疾病，通过应用免疫组织化学技术大部分可得到确诊。故免疫组织化学技术的应用，有助于提高临床病理诊断水平。

第一节　免疫组织化学概论

免疫组织化学技术（immunohistochemistry technique）又称免疫细胞化学技术（immunocytochemlstry technique），简称免疫组化，是把组织学、细胞学、生物化学和免疫学结合起来的一门技术，利用免疫学反应和化学反应在组织切片或细胞涂片上原位显示组织细胞中的抗原以及抗原的分布和含量，以了解相关抗原在组织和细胞中的变化及其意义，即将形态和功能结合起来研究组织细胞的生理和病理改变及其机制。

一、抗原

1. 抗原（antigen，Ag）　抗原是指一种引起免疫反应的物质，即能刺激人或动物机体产生特异性抗体或致敏淋巴细胞（具有抗原性），并且能够与由它刺激所产生的这些产物在体内或体外发生特异性反应的物质（具有反应原性）。完全抗原的基本性质是具有免疫原性和反应原性；只具有反应原性而没有免疫原性的物质，称为半抗原。

正常和病变的组织细胞中存在各种不同的抗原，在临床病理诊断中用特异性的抗体通过免疫组织化学技术检测这些相应的抗原是否表达，通过观察检测结果和分析比较来辅助病理诊断。

2. 抗原决定簇（antigenic determinant）　抗原决定簇是抗原表面特有的具有活性的分子结构，与相应抗体结合引起免疫反应，是抗原抗体特异性结合的基础。一种抗原可以有多个抗原决定簇，抗原决定簇多少，决定与抗体结合的多少。充分暴露组织细胞的抗原决定簇是提高抗原抗体结合敏感性的重要手段之一。

二、抗体

1. 抗体（antibody）　抗体是指人或动物机体在抗原物质诱导下产生的，并能够与相应抗原特异性结合发生免疫反应的免疫球蛋白。所有抗体都是免疫球蛋白，但并非所有的免疫球蛋白都是抗体。每种抗体仅识别特定的目标抗原。

2. 抗体的种类　在临床病理诊断中，免疫组织化学技术主要是用特异性抗体在组织切片或细胞涂片中检测组织细胞内相应的抗原，这些特异性抗体直接与组织细胞中的抗原结合，称为第一抗体，都是人工制备和商品化的抗体。虽然很多抗体都能自己制备和标记，但其特异性和敏感性常引起怀疑而很少应用在病理诊断中，通常采用的是商品化抗体。

克隆（clone）是指由一个细胞分裂增殖形成具有相同遗传特征的细胞群。常用的商品化抗体主要是单克隆抗体和多克隆抗体。

（1）单克隆抗体（monoclonal antibody，MAb）：是来源于一个 B 淋巴细胞克隆的抗体，是应用细胞融合杂交瘤技术，用抗原免疫动物（小鼠）通过体外培养制备出来的。单克隆抗体仅与抗原的其中一个决定簇结合，因此，其免疫反应更具特异性。过去由于制备单克隆抗体是免疫小鼠制备的，所以几乎所有的单克隆抗体是小鼠单克隆抗体（monoclonal mouse anti－）。每一种单克隆抗体都有克隆号，如抗体 GFAP 的克隆号是 6F2，抗体 CD57 的克隆号是 NK－1；同一种抗体也分不同的克隆号，所标记的细胞也有所不同，如克隆号为 UCHL1 的 CD45RO 抗体标记绝大多数胸腺细胞静止期及成熟活动期 T 细胞、成熟的单核细胞等，而克隆号为 OPD4 的 CD4－RO 抗体与 UCHL1 相似，但不标记单核细胞。

（2）多克隆抗体（polyclonal antibody，PAb）：是用抗原直接免疫动物产生抗血清而成，是由多个 B 淋巴细胞克隆产生的抗体（多种单克隆抗体的混合）。多克隆抗体可与抗原中的多个不同决定簇结合，因此，其免疫反应比单克隆抗体更具敏感性而特异性差。过去由于制备多克隆抗体通过免疫兔制备的，所以绝大多数的多克隆抗体是兔多克隆抗体（polyclonal rabbit anti－）。多克隆抗体则没有克隆号。

近年来已经成功地通过在转基因兔中获得骨髓瘤样肿瘤并建立稳定的兔杂交瘤融合细胞系，生产出兔单克隆抗体（monoclonal rabbit anti－）。由于兔产生的抗体能识别更多的抗原决定簇，因此，兔单克隆抗体和小鼠单克隆抗体相比具有更高的敏感性。此外，兔产生的抗体比小鼠等其他动物产生的抗体具有更高的亲和力。研究发现，兔的免疫系统能够对小鼠不能识别的小的抗原决定簇产生亲和力。因此，兔单克隆抗体和兔多克隆抗体相比具有更高的特异性。可以说兔单克隆抗体集中鼠单克隆抗体（特异性高）和兔多克隆抗体（敏感性高）的优点，应用更加广泛。

3. 免疫组化检测系统　为了提高检测抗原的敏感性，在特异性抗体与组织细胞中的抗原结合后，往往再加入另外一种抗体称为第二抗体（二抗），与抗原－抗体结合物中的第一抗体结合。接着也可以继续加入第三种抗体（三抗）与二抗结合，以进一步放大抗体与抗原结合物，达到提高检测抗原敏感性的目的。免疫组化检测系统（试剂盒）就是配有这些二抗、三抗试剂和其他一些辅助试剂的试剂组合。

三、免疫组织化学技术的基本概念

免疫组织化学技术是利用免疫学抗原抗体反应的原理，用标记的特异性抗体（或抗原）对组织细胞内相应的抗原（或抗体）进行检测的一种技术，借助光学显微镜（免疫酶组织化学技术）、荧光显微镜（免疫荧光组织化学技术）和电子显微镜（免疫电镜技术）可观察组织细胞内标记物显示出的特异性的抗原－抗体结合物即阳性反应。在临床病理诊断中应用的免疫组织化学技术主要是免疫酶组织化学技术和免疫荧光组织化学技术。

四、免疫组织化学技术的特点

1. 特异性强　免疫组织化学技术具有较高的特异性，因为抗原抗体反应是特异性最强的反应之一，商品化的单克隆和多克隆抗体特异性较强，具有较高识别抗原的能力。

2. 敏感性高　免疫组织化学技术具有较高的敏感性。不同的免疫组织化学技术方法可以不同程度地把抗原－抗体结合物特异性地放大；或者采用各种增加敏感性的方法，可以检测出组织细胞中极少量的抗原。此外，不断研发出的检测试剂盒使得免疫组织化学技术更具敏感性。

3. 定性、定位、定量准确　免疫组织化学技术可以将组织细胞中相应的抗原进行定性、定位和定量。通过观察染色结果阳性或阴性来定性抗原；通过观察染色结果呈色的强弱来定量抗原；通过观察阳性结果呈色的位置来确认抗原的定位是在细胞膜、细胞质、细胞核或在基质。应用细胞光度计和荧光显微光度计（对含荧光染料的染色）可以准确地测定抗原的含量，应用组织细胞图像分析仪更可以对组织细胞中的目的抗原进行阳性细胞数量、分布、含量等多项指标的统计分析。

4. 方法相同　免疫组织化学技术中，检测组织细胞中各种不同的抗原，均可采用同一种检测方法和操作步骤。

5. 应用范围广　应用免疫组织化学技术，可以检测组织石蜡切片、组织冷冻切片、细胞涂片、细胞印片和培养细胞中的相应抗原。

五、免疫组织化学技术的局限性

作为临床病理诊断的辅助技术，免疫组织化学技术有利也有弊，高质量的免疫组化染色结果能辅助病理医师更准确地进行病理诊断，提过病理诊断水平；非特异性的免疫组化染色结果可能会引起漏诊和误诊甚至造成错误的病理诊断。因此，正确掌握免疫组织化学技术，严格按照规程操作，重视染色质控，使做出的每一张免疫组化染色片都符合诊断要求尤为重要。

虽然随着免疫组织化学技术的发展和应用，逐步代替了许多特殊染色和组织化学技术方法，但无法完全取代。在临床病理诊断中，在诊断神经纤维的脱髓鞘、淀粉样变等病变，糖原的积聚以及卵巢的卵泡膜细胞瘤和纤维瘤的鉴别诊断需要脂肪染色等，都难以用免疫组化技术来解决。

病理诊断主要是依据常规 HE 染色切片，免疫组化技术只是一种辅助手段。是否需要加作免疫组化染色、选择哪一种抗体和选择哪一个组织蜡块切片染色，由病理医师根据需要来决定。许多免疫组化染色结果有助于病理诊断，有些结果对临床治疗或预后有重要的指导意义。

目前还没有一种抗体能作为某一种肿瘤或某种疾病的特异性标记，也就是说抗体不具备绝对的特异性。随着免疫技术的不断发展，基因工程抗体将是解决抗体特异性不高的一种有效途径。

六、常用的免疫组织化学技术及其机制

在临床病理诊断中应用的免疫组织化学技术主要有以下两种：

1. 免疫酶组织化学技术　通过酶标记抗体或酶与抗体结合→与相应组织抗原结合→通过酶组化反应来显色定位→显微镜观察。

2. 免疫荧光技术　将抗体标记上荧光素→抗体与相应组织抗原结合→形成有荧光素的抗原－抗体结合物→激发光（荧光）照射荧光素发出可见荧光→荧光显微镜观察。

（桂红武）

第二节　免疫酶组织化学技术

在临床病理诊断中应用的免疫组织化学技术主要是免疫酶组织化学技术，首先用酶或荧光素标记特异性第一抗体（一抗）或连接抗体（二抗或三抗），然后使这些抗体与组织细胞中相应的抗原或抗原－抗体结合物结合，再通过酶参与显色剂的化学反应或激发荧光素而使抗原－抗体结合物呈色，在显微镜下可观察到这些呈色，从而能在组织切片或细胞涂片中检测组织细胞内相应的抗原。

一、抗体标记酶及其性质

免疫酶组织化学技术中酶标抗体就是将特定的酶与抗体稳定的结合。酶标记的抗体有特异性第一抗体，更多的是标记第二抗体或第三抗体。理论上选择标记抗体的酶时应考虑组织细胞中最好不存在相同或同类型的内源性酶，但实际中并非如此，这需要在免疫组化染色中采取一些措施避免这些内源性酶的干扰。用于标记抗体的酶有很多，一般要符合以下要求：

（1）分子量不大，容易获得，是商品化的试剂。

（2）能够与抗体牢固结合，结合后不容易解离，而且与抗体结合后不会抑制抗体的活性。

（3）催化的底物是容易获得和保存的试剂。

（4）催化底物发生反应所形成的反应物必须具有一定的颜色，该颜色越鲜艳、越深越好，容易被观察到；反应物要稳定，不容易褪色或被染色所显示出来的物质要具有稳定性，尽可能不被制片过程中所用的化学试剂和封片剂等溶解，不会在反应部位向周围扩散。

二、常用的抗体标记酶

1. 辣根过氧化物酶（horseradish peroxidase，HRP）　属于过氧化物酶类的酶，来源于深根性植物辣根。由于辣根过氧化物酶存在于植物，具有活性高、分子量小、稳定和纯酶容易制备出高纯度酶的特点，所以在免疫组化技术中最常用于标记抗体。但是辣根过氧化物酶和存在于人体和动物的其他过氧化物酶一样具有相同催化某些化学反应的性质，而且这些过氧化物酶能耐受甲醛固定、乙醇和二甲苯以及石蜡的浸泡，在石蜡切片中酶的活性依然很高。因此，辣根过氧化物酶的催化反应会受到人体或动物中存在的内源性过氧化物酶的干扰。内源性过氧化物酶主要存在于血细胞、甲状腺、乳腺和唾液腺等。氰化物可抑制过氧化物酶的活性。利用过氧化物酶能催化 H_2O_2 把联苯胺氧化成蓝色或棕褐色产物。

2. 碱性磷酸酶（alkaline phosphatase，AKP，ALP，AP）　属于水解酶类的酶，容易分离纯化稳定。在免疫组化技术中常用于标记抗体。广泛存在于人体和动物的组织中，常见于具有活跃运转功能的细胞中，如毛细血管内皮、肝、骨骼、肾皮质和肾上腺等。因此，碱性磷酸酶的催化反应会受到人体或动物中存在的内源性碱性磷酸酶的干扰。在石蜡切片制片过程中，受各种因素影响，酶将部分或全部失去活性。氰化物、砷酸盐、左旋咪唑等可作为碱性磷酸酶抑制剂。

（桂红武）

第三节　免疫酶组织化学技术染色操作准备

免疫酶组织化学技术染色操作与常规的制片技术有许多相同之处，但在操作上也有其特殊性。免疫组化染色操作包括组织切片制备的各个环节都会成为影响免疫组化染色结果的因素。这些环节不管哪一个出现失误都会影响染色结果的准确性，从而可能影响病理诊断的准确性。因此，在免疫组化技术中作好前期准备工作，并进行规范操作和质量控制极其重要。

一、检测标本选择

免疫组织化学技术适用于检测组织细胞的冷冻切片和石蜡切片以及细胞涂片；部分抗体只能用于冷冻切片和细胞涂片，大部分抗体可用于石蜡切片；而适用于石蜡切片的抗体也适用于冷冻切片和细胞涂片。冷冻切片能很好地保存组织抗原，抗原丢失少，但形态结构差，定位不很清晰；石蜡切片组织形态结构好，定位清晰，但在组织的固定、脱水、包埋等过程中容易破坏组织抗原，使抗原的免疫活性有所降低。因此，在检测石蜡切片组织抗原时，尽可能保存组织抗原的免疫活性十分重要。

二、组织固定

1. 组织取材　无论用于冷冻切片还是石蜡切片的组织，取材越新鲜越好。组织离体以后应及时取材并立即进行冷冻切片，切片可于 $-20℃$ 或 $-80℃$ 保存，如行石蜡切片应立即进行固定，尽可能保存组织细胞内的抗原成分和原有的形态结构，防止组织抗原弥散。肿瘤组织取材应避开坏死灶。

2. 组织细胞固定　最常用的固定方法是用固定液浸泡组织。固定液有多种，不同的固定液具有不同的作用，至今还没有一种固定液能用于所有染色的组织固定。常用的固定液有：甲醛液：最常用、用途最广的是甲醛（formaldehyde）液又称福尔马林（formalin）液，它是甲醛气溶于水的饱和液，最大饱和度为 36% ~40%，但配制一定浓度的甲醛液时，以 100% 浓度计算，按甲醛和蒸馏水 1：9 的比例配成浓度为 10% 的甲醛固定液。甲醛液对组织的固定作用是它与蛋白质分子进行交联而成。甲醛作用于蛋白质，使蛋白质变性，破坏了蛋白质的立体结构，改变蛋白质的生物活性，从而达到固定的目的。因甲醛易氧化成甲酸，因此多会偏酸性，所以最好是配成中性甲醛液，这可用中性磷酸盐缓冲液代替蒸馏水来配制，也可在10%的甲醛液内加入碳酸钙至饱和。目前公认最适合用于免疫组化染色的组织固定液为10%的中性缓冲甲醛液（pH 7.2 ~ 7.4），固定时间为4 ~ 6h，一般不超过24h。固定时间不足，组织结构不佳，组织抗原弥散；固定时间过长，可封闭或破坏组织抗原。甲醛液适合于制作石蜡切片的制作固定。冷冻切片和细胞涂片常用的固定液为冷无水丙酮（4℃）、95%的乙醇和纯甲醇，固定时间为10 ~ 20min。

10%的中性甲醛液的配制：

（1）10%的中性缓冲甲醛液

浓甲醛　100ml

0.01mol/L PBS 缓冲液（pH7.2）　900ml

（2）10%的中性甲醛液

浓甲醛　100ml

蒸馏水　900ml

碳酸钙　加至饱和

三、组织石蜡切片制备

在临床病理诊断中，是否需要进行免疫组化染色，要根据组织细胞的 HE 染色片的观察结果而定，如果需要，则将制作 HE 片的蜡块重新切片来进行免疫组化染色。也就是说免疫组化染色组织石蜡切片的制备就是常规 HE 组织石蜡切片的制备，但是组织固定是否采用10%的中性缓冲甲醛液，组织浸蜡温度是否过高等都会影响免疫组化染色结果。石蜡切片厚度为3 ~ 4μm。

四、载玻片处理

组织切片贴在载玻片上进行免疫组化染色，由于染色过程操作步骤及洗片次数较多，容易出现脱片现象，因此将载玻片硅化或涂胶是必要的。较常用效果较好操作简便的是进行玻片硅化。

（一）硅化玻片的制备

1. 材料准备　需要的材料包括载玻片、玻片架（染色抽）、试剂缸、氨丙基三乙氧基硅烷（3 - aminopropyltriethoxy - silane，APES，SIGMA 产品）、无水乙醇和蒸馏水。

2. 操作步骤　如下所述：

（1）载玻片经酸洗，冲洗干净后烤干，插在玻片架上。

（2）将载玻片浸泡在2%的 APES 无水乙醇溶液1 ~ 2min。

（3）分别在无水乙醇（Ⅰ）和（Ⅱ）浸洗1 ~ 2min。洗去未结合的 APES。

（4）烤干备用。

配好后的 APES 液最好一次使用完，如有沉淀则不能再用。一般要浸泡而不能涂抹玻片。制备好的硅化玻片应看不到 APES 的痕迹，因此，可在玻片侧面用铅笔画线做记号，与普通载玻片区别。传统的硅化玻片制备方法是用丙酮配制 APES 液，第3步浸洗玻片也是用丙酮。用无水乙醇代替丙酮，硅化玻片的效果一样，可避免丙酮气味大和挥发性强的缺点。

（二）多聚赖氨酸玻片的制备

1. 材料准备　需要的材料包括载玻片、玻片架（染色抽）、试剂缸、多聚赖氨酸（poly - L - lysine，SIGMA 产品）和蒸馏水。

2. 操作步骤　如下所述：

（1）载玻片经酸洗，冲洗干净后烤干，插在玻片架上。

（2）将载玻片浸泡在0.01%的多聚赖氨酸水溶液中30s。

（3）取出烤干或室温晾干备用。

商品化的多聚赖氨酸有粉剂和水溶液两种，大多是购买 0.1% 的水溶液，临用前按 1 : 9 稀释成 0.01% 的水溶液使用，配好后最好一次使用完，如有沉淀则不能再用。多聚赖氨酸可以浸泡玻片，也可以涂抹玻片，但涂抹容易引起不均匀。制备好的多聚赖氨酸玻片应看不到多聚赖氨酸的痕迹，因此，可在玻片侧面用铅笔画线做记号，与普通载玻片区别。

五、组织切片

免疫组化染色组织切片要求薄切，一般为 3～4μm，如淋巴结等细胞密集的组织，要切 3μm 厚。一个组织蜡块要做多种抗体染色，则应做连续切片，使每张切片的组织细胞成分尽可能相同，利于观察相同组织细胞结构不同抗原表达。切片贴在防脱片的硅化载玻片上，62～65℃烤片 60～120min。

六、缓冲液的应用

在免疫组化染色过程中，用缓冲液浸洗切片是不可少的操作步骤，充分浸洗切片是增强特异性染色和减少非特异性染色的重要手段之一。

（一）缓冲液的作用

1. 使抗原抗体反应在合适的 pH 环境中进行　抗体的酶标记、抗体的稀释和抗原抗体的结合反应等过程都在一定的 pH 环境中进行，因此，在加入抗体前用合适 pH 的缓冲液浸洗组织切片，有助于组织细胞中抗原抗体或抗体之间牢固结合，从而提高抗原检测的敏感性。

2. 除去组织细胞中抗原抗体或抗体之间的非特异性结合　在免疫组化染色时，组织细胞中所含的蛋白质容易与抗体进行蛋白质相互间的连接，此外，抗体和组织中存在的电荷也容易引起相互间的吸附，这些都是非特异性的结合，是造成非特异性背景染色的原因之一，但这些非特异性结合并不牢固。在切片中加入抗体反应后通过用缓冲液反复多次浸洗切片，可以洗去这些非特异性结合，减少非特异性染色。过度浸洗切片或缓冲液使用不当也会引起抗原抗体或抗体之间的非特异性结合，或造成抗体标记酶的解离。

（二）常用缓冲液的配制

在免疫组化染色中，最常用、配制简单的首选缓冲液是磷酸盐生理盐水缓冲液 PBS（phosphate buffer saline），用于稀释抗体和浸洗切片，配制如下：

0.01mol/L PBS（pH 7.2～7.4）

$Na_2HPO_4 \cdot 12H_2O$　4.6g

$NaH_2PO_4 \cdot 2H_2O$　0.26g

NaCl　8.5g

蒸馏水　加至 1 000ml

配制时要注意磷酸盐试剂所含的结晶水，结晶水含量不同，所需重量就不同。各种试剂称量准确，充分溶解，必要时，可用 1mol/L NaOH 水溶液或 1mol/L HCl 水溶液调整 pH。

吐温 20（tween 20）具有扩散和抗静电的作用，也是一种非离子表面活性剂。用含 0.05% 吐温 20 的 PBS 浸洗组织切片后再滴加抗体，有助于加入的抗体在切片的组织面上均匀扩散分布，避免由于静电和张力的作用，使抗体在组织面中隆起，引起组织边缘非特异性染色的现象。

七、抗原修复

经甲醛液固定，石蜡包埋的组织在固定过程中，组织中的抗原蛋白与甲醛产生交联，组织蛋白和抗原蛋白也会产生蛋白之间的相互连接，使组织中抗原的决定簇被封闭，抗体难以和抗原充分结合。因此，要进行组织切片前处理即抗原修复（antigen retrieval，AR），目的是打开组织抗原蛋白与甲醛的交联和蛋白之间的相互连接，充分暴露出组织抗原，以提高组织抗原的检出率。但是否会引起假阳性，主要是依据阳性的准确定位、内外对照的结果、组织细胞形态学的观察和具有丰富经验的判断。是否需要进行抗原修复，首先要参照第一抗体说明书的要求进行新抗体或新批次抗体的预实验对照，更重要的是在预实验和平时操作的基础上建立实验室的操作标准，严格执行。抗原修复通常可以提高免疫组化染色的阳性率，但并非所有的抗体染色前都需要进行。不当的抗原修复会引起假阳性或假阴性的结果。

常用的抗原修复方法主要有以下几种：

（一）蛋白酶消化

用于蛋白酶消化的蛋白酶有多种，包括胰蛋白酶、胃蛋白酶、链酶蛋白酶和蛋白酶 K。抗原修复的效果与所用的蛋白酶、酶的浓度、消化的时间和温度密切相关。过度的消化会破坏组织结构，使阳性定位不明确，也达不到抗原修复的目的。应用蛋白酶消化的抗原种类较少，其抗原修复的作用可以被热修复代替而较少应用。常用的是胰蛋白酶消化。

1. 0.1% 胰蛋白酶消化液（pH7.8）的配制　如下所述：

胰蛋白酶（trypsin）　0.1g

0.1% 的氯化钙水溶液（pH 7.8）　100ml

必要时可用 0.1mol/L NaOH 水溶液调 pH 至 7.8。

2. 胰蛋白酶消化操作　将切片置入预热 37℃ 的胰蛋白酶消化液消化 30min。胰蛋白酶消化液新鲜配制，当天可重复使用。

（二）热处理

用于抗原修复的热处理方法很多，包括一般（电炉、电磁炉）加热、微波炉加热和高压锅加热。用于热处理的液体有多种，包括蒸馏水、柠檬酸缓冲液、EDTA 液等。抗原修复的效果与所用的加热方式、缓冲液的种类、修复的时间和温度密切相关。

1. 常用的抗原修复液　如下所述：

（1）0.01mol/L 柠檬酸缓冲液（pH6.0）

柠檬酸（$C_6H_8O_7 \cdot H_2O$）　0.38g

柠檬酸钠（$Na_3C_6H_5O_7 \cdot 2H_2O$）　2.41ml

蒸馏水　加至 1 000ml

必要时可用 0.01mol/L 柠檬酸水溶液或 0.01mol/L 柠檬酸钠水溶液调 pH 至 6.0。

（2）Tris – EDTA 液（pH8.0）

a：1mol/L Tris – HCl 缓冲液（pH8.0）

Tris　121.14g

蒸馏水　990ml

用约 4.2ml 浓盐酸调 pH 至 8.0，最后用蒸馏水补足 1 000ml。

b：0.5mol/L EDTA（pH8.0）

EDTA　18.61g

蒸馏水　90ml

用 1mol/L NaOH 调 pH 至 8.0，最后用蒸馏水补足 100ml。

c：EDTA 储备液

1mol/L Tris – HCl 缓冲液（pH8.0）　100ml

0.5mol/L EDTA（pH8.0）　20ml

蒸馏水　880ml

d：Tris – EDTA 液（pH8.0）

EDTA 储备液　1 份

蒸馏水　9 份

2. 常用的抗原修复法　如下所述：

（1）微波加热法：将切片浸泡在抗原修复液如 0.01mol/L pH6.0 的柠檬酸缓冲液内，用微波炉最大功率（850~1 000W）加热 10min，停止加热后自然冷却。

（2）高压加热法：用高压锅加热抗原修复液如 0.01mol/L pH6.0 的柠檬酸缓冲液至沸腾，放入切片，切片完全浸泡在修复液内，盖紧高压锅盖，继续加热至减压阀喷气，开始计时 90~120s，停止加热后自然冷却。

八、内源性酶消除

在免疫组化技术中，选择标记抗体的酶时，很难找到一些完全符合要求的酶。辣根过氧化物酶和碱性磷酸酶最常用于标记抗体，这些酶容易标记抗体，与抗体结合牢固，一直广泛应用于免疫组化技术中，唯一的缺点是会受组织细胞中内源性过氧化物酶和碱性磷酸酶的干扰，但可以采取一些简单措施加以排除，保证免疫组化染色结果的可靠性。

（一）消除内源性过氧化物酶

组织中的粒细胞、单核细胞及红细胞等存在内源性过氧化物酶，这些酶和辣根过氧化物酶一样，可与显色剂 DAB、AEC 起反应而造成假阳性，因此，在显色前需除去这些内源性过氧化物酶。

消除内源性过氧化物酶的方法是用 3% 的过氧化氢水溶液作用 15min，或用 0.3% 的过氧化氢水溶液作用 30min，也可用过氧化氢甲醇液来处理，但甲醇有一定的毒性，也容易挥发，因此，采用过氧化氢水溶液即可。消除内源性过氧化物酶的操作可以在加一抗之前，也可以在加一抗之后进行。

（二）消除内源性碱性磷酸酶

碱性磷酸酶广泛存在于人体和动物的组织中，这些酶也容易和显色剂固红、固蓝和 NBT/BCIP 起反应而造成非特异性染色。因此，用于标记抗体的碱性磷酸酶其催化反应会受到人体或动物中存在的内源性碱性磷酸酶的干扰。但在石蜡切片制片过程中，受甲醛固定和浸蜡等各种因素影响，尤其是经过加热抗原修复处理后，碱性磷酸酶部分或全部失去活性。

一般不需要特别进行消除内源性碱性磷酸酶，常在显色剂中加入左旋咪唑来抑制内源性碱性磷酸酶。在商品化的固红、固蓝和 NBT/BCIP 显色剂中一般会含有碱性磷酸酶的抑制剂左旋咪唑。

九、内源性生物素消除

人体组织细胞中存在着内源性生物素，在肝肾等组织中含量丰富。免疫组化技术常用的一些检查系统如 ABC 和 LSAB 含有卵白素（avidin）和生物素（biotin）。在应用这些免疫组化检测系统检测组织细胞中的抗原时，内源性生物素容易与其中的卵白素和链霉菌抗生物素蛋白（streptavidin）结合，引起假阳性，这些假阳性在细胞质内定位清晰，一般没有背景染色，因此，更容易造成错误的判断。组织经甲醛液固定后其内源性生物素一般都会被封闭，但组织石蜡切片经热修复以后，不仅被封闭的抗原而且内源性生物素也被重新暴露出来，因此，未经固定的冷冻切片和进行抗原修复后的石蜡切片在使用含卵白素和生物素的免疫组化检测试剂盒进行免疫组化染色时，都容易因内源性生物素的干扰而引起非特异性染色。因此，在加一抗之前或在加一抗之后需要消除内源性生物素。方法是用 15% 的鸡蛋清 - PBS（鸡蛋清 15ml 加 PBS 至 100ml）或 0.05% 的卵白素处理切片 15~30min。最好的方法还是采用目前常用的不含卵白素或生物素的酶标聚合物（labelled dextran polymer，LDP）免疫组化检测试剂盒，如 EnVision 等。这样既不需要另外进行封闭内源性生物素的操作，又可以避免内源性生物素的干扰。

十、内源性色素消除

组织中经常会出现一些色素，有机体自身产生的内源性色素如黑色素、含铁血黄素、脂褐素和胆色素等；有来自体外的外源性色素如肺的炭尘等；也有人为的色素如甲醛色素等。这些色素在组织细胞内或细胞间往往呈黄棕色、棕褐色或棕黑色，容易与 DAB 显色结果相混淆，需要进行鉴别。一些色素难以去除如含铁血黄素、脂褐素、胆色素和炭尘等，这需要借助特殊染色或根据其形态鉴别，常见的黑色素和甲醛色素可以在免疫组化染色前除去。

（一）甲醛色素的消除

（1）切片常规脱蜡至水。

（2）浸泡在苦味酸饱和于95%的乙醇液处理10～30min，镜下观察甲醛色素消失为止。

（3）流水冲洗10min，除去切片上苦味酸的黄色。

（二）黑色素的消除

（1）切片常规脱蜡至水。

（2）0.25%的酸化高锰酸钾水溶液（0.5%的高锰酸钾水溶液和0.5%的硫酸以1：1混合）处理1～4h。水洗去高锰酸钾液。

（3）2%的草酸水溶液漂白1～2min，除去高锰酸钾的颜色，水洗后镜下观察色素是否除去，如还没有完全除去，重复第2步和第3步。

也可以用10%的过氧化氢水溶液去除黑色素，同时也可以消除内源性过氧化物酶，但去除黑色素效果没有用酸化高锰酸钾好。

十一、实验对照设立

免疫组化染色结果受多种因素的影响，因此，在染色过程中，设立对照非常必要，以确保染色结果的可靠性。加入对照片染色是免疫组化实验室质量控制的重要手段。对照主要有阳性对照和阴性对照。

1. 阳性对照　阳性对照的意义主要是要证实第一抗体和检测试剂盒效价是否可靠，染色操作是否正确，抗体敏感性的高低，以避免试剂失效或操作失当而出现假阴性和假阳性，确保染色结果的可靠。可选用已知染色中度阳性以上的组织切片染色，阳性切片应呈阳性。每一种抗体染色都要用一张阳性片作为对照，最好是选择含多种肿瘤组织的组织芯片作为阳性对照，可观察到不同肿瘤组织的阳性表达，这样比每一种抗体用一种相应的阳性组织效果更好。同时组织中的内对照也是很好的阳性对照，可作为阳性对照的依据。

2. 阴性对照　阴性对照的意义主要是确保没有非特异性染色的假阳性结果。可选用已知染色阴性的组织切片染色，或采用空白对照实验即用PBS代替一抗，其结果应为阴性。一般来说，阴性对照和阳性对照应同时进行，其中阳性对照呈阳性时，阴性染色结果才有意义。在用同一种条件如同一种抗原修复方法、同一种检测试剂盒染色时，即使对不同的组织进行不同的抗原检测，一般都只需要用一张阴性片，而不需要对每种抗体配多张相应的阴性片。

十二、血清封闭

在免疫组化染色时，加入的一抗（蛋白质）容易被带电荷的结缔组织所吸附，造成非特异性背景染色。避免这种现象的办法是在加一抗前，用正常的非免疫动物血清封闭组织中能和抗体吸附结合的位点，阻止组织对抗体的非特异性吸附，减少非特异性背景染色。使用的正常血清与所用的二抗密切相关，如果使用的二抗是羊抗兔的IgG，则需要用正常羊血清；如果使用的二抗是兔抗鼠的IgG，则需要用正常兔血清，一般试剂盒都会提供合适的配套血清。常用的二抗主要有羊抗兔和羊抗鼠IgG，所以，正常的羊血清可以满足鼠抗人和兔抗人的单克隆抗体和多克隆抗体。实际上，目前所用的商品化一抗尤其是单克隆抗体特异性和纯度较高，不会与组织细胞中非抗原决定簇结合，因此，一般不需要进行血清封闭处理，但为了避免抗体不纯或自行配制一抗稀释液等因素，尤其是多克隆抗体染色，往往会用血清封闭步骤。许多检测试剂盒如EnVision等没有配备正常血清，因此，在加一抗前也就不需要加正常血清封闭。

要注意的是在滴加血清封闭后，甩去组织片的血清即可，不用PBS洗，直接滴加第一抗体孵育切片。因封闭血清和组织的结合不牢固，所以滴加血清孵育切片后，用PBS洗去血清，再加一抗，则血清与组织的结合会因PBS洗涤而解离，失去血清封闭的作用。

十三、抗体使用

（一）一抗与检测试剂盒的配套

临床病理诊断中常用的第一抗体主要是鼠和兔的单克隆抗体及兔的多克隆抗体，一般试剂瓶标签上都有标示，如 monoclonal mouse anti - human（鼠抗人单克隆抗体）、monoclonalrabbit anti - human（兔抗人单克隆抗体）和 polyclonal rabbit anti - human（兔抗人多克隆抗体）。单克隆抗体还有相应的克隆号，如 Clone：UCHL1（克隆号：UCHL1）。不同动物种属来源的抗体，要与相应动物种族的二抗相匹配，如鼠单克隆抗体就要选择抗鼠免疫球蛋白二抗的试剂盒相配套，如 EnVision K4001 HRP/Mouse 试剂盒；兔单克隆抗体和兔多克隆抗体就要选择抗兔免疫球蛋白二抗的试剂盒相配套，如 EnVision K4002 HRP/Rabbit 试剂盒。目前大多数的检测试剂盒其二抗既有抗鼠免疫球蛋白也有抗兔免疫球蛋白，如 EnVision K5007 HRP/Rabbit/Mouse 试剂盒，这样不管是鼠抗还是兔抗的第一抗体，都可以使用同一个试剂盒，操作十分方便。

（二）抗体染色前抗原修复的条件

商品化的一抗说明书上都有介绍该抗体染色前是否需要进行抗原修复，如果需要，一般也只说明是热修复还是酶消化，没有进一步详细说明抗原修复的条件。因此，实验室使用新品牌或新批号的抗体前，应参考说明书要求进行预实验，确定抗原修复的条件，如用热修复还是酶消化，加热条件是微波炉还是高压锅，使用哪一种抗原修复缓冲液，缓冲液的 pH 是多少等。

（三）抗体的稀释

不同的第一抗体都有不同的最佳工作浓度，因此，使用新品牌或新批号的浓缩抗体前，应根据说明书要求的稀释度或自行用连续的组织阳性片或组织芯片，不同梯度稀释度的抗体进行染色，通过观察比较不同稀释度抗体的染色结果的特异性和敏感性，选择出最佳一抗稀释度，然后对抗体进行稀释。梯度稀释度的设计一般参照抗体说明书，如说明书建议稀释度为 1：100，则抗体稀释度的梯度为 1：50、1：100、1：200、1：400 和 1：800。一般来说，抗体的实际最佳稀释度要比说明书要求的要高。使用新品牌或新批号的即用型抗体前同样需要用连续的组织阳性片或组织芯片进行染色，通过观察染色结果的特异性和敏感性来判断其效价是否最佳。浓缩型抗体保存的时间较长，反之稀释后的抗体保存的期限较短，即用型抗体效价不如浓缩型抗体稳定，即用型抗体经过一定时间后应注意其效价是否有所降低，以避免抗体的敏感性降低而出现假阴性染色结果。最好使用浓缩型抗体，如日常工作量不多时，可将抗体按（1：5）～（1：20）稀释保存，染色前再稀释成工作液。抗体稀释液可用商品化的抗体稀释液，也可以用 0.01mol/LPBS（pH7.4），在 PBS 中加入 1% 的 BSA 和 10% 的正常血清后稀释抗体，对减轻非特异性背景染色有所帮助。最好使用商品化的抗体稀释液，使用和一抗同一公司生产的抗体稀释液。

（四）抗体的保存

抗体应于低温保存，第一抗体可分成小包装于 -20℃ 保存，使用时存放在 4℃，不宜反复存放于 4℃ 和 -20℃ 之间。检测试剂盒一般存放于 4℃，不宜于 -20℃ 保存，如长时间不用可存放于 -20℃，解冻使用后则不要再存放于 0℃ 以下，因为反复冻融会使与抗体结合的抗体标记酶容易离解，导致检测的敏感度降低。应每天对存放抗体冰箱的温度进行检查，避免因停电或冰箱故障造成抗体失效。

十四、显色与显色剂

（一）显色

免疫组化染色在抗原抗体结合后，抗原 - 抗体结合物是无色的，无法在显微镜下看到抗原 - 抗体结合物，需要利用抗体中标记的酶催化显色剂的化学反应（氧化还原反应），使显色剂被氧化或还原成有颜色的难溶性沉淀，即显色反应。由于抗原，抗体结合物中的抗体连接有标记酶，显色的氧化还原反应是在抗体标记酶的部位发生形成有色的沉淀物，即在抗原－抗体结合物中形成有色的沉淀物，沉淀物的部位就是抗原抗体结合的部位，从而可以确定抗原存在的位置。

（二）显色剂

一般来说，凡能直接或间接被抗体标记酶催化形成有颜色的不溶性沉淀的物质（底物）都可以用做显色剂。在免疫组化染色中，用于显色的显色剂有多种，常用的显色剂有 3，3'－二氨基联苯胺四盐酸盐（3，3'－diaminobenzidine tetrahydrochloride，DAB）、3－氨基－9－乙基咔唑（3－amino－9－ethylcarbazole，AEC）、固红（fast red TR salt）、固蓝（fast blue BB salt）、新复红（new fuchsin）和 5－溴－4－氯－3－吲哚基磷酸酯二钠盐（5－bromo－4－chloro－3－indolyl phosphatedisodium salt，BCIP）/硝基四氮唑蓝（nitroblue tetrazolium，NBT）即 BCIP/NBT 等。这些显色剂可以自行配制，也可以选用商品化的显色剂，商品化的显色剂包括有底物和底物缓冲液，不同的显色剂，所用的底物缓冲液有所不同。如 DAB 显色剂包含有液体的 DAB 和含过氧化氢的底物缓冲液，使用前只需要按一定的比例和实际用量将两者混合即可，使用方便，也不会造成浪费。

在临床病理诊断免疫组化染色中，常用 DAB 做显色剂，在多重染色中，增加选用 AEC（红色）和固蓝（蓝色）已足够。

常用显色剂的配制：

1. DAB 显色液　如下所述：

（1）试剂准备：DAB，过氧化氢，0.05mol/L Tris－HCl 缓冲液（pH7.6）。

（2）配制方法

DAB　2mg

0.05mol/L Tris－HCl 缓冲液（pH7.6）　10ml

30% 的 H_2O_2 水溶液　10μl

先用 0.05mol/L Tris－HCl 缓冲液（pH7.6）溶解 DAB，再加入 H_2O_2 水溶液，固体 DAB 试剂为灰白色粉剂，容易被空气氧化成棕色颗粒，因此，DAB 宜密封于 4℃的冰箱保存。配好的 DAB 显色剂应是无色澄清液体，如果带有棕色或混浊，应用滤纸过滤后使用。DAB 显色液需要新鲜配制，用后不能再保存。一般显色 3~10min，在镜下控制，阳性结果呈深浅不一的棕色。如果免疫染色定位在细胞核，用苏木精复染时要浅染，避免盖住阳性细胞核 DAB 的颜色。DAB 显色后，组织片可经二甲苯透明，用中性树胶封片，可长期保存。DAB 是最常用的显色剂，但其可能会致癌，故要避免接触皮肤和污染环境。用剩的 DAB 显色液应集中回收处理，不能直接排到生活污水中。

2. AEC 显色液　如下所述：

（1）试剂准备：AEC，二甲基甲酰胺（N，N－dimethylformamide），过氧化氢，0.02mol/L 醋酸盐缓冲液（pH7.4）。

（2）配制方法

AEC　2mg

0.02mol/L 醋酸盐缓冲液（pH7.4）　10ml

30% 的 H_2O_2　10μl

AEC 不容易溶解，可先用二甲基甲酰胺溶解 AEC，再加入醋酸盐缓冲液和 H_2O_2。AEC 显色液需要新鲜配制，用后不能再保存，一般显色 3~10min，在镜下控制，阳性结果呈深浅不一的红色。用苏木精复染要浅染，避免盖住 AEC 的颜色。AEC 显色后，组织片不能经二甲苯透明，因此，只能用水溶性胶封片。

在 1 滴 DAB 或 AEC 显色液中加入 1μl 二抗，如果混合液呈棕色（DAB）或红色（AEC），则显色液正常；如果混合液仍然澄清，则显色液不能用。最大的原因可能是显色液中没有加 H_2O_2，也有可能二抗的标记酶不是 HRP。

（三）显色机制

1. 辣根过氧化物酶　是一种过氧化物酶，能催化多种物质被过氧化氢氧化。DAB 的显色反应是在

HRP 的催化下，H_2O_2 将 DAB 氧化成还原型的 DAB，还原型的 DAB 呈棕色的不溶性沉淀（图 3-1）。

$$DAB + H_2O_2 \xrightarrow{HRP} DAB（还原型）\downarrow + H_2O$$

图 3-1 DAB 的显色反应

2. 碱性磷酸酶 是一种水解酶，可催化水解萘酚磷酸酯释放出萘酚和重氮盐偶联而显色。固蓝/固红的显色反应是在 AP 的催化下，萘酚 AS-MX 磷酸酯被水解为萘酚，萘酚和固蓝/固红起偶联反应，在 AP 的活性部位形成蓝色/红色的不溶性沉淀（图 3-2）。

$$萘酚 AS-MX 磷酸酯 \xrightarrow{AP} 萘酚 + 固蓝/固红$$

$$\downarrow$$

$$蓝色/红色\downarrow$$

图 3-2 固蓝/固红的显色反应

选用不同的显色剂需要配套使用不同的酶标抗体检测试剂盒，不同的显色剂可呈不同的颜色（表 3-1）。免疫组化检测试剂盒标识是 LSAB/HRP/Rabbit，表示 LSAB 法，抗体标记酶是辣根过氧化物酶，二抗为兔免疫球蛋白，用于检测兔单抗或兔多抗的第一抗体；EnVision/AP/Mouse 则表示 EnVision 法，抗体标记酶是碱性磷酸酶，二抗为鼠免疫球蛋白，用于检测鼠单抗的第一抗体。

表 3-1 不同显色剂免疫组化检测结果的颜色

显色剂	所用检测系统中抗体的标记酶	阳性结果颜色
DAB	HRP	棕色
AEC	HRP	红色
固蓝	AP	蓝
固红	AP	红色
新复红	AP	红色
BCIP/NBT	AP	紫蓝色

合理选用酶标抗体检测系统和显色剂，可进行多重免疫组化染色，在同一切片上清晰地显示组织细胞中多种抗原呈多种不同颜色的表达。如图 3-3 不 DAB 显色，结果呈棕色；如图 3-4 示 AEC 和固蓝显色，结果分别为红色和蓝色；如图 3-5 不 DAB、固蓝和固红显色，结果分别为棕色、蓝色和红色。

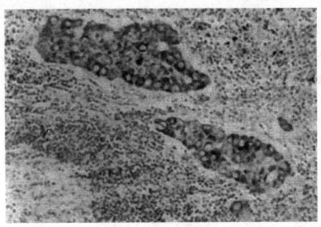

图 3-3 DAB 显色

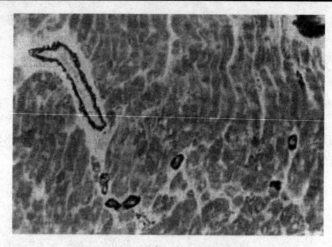

图3-4 AEC和固蓝显色

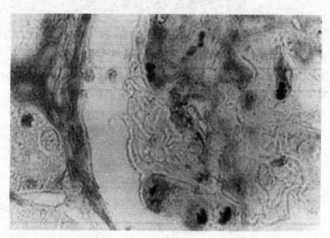

图3-5 DAB、固蓝和固红显色

十五、背景复染与复染试剂

（一）背景复染

免疫组化染色显色后，阳性结果定位在相应的组织细胞中，这时需要将阳性结果周围的组织细胞进行染色，将组织细胞结构显示出来，以便观察阳性结果与周围的组织细胞成分的关系，使免疫组织化学染色结果定位更为清晰。

（二）复染试剂

免疫组织化学染色结果根据显色剂的不同而呈不同颜色，有棕色、蓝色和红色。因此，复染细胞核的颜色也需要根据免疫组化染色结果颜色不同而选择不同的细胞核复染剂。常用的细胞核复染试剂有苏木精、甲基绿和核固红三种，不同的复染试剂染色结果颜色不同，其中苏木精呈蓝色，甲基绿呈绿色，核固红呈红色。应根据颜色对比清晰的原则进行搭配，常用的是 DAB 显色呈棕色，Mayer 苏木精复染细胞核呈蓝色（表3-2）。

表3-2 显色剂与复染剂的正确配套使用

显色剂与染色结果颜色	复染剂与细胞核颜色
DAB-棕色	苏木精-蓝色，甲基绿-绿色
AEC-红色	苏木精-蓝色
固蓝-蓝色	核固红-红色
固红-红色	苏木精-蓝色

复染试剂的配制：

1. Mayer 苏木精染色液   如下所述：

苏木精（hematoxylin）   0.1g

蒸馏水   100ml

碘酸钠（sodium iodate）   20mg

硫酸铝铵（aluminum ammomum sulphate）   5g

柠檬酸（citric acid）   0.1g

水合氯醛（chloral hydrate）   5g

取一个洁净三角烧瓶，内盛蒸馏水100ml，稍加热至50℃，加入苏木精0.1g，轻轻摇动使完全溶解，再加入碘酸钠20mg和硫酸铝铵59，用玻璃棒轻轻搅动使硫酸铝铵彻底溶解。最后加入柠檬酸0.1g和水合氯醛5g，此时染液呈淡紫红色，过滤于小口砂塞瓶内，放置4℃的冰箱可保存1~2年。此染液无氧化膜形成，对细胞核染色很清晰，不着染胞质和纤维成分，故染色后不需盐酸乙醇分化，染色时间3~8min。

2. 核固红染色液   如下所述：

核固红（nuclear fast red）   0.1g

硫酸铝（aluminum sulphate）   5g

蒸馏水   100ml

麝香草酚（thymol）   50mg

取洁净三角烧瓶两只，一只盛蒸馏水30ml，稍加热至约50℃，加入核固红，用玻璃棒轻轻搅动使其溶解。另一只盛蒸馏水70ml，加入硫酸铝，待完全溶解后与核固红液混合，待恢复至室温后过滤，再加入麝香草酚。室温保存，如存放太久出现沉淀，可过滤后使用。

3. 甲基绿染色液   如下所述：

甲基绿（methyl green）   1g

蒸馏水   100ml

甲基绿为绿色粉末，在商品的甲基绿中，常有少量的甲紫或结晶紫成分。但是，也有人认为甲紫乃是甲基绿的衰败产物，甲基绿在储存过程中，会不断产生甲紫。因此，在配制试剂时，必须先将甲基绿所含的甲紫或结晶紫抽提出来，才能使细胞核染成绿色，否则细胞核也呈蓝色。

抽提方法是将甲基绿溶于蒸馏水，倾入分液漏斗，加入与甲基绿水溶液体积相当的三氯甲烷（也可相应多些）充分摇荡混合。甲紫和结晶紫溶于三氯甲烷中而呈紫蓝紫红色，甲基绿不溶于三氯甲烷。因三氯甲烷的比重大，连带溶解其中的甲紫和结晶紫下沉于分液漏斗底部。旋动分液漏斗下部的砂塞，慢慢把下沉带紫红色的三氯甲烷移去，再加入新的三氯甲烷，如此反复更换三氯甲烷，直到三氯甲烷无紫红色为止，再次移去三氯甲烷即可得到提纯的甲基绿液，于4℃的冰箱保存。

甲基绿复染细胞核，颜色鲜艳，特别适用于显微照相，但容易褪色。

十六、封片与封片剂

免疫组化染色后需要进行封片，才能在镜下观察。免疫组化染色中，DAB 显色形成的沉淀物较稳定和不易褪色，染色后切片可按常规脱水透明，中性树胶封片。AEC、固蓝、固红和 BCIP/NBT 等显色所形成的反应物容易褪色，因此，一般显色后不能用乙醇脱水，二甲苯透明，中性树胶封片，而是直接用水溶性胶封片，染色结果可以保存数天或数周。水溶性胶可自行配制如甘油明胶等，效果最好的是用商品化的水溶性胶。与中性树胶封片相比，水溶性胶封片的缺点是透光率低，切片保存时间短。

甘油明胶配制方法：

明胶（gelatie）   10g

苯酚（phenol）   0.5ml

蒸馏水   50ml

甘油（glycerin）   50ml

先将明胶加入到蒸馏水，于37℃的温箱或水浴箱加热使明胶完全溶解，加入甘油，最后加入经加热溶解为液体的苯酚，充分混合后4℃保存，用前加热溶解后使用。

十七、染色结果的观察

（一）对照片结果的观察

观察染色结果时，首先要观察阳性对照片和被检测组织内对照的结果是否有相应抗原的正常表达，阴性对照或被检测组织内纤维结缔组织是否没有显色反应；如果是，则表示染色结果可靠。否则，要考虑染色结果不可靠，有假阴性和假阳性的可能。一般来说，阴性对照和阳性对照同时进行，或其中有阳性染色结果时才有意义。要特别注意的是染色结果呈阴性并非都是抗原不表达，要考虑是否与组织中的抗原受到破坏有关。

（二）阳性结果定位的观察

免疫组化染色阳性结果应定位在细胞中相应的部位，如在细胞膜表达的抗原阳性结果应定位在细胞膜上，在其他部位的阳性反应均为非特异性染色。阳性结果可定位于细胞膜、细胞质、细胞核或基质中，也有同时定位在两个部位如细胞膜和细胞质。不同的抗原在组织细胞中的定位有所不同，如 LCA 和 UCHL1 等定位在细胞膜，Keratin 和 Lysozyme 等定位在细胞质等，PCNA 和 ER、PR 等定位在细胞核，C - erbB - 2 定位在细胞膜和细胞质。

（三）非特异性结果的观察

组织的周边、刀痕、皱折等部位往往呈阳性反应，但绝大多数都是非特异性染色，组织内纤维结缔组织也往往呈成片的非特异性染色。血管内的红细胞如果呈 DAB 反应，则染色受内源过氧化物酶的影响。过度的抗原修复会导致抗原在组织细胞中定位发生改变，常常表现为细胞核的非特异性着色。

（高　峰）

第四节　常用的免疫组织化学染色方法

免疫组化染色方法有多种，临床病理诊断要求使用敏感性高和特异性强的免疫组化技术方法。近年来，由于抗体制备技术不断地改进和提高，不同公司生产的检测试剂盒，在特异性和敏感性方面各有特点，各实验室可以根据自己的实际情况，合理选用。

一、免疫组化染色方法的分类

（一）免疫组化染色方法

根据所加抗体的次数分为一步法、二步法和三步法。一步法属于直接法，而二步法和三步法为间接法。一般来说，抗体与抗体的连接步骤少，干扰染色结果的因素少，染色特异性高，但由于没有将抗原—抗体结合物放大，所以染色敏感性低；二步法和三步法，连接抗体步骤多，能把抗原.抗体结合物进行特异性放大，因此敏感性高，但由于在放大抗原－抗体结合物过程中，影响染色结果的因素增多，因此，染色特异性相对低。

1. 一步法　抗体标记酶直接标记在第一抗体上，染色时，滴加第一抗体与组织细胞抗原结合，形成抗原－抗体结合物，然后加入显色剂显色。常用的一步法为 EPOS 一步法（图 3 - 6）。

2. 二步法　抗体标记酶标记在第二抗体上，染色时，滴加第一抗体与组织细胞抗原结合，形成抗原－抗体结合物，然后加入第二抗体与第一抗体结合，把抗原－抗体结合物放大，最后加入显色剂显色。二抗上的标记酶与显色剂起反应，形成有色沉淀定位在组织细胞中。常用的二步法有 LDP 法（图 3 - 7）。

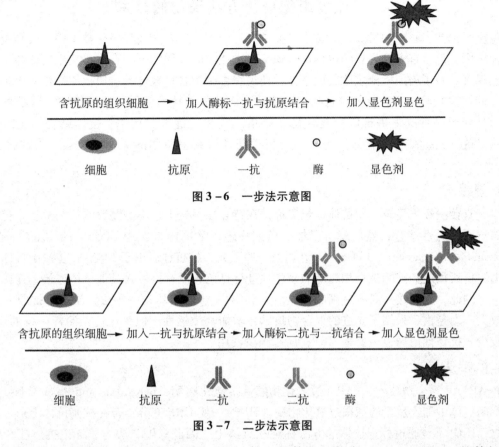

图 3 - 6 一步法示意图

图 3 - 7 二步法示意图

3. 三步法 第二抗体标记有生物素（biotin），第三抗体为链菌素（streptavidin），抗体标记酶标记在第三抗体上。染色时，滴加第一抗体与组织细胞抗原结合，形成抗原 - 抗体结合物，然后加入第二抗体与第一抗体结合，把抗原，抗体结合物放大，再加入第三抗体，三抗链菌素通过生物素与二抗连接，把一抗和二抗结合物放大，最后加入显色剂显色。三抗上的标记酶与显色剂起反应，形成有色沉淀定位在组织细胞中。常用的三步法有 LSAB 法等（图 3 - 8）。

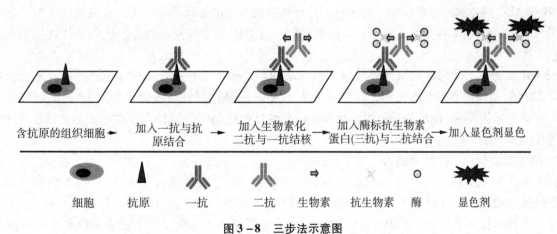

图 3 - 8 三步法示意图

（二）免疫组化染色方法

免疫组化染色方法还根据使用不同的检测系统命名有多种不同的方法，早期使用的是 PAP 法、APAAP 法和 ABC 法。目前常用的有 EPOS 法、LDP 法、LSAB 法（S - P 法）和 CSA 法等。采用同类技术，不同厂商生产的检测试剂盒在染色机制和操作步骤等方面基本类似，各有特点，可根据自己的实际情况，合理选用。

二、免疫组化染色方法采用的技术

随着免疫组化技术不断的发展，新技术日益被广泛应用。在众多免疫组化技术中，要在组织细胞中检测某一种抗原，都是首先选择目的抗体与组织细胞中相应的抗原结合，在直接法中抗体与抗原结合后就可以显色观察。为了增加检测抗原的敏感性，使组织细胞中含量较低的抗原也能被检测出来，需要用放大技术（间接法）将抗原，抗体结合物进一步放大。该放大技术就是抗原抗体结合后不直接加显色剂显色，而是利用一种或多种抗体和复合物（泛指二抗和三抗）与抗原，抗体结合物连结，形成抗原－一抗－二抗－三抗结合物再进行显色。在临床病理诊断中所用的免疫组化染色方法多采用以下技术。

（一）直接法

免疫组化直接法较为简单，用抗体标记酶标记在特异性一抗上，不需要检测试剂盒。染色时用酶标一抗直接与抗原特异性结合，然后就可以加显色剂显色。常用的是使用 EPOS 一步法的一抗如 monoclonal mouse anti－human actin、EPOS、HRP 以及一些荧光一抗抗体。由于 EPOS 一步法中抗体与抗原结合后，根据一抗所用的标记酶选择相对应的显色剂进行显色，没有再加入其他抗体连接，连接的抗体和操作步骤少，因此，比间接法具有更高的特异性。EPOS 一步法虽然是一步法，没有将抗原－抗体结合物进一步放大，但是由于采用了先进的聚合物技术，增加其敏感性。但生产这类酶标一抗的厂商不多，抗体种类较少，抗体标记酶也主要是 HRP，所以很少使用。

（二）间接法

1. PAP/APAAP 复合物技术 PAP（过氧化物酶抗过氧化物酶，peroxidase anti－peroxidase）复合物技术是在抗酶抗体中加入过量的辣根过氧化物酶（HRP），使 HRP 充分结合在抗酶抗体上形成可溶性的 PAP 复合物，HRP 不是通过标记抗体的方法标记在抗体上，因此，PAP 法为非标记抗体法。用于制备 PAP 复合物的免疫动物主要是鼠和兔，所以制备出的 PAP 复合物分别为鼠（mouse）PAP 复合物和兔（rabbit）PAP 复合物。因此，PAP 法检测试剂盒主要有两种，分别与鼠的一抗（mouse anti－）和兔的一抗（rabbit anti－）配套使用，试剂盒含有正常马血清或羊血清，抗鼠 IgG 或抗兔 IgG 的第二抗体和鼠或兔的 PAP 复合物。第二抗体中的 IgG 有两个 Fab 片段，一个首先与特异性第一抗体结合形成特异性的抗原－抗体结合物，另外一个与后加入的 PAP 复合物结合，PAP 复合物结合的 HRP 催化最后加入的 DAB 或 AEC 显色剂的显色反应。要注意的是一抗和试剂盒的正确配套使用，按马血清－鼠一抗－马抗鼠二抗－鼠 PAP 或羊血清－兔一抗－羊抗兔二抗－兔 PAP 配套使用。否则，抗原抗体连接不上，而使染色失败。

APAAP（碱性磷酸酶－抗碱性磷酸酶，alkaline phosphatase anti－alkaline phosphatase）复合物技术与 PAP 的机制和操作步骤基本相同，所不同的是 APAAP 法是用碱性磷酸酶代替 PIAP 法的辣根过氧化物酶，在染色前无需用 H_2O_2 处理组织切片消除内源性过氧化物酶，另外需要选用固蓝，固红和 BCIP/NBT 等作为显色剂。

2. 抗生物素蛋白－生物素技术 如下所述：

（1）抗生物素蛋白，生物素（avidin－biotin）技术：抗生物素蛋白（avidin）和生物素（biotin）具有很强的亲和力，结合速度快，相互结合牢固而不容易解离，其生物活性也不会受到影响。抗生物素蛋白除了能和生物素结合外，还能与抗体标记酶和荧光素等结合。利用抗生物素蛋白和生物素这些特点，发展了抗生物素蛋白－生物素技术，具有代表性的是 ABC 法（avidin－biotin complex，ABC），ABC 法比 PAP 法更加敏感，因此，取代 PAP 法一直被广泛应用。ABC 法属于三步法，检测试剂盒主要包含正常血清及二抗、抗生物素蛋白（试剂 A）和生物素化酶（试剂 B），使用前将试剂 A 和试剂 B 等量混合配制成 AB 复合物。二抗体为生物素化的抗鼠或抗兔 IgG，能分别和鼠或兔一抗特异性结合，AB 复合物是用生物素与酶（辣根过氧化物酶或碱性磷酸酶）结合获得的生物素化酶，生物素化酶再和抗生物素蛋白形成抗生物素蛋白－生物素－酶复合物而成。染色时二抗中的 Fab 片段和第一抗体结合，生物素和 AB 复合物中的抗生物素蛋白结合，最后通过 ABC 复合物上的酶参与显色反应而形成有色的不溶性沉淀物。根据结合在 AB 复合物上的酶选用合适的显色剂。

（2）链菌抗生物素蛋白 - 生物素（streptavidin - biotin）技术：链菌抗生物素蛋白（streptavidin，SA）是从链霉菌属蛋白分离出来的一种蛋白质，性质与抗生物素蛋白类似，与生物素具有很强的亲和力，除了能和生物素结合外，还能与抗体标记酶和荧光素等结合。SA 比 AB 复合物有更多的结合点，它仅标记过氧化物酶或碱性磷酸酶而本身没有与生物素结合，SA 分子相互间并不连接，因而分子量较少；AB 复合物分子之间会互相连接，形成一种具有三维结构类似晶体的大分子量复合物，由于 SA 分子量较小，穿透组织的能力比 AB 复合物大，反应的速度快。AB 复合物中抗生物素蛋白有四个和生物素亲和力极高的结合点，其中一部分与生物素酶结合物的生物素连接，只留下一部分结合点与第二抗体上的生物素连接。SA 也有四个和生物素亲和力极高的结合点，其本身没有连接生物素，四个结合点都可以与第二抗体上的生物素连接，这样 SA 比 AB 复合物更容易和更多的与第二抗体上的生物素结合，因而 SA 的敏感性比 ABC 高，反应所需的时间比 ABC 短。用链菌抗生物素蛋白代替抗生物素蛋白建立了链菌抗生物素蛋白 - 生物素技术，具有代表性的是 LSAB（labelled streptavidin - biotin）法，LSAB 法比 ABC 法更加敏感，因此，近年来 LSAB 法取代 ABC 法被广泛应用。LSAB 法属于三步法，检测试剂盒主要包含正常血清、生物素化二抗、链菌抗生物素蛋白（三抗）。二抗体为生物素化的抗鼠或抗兔或抗羊 IgG，能分别和鼠或兔或羊一抗特异性结合，SA 标记的酶有辣根过氧化物酶，也有碱性磷酸酶。染色时二抗和第一抗体结合，SAL 与二抗的生物素结合，使抗原 - 一抗 - 二抗 - 三抗形成一个标记有 HRP 或 AP 的复合物，最后通过 SA 上的酶参与显色反应而形成有色的不溶性沉淀物。根据结合在 SA 上的标记酶选用合适的显色剂。LSAB 不需 ABC 法那样临用前配制 AB 复合物，操作更简便。不同厂商都有生产基于链菌抗生物素蛋白 - 生物素技术的检测试剂盒，但名称有所不同，如 LSAB 试剂盒，SP 试剂盒。

3. CSA（催化信号放大，catalyzed signal amplification）法　采用链菌抗生物素蛋白 - 生物素技术，应用生物素化酪胺作为放大试剂来放大检测信号。第二代的 CSA Ⅱ 为非生物素系统，用荧光素化酪胺代替生物素化酪胺作为放大试剂，不受内源性生物素干扰，操作步骤更少，所以目前多采用第二代的 CSA Ⅱ 检测系统。二抗与抗原 - 抗体结合物连接后，加入荧光素化酪胺，在标记 HRP 抗鼠/兔二抗附近，由过氧化物酶作用下形成大量的荧光素沉积物，这些沉积物与再加入的抗荧光素 - HRP 抗体结合形成更大的复合物，最后 HRP 参与 DAB 显色反应而显色。由于 CSA 法加入了催化信号放大试剂，使信号不断放大，因此敏感性特别高。

4. 聚合物技术　聚合物（polymer）技术是新发展的一种免疫组化技术，利用一种名为多聚葡萄糖聚合物的独特结构，将辣根过氧化物酶或碱性磷酸酶和鼠/兔的免疫球蛋白一起结合在葡聚糖骨架上，形成酶标二抗复合物，称为酶标聚合物技术（labelled dextranpolymer，LDP）。由于葡聚糖骨架可以连接多个二抗，使每个聚合物有超过 20 个位点与第一抗体结合，每个聚合物上也能标记上多达 100 个分子的酶，使二抗可充分和一抗特异结合，形成较大分子的抗原 - 一抗 - 二抗结合物，在显色时也有充足的酶参与显色反应，如 EnVision 试剂盒。因此，LDP 技术的染色法是二步法，但敏感性高于 ABC、LSAB 等三步法。如 EnVision 试剂盒，其中只有一瓶二抗，染色时，不需要用正常血清封闭，二抗只需孵育切片 10 ~ 30min，比 ABC、LSAB 等方法二抗和三抗各孵育 30min 节省了时间，染色步骤少，操作简便。此外，LDP 技术中的第二抗体不存在生物素，克服抗生物素蛋白 - 生物素技术中检测系统内含有的生物素与组织细胞中内源性生物素起交叉反应的现象，非特异性背景染色极低。应用聚合物技术的二步法还有 EnVision 和 PowerVision 等检测试剂盒。由于 LDP 技术具有操作步骤少，染色时间短和不含生物素等优点，已经成为临床病理诊断免疫组化染色的主流技术，被广泛应用。

EPOS 一步法（增强聚合物一步法，enhanced polymer one step）也是利用聚合物技术，将辣根过氧化物酶标记在葡聚糖聚合物上，然后再与一抗连接而形成 EPOS 一抗。染色时，直接用 EPOS 一抗特异性和组织细胞抗原结合后，连接在一抗上的辣根过氧化物酶参与 DAB 的显色反应。由于聚合物葡聚糖的骨架上能连接多个分子一抗，标记上的酶数量也较多。因此，EPOS 一抗能充分和组织细胞中相应的抗原结合，在显色时有充足数量的酶与显色剂起反应；并且 EPOS 一步法克服了直接法不敏感的缺点，具有较高敏感性，也有直接法高特异性的特点。此外，EPOS 一抗没有生物素的存在，不存在与组织中内源性生物素起交叉反应的现象，染色背景清晰。

三、常用免疫组织化学染色方法操作

用于临床病理诊断的免疫组化染色方法很多，但考虑到方法的特异性和敏感性、操作简单方便和价格等因素，多采用的是 LSAB（S-P）法和 EnVision（EnVision/PowerVision）法。而 EPOS 一步法染色步骤少，操作更简单；CSA 法最为敏感，适合检测抗原含量低的组织标本。

（一）EnVision 法

1. 特点　EnVision 法为采用聚合物技术的二步法，是非生物素检测系统，可避免内源性生物素干扰，不需要进行封闭内源性生物素操作，加一抗前也不需用正常血清封闭，具有敏感性高，操作简便和非特异性染色少的优点，已成为最常用的方法之一（图 3-9）。

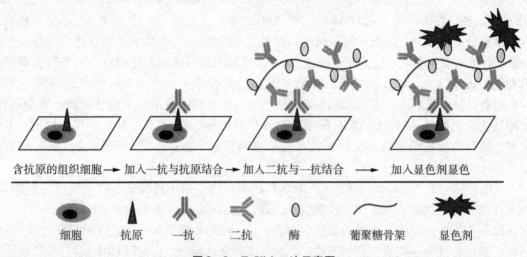

含抗原的组织细胞 ⟶ 加入一抗与抗原结合 ⟶ 加入二抗与一抗结合 ⟶ 加入显色剂显色

细胞　　抗原　　一抗　　二抗　　酶　　葡聚糖骨架　　显色剂

图 3-9　EnVision 法示意图

2. 试剂盒　只有 EnVision/HRP/抗鼠/抗兔二抗工作液。不同编号的试剂盒有所不同，有的还配有过氧化物酶阻断剂和显色剂。也可选择 EnVision/AP/抗鼠/抗兔二抗。

3. 染色步骤　如下所述：

（1）石蜡切片脱蜡至水，冷冻切片和细胞涂片固定后蒸馏水洗。

（2）必要时进行抗原修复，修复后蒸馏水洗。

（3）3% 的 H_2O_2 水溶液处理 10min，蒸馏水洗，PBS 洗 5min。

（4）滴加一抗工作，孵 30~60min，37℃；或孵育过夜（约 16h），4℃。

（5）PBS 洗 5min，3 次。

（6）滴加 EnVision/HRP/鼠/兔二抗，孵育 10~30min，37℃。

（7）PBS 洗 5min，3 次。

（8）DAB-H_2O_2 显色 1~5min，蒸馏水洗终止显色。

（9）Mayer 苏木精染色液复染细胞核 3~5min，蒸馏水洗 5~10min。

（10）常规脱水透明，中性树胶封片。

4. 结果　阳性结果呈深浅不一的棕色，细胞核呈蓝色。

（二）LSAB（S-P）法

1. 特点　LSAB 法采用链菌抗生物素蛋白-生物素技术，其中链菌抗生物素蛋白与生物素具有很强的亲和力，三步法染色，加入的二抗和三抗可将抗原-抗体结合物不断放大，敏感性较高。高纯化的抗体技术，使背景更加清晰。为含生物素检测系统，需注意封闭内源性生物素。二抗含有抗鼠、抗兔和抗羊免疫球蛋白，适用于与鼠抗、兔抗和羊抗等一抗配套使用。价格较便宜（图3-10）。

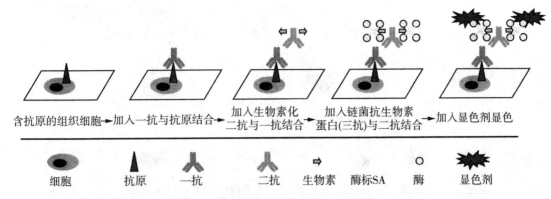

含抗原的组织细胞→加入一抗与抗原结合→加入生物素化二抗与一抗结合→加入链菌抗生物素蛋白(三抗)与二抗结合→加入显色剂显色

细胞　抗原　一抗　二抗　生物素　酶标SA　酶　显色剂

图3-10　LSAB（S-P）法示意图

2. 试剂盒　包含生物素标记的抗鼠/抗兔/抗羊免疫球蛋白（biotin - mouse/rabbit/goat IgG）工作液，标记HRP的链菌抗生物素蛋白（streptavidin/HRP）工作液。不同编号的试剂盒有所不同，有的还配有过氧化物酶阻断剂和显色剂。也可选择标记AP的链菌抗生物素蛋白（streptavidin/AP）。

3. 染色步骤　如下所述：

（1）石蜡切片脱蜡至水，冷冻切片和细胞涂片固定后蒸馏水洗。

（2）必要时进行抗原修复，修复后蒸馏水洗。

（3）3%的H_2O_2水溶液处理10min，蒸馏水洗，PBS洗5min。

（4）正常血清封闭后直接滴加一抗工作液，孵育30~60min；或孵育过夜（约16h），4℃。

（5）PBS洗5min，3次。

（6）滴加鼠/兔/羊二抗，孵育20~30min，37℃。

（7）PBS洗5min，3次。

（8）滴加链菌抗生物素蛋白/HRP（三抗），孵育20~30min，37℃。

（9）PBS洗5min，3次。

（10）DAB-H_2O_2显色1~5min，蒸馏水洗终止显色。

（11）Mayer苏木精染色液复染细胞核3~5min，蒸馏水洗5~10min。

（12）常规脱水透明，中性树胶封片。

4. 结果　阳性结果呈深浅不一的棕色，细胞核呈蓝色。

（三）EPOS法

1. 特点　EPOS法采用聚合物技术的一步法，敏感性高。一抗不含生物素，可避免内源性生物素干扰，不需要进行封闭内源性生物素操作，加一抗前也不需用正常血清封闭。最大的优点是操作步骤少，染色快速，几乎没有非特异性背景染色。缺点是抗体种类不多，一抗只有标记HRP（图3-11）。

2. 试剂盒　不用检测试剂盒，只需要选用EPOS一抗即可。

3. 染色步骤　如下所述：

（1）石蜡切片脱蜡至水，冷冻切片和细胞涂片固定后蒸馏水洗。

（2）必要时进行抗原修复，修复后蒸馏水洗。

（3）3%的H_2O_2水溶液处理10min，蒸馏水洗，PBS洗5min。

（4）滴加一抗工作液，孵育45min，37℃。

（5）PBS洗5min，3次。

（6）DAB-H_2O_2显色1~5min，蒸馏水洗终止显色。

（7）Mayer苏木精染色液复染细胞核3~5min，蒸馏水洗5~10min。

（8）常规脱水透明，中性树胶封片。

4. 结果　阳性结果呈深浅不一的棕色，细胞核呈蓝色。

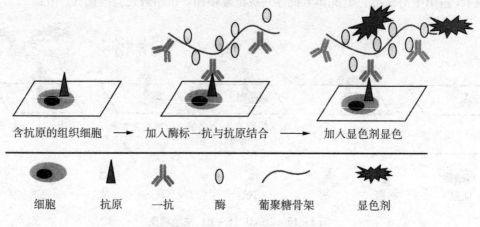

含抗原的组织细胞 → 加入酶标一抗与抗原结合 → 加入显色剂显色

细胞　　抗原　　一抗　　酶　　葡聚糖骨架　　显色剂

图 3 – 11　EPOS 法示意图

（四）CSA Ⅱ法

1. 特点　CSA Ⅱ法应用荧光素化酪胺作为放大试剂，使抗原 – 抗体结合物信号不断放大，因此，有极高的敏感性，比 EPOS 一步法、Envision 二步法和 LSAB（S – P）法都高。特别适用于检测较弱的组织抗原。但操作步骤较多。

2. 试剂盒　过氧化物酶阻断剂 3% 的 H_2O_2，无血清蛋白阻断剂，抗鼠 Ig/HRP（二抗），荧光素化酪胺（放大试剂），抗荧光素/HRP 抗体（三抗），DAB 原液和 DAB 稀释液。

3. 染色步骤　如下所述：

（1）石蜡切片脱蜡至水，冷冻切片和细胞涂片固定后蒸馏水洗。

（2）必要时进行抗原修复，修复后蒸馏水洗。

（3）3% 的 H_2O_2 水溶液处理 5min，蒸馏水洗，PBS 洗 5min。

（4）滴加无血清蛋白阻断剂孵育 5min，甩去阻断剂，不洗切片。

（5）滴加一抗工作液孵育 5min，PBS 洗 5min，3 次。

（6）滴加抗鼠 Ig/HRP 二抗孵育 15min，PBS 洗 5min，3 次。

（7）滴加荧光素化酪胺孵育 15min，PBS 洗 5min，3 次。

（8）滴加抗荧光素/HRP 抗体孵育 15min，PBS 洗 5min，3 次。

（9）DAB – H_2O_2 显色 1～5min，蒸馏水洗终止显色。

（10）Mayer 苏木精染色液复染细胞核 3～5min，蒸馏水洗 5～10min。

（11）常规脱水透明，中性树胶封片。

4. 结果　阳性结果呈深浅不一的棕色，细胞核呈蓝色。

四、自动免疫组化染色机的应用

免疫组化染色手工操作存在着一定的局限性，从第一张片开始滴加试剂到最后一张，很难保证每张片子的时间一样，特别是染片量大的时候，而且免疫组化染色过程步骤繁多，一旦误加试剂，就导致染色结果的错误，甚至由于假阴性的结果，造成诊断医师的错误判读，影响病理诊断的准确性。

免疫组化染色机的发展经历由半自动到全自动的过程。半自动免疫组化机一般是从滴加抗体孵育开始，到最后显色复染，都在机器上完成，而烤片、脱蜡及抗原修复等操作仍然需要人工或由其他机器完成。全自动染色机具有独立加热模块，能够完成从烤片开始，到苏木精复染的免疫组化染色全过程，自动化程度高，操作人性化。

自动免疫组化机的加液方式主要有以下几种：

1. 开放式加液　液体直接滴加在组织表面，较容易干片，或染色不均匀。

2. 油膜覆盖　油膜浮在试剂表面，防止液体挥发，但清洗油膜时需要较多液体。

3. 高分子盖片　如 Bond 免疫染色机上使用 Covertile 覆盖在组织上，通过真空吸引，加液轻柔，抗体覆盖组织均匀，不容易产生气泡，而且对组织保护效果较好。

有些自动免疫组化机对抗体的使用有一定的限制，主要有以下两种方式：

1. 开放式　一抗和二抗检测系统及其他机载试剂全部开放，试剂选择自由度高，但是染色过程中影响因素较多，需要做好染色预实验，选择合适的一抗与检测系统组合以及合适的抗体孵育时间等。

2. 半封闭式　一抗和部分相关试剂开放，可以自由选择相应一抗，但检测系统和部分相关试剂只能由厂商配套提供，较适合于染色机的配套程序，可以更好地保证染色机操作的染色质量以及染色结果的稳定性和重复性。

全自动免疫组化机染色操作过程中人为因素更少，操作简便，染色程序编辑灵活，实现对每张玻片能够个性化染色，满足科室对免疫组化个性化染色的要求，染色质量稳定可靠，试剂使用与消耗能够实时追踪管理。功能上可以随着用户染色要求实现功能的扩展，如进行免疫组化双重染色和多重染色以及原位杂交检测等。

自动免疫组化染色机的应用有利于规范化和标准化操作和染色质量控制，保证染色结果的准确性，也减轻技术人员的工作负担。染色机通过连接实验室信息化管理系统可以实现科室与医院临床科室间的信息共享，这也是未来病理科室发展趋势之一。

五、免疫组织化学染色质量控制

免疫组织化学染色从组织取材固定到染色后封片，经过多个步骤的操作，每一个步骤操作不当都会影响染色结果，进而影响病理诊断的准确性。因此，有必要对染色进行质量控制，确保有高质量的染色结果。

1）组织离体后应及时固定，最理想的固定液为 10% 的中性缓冲甲醛液（pH7.2 ~ 7.4），固定时间为 4 ~ 6h，不超过 24h。固定不足或过度固定都不利于免疫组化染色。

2）石蜡切片脱蜡要彻底，脱蜡不干净会造成局灶性阳性等染色不均匀的现象，甚至染色失败。

3）是否进行抗原修复，可参考一抗说明书或实验室预实验结果来定。许多抗原检测进行抗原修复时，可以用热处理方法替代蛋白酶消化方法。不当的抗原修复会导致抗原定位发生改变，即应该细胞质阳性的则出现细胞核阳性等；也会引起假阳性或假阴性的结果。

4）使用的二抗为 HRP/鼠/兔，不需要考虑所用的一抗是鼠抗还是兔抗。

5）在临床病理学诊断时，是否需要行免疫组化染色作为辅助诊断，如需要，选用多少种抗体，用哪一种抗体和哪一种克隆的抗体由诊断医师来决定。但技术员应了解和记录同一种抗体中染色效果最好的厂牌和批号，每次使用新批次的抗体，都应该先做预实验来检测抗体的效价。如果更换不同类型的检测试剂盒，因敏感性不同，一抗的稀释度或一抗的孵育时间有可能不同，即使是即用型一抗都有可能需要稀释。一抗稀释度越大，背景染色越少，所以应选用较敏感的检测试剂盒，以提高一抗的稀释度。

6）不同试剂盒标记的酶可能不同，应合理选用，与一抗和显色剂的配套使用。在 HRP 系统，可用 AEC 代替 DAB 显色，阳性结果呈深浅不一的红色。在 AP 系统可选固蓝或固红显色剂，阳性结果呈深浅不一的蓝色或红色。除 DAB 显色外，用其他显色剂显色后，都不能用乙醇脱水，二甲苯透明和中性树胶封片，只能用水溶性胶封片，而且不能长时间保存切片。除非行双重染色，一般应首选 DAB 为显色剂（表 3-3）。

表 3-3　不同试剂盒与一抗和显色剂的配套使用

试剂盒	配套使用的一抗	所用显色剂
HRP/鼠	鼠源单克隆抗体	DAB, AEC
AP/鼠		固蓝，固红，BCIP/NBT
HRP/兔	兔源单克隆抗体和兔源多克隆抗体	DAB, AEC
AP/兔		固蓝，固红，BCIP/NBT

试剂盒	配套使用的一抗	所用显色剂
HRP/鼠/兔	鼠源单克隆抗体，兔源单克隆抗体和兔源多	DAB，AEC
AP/鼠/兔	克隆抗体	固蓝，固红，BCIP/NBT

7）手工染色时，抗体孵育切片应在37℃进行，使每次染色抗体孵育都能在恒定的温度下进行，不受室温的影响。在低温如4℃进行第一抗体孵育切片，时间可以延长至16～24h，通常是过夜，更有利于与抗原抗体充分结合。

8）滴加抗体要完全覆盖组织：在加抗体前用含0.05%吐温的PBS浸洗切片，可有效避免由于抗体表面张力的作用，在组织表面隆起而引起组织边缘出现假阳性的现象。

9）加抗体前后均应用PBS充分浸洗切片，不必担心过多浸洗使抗原，抗体结合物解离。一般用3缸PBS，并保证第3缸PBS是新的，有利于减少非特异性染色。

10）加抗体前要尽可能甩干切片上的PBS，残留的PBS对加入的抗体稀释度是很高的，会直接影响染色结果。

11）在整个染色操作过程中，应避免切片完全干燥，否则会增加背景色和导致染色失败。

12）染色过程中设立阳性和阴性对照非常重要，以验证抗体和检测试剂系统效价是否稳定，实验操作是否正确，从而确保染色结果的可靠性。用于阳性对照的组织蜡块和组织切片要注意经常更新，组织蜡块和组织切片保存一段时间后，有可能会出现组织抗原的丢失现象。

13）Mayer苏木精染色液仅着染细胞核，所以不用酸分化。如果阳性定位在细胞核，复染要稍浅。如果用甲基绿复染，细胞核呈绿色。滴加甲基绿前要将切片上的水分甩干，有利于细胞着染。

14）组织切片背景深与下列因素有关，应注意避免

（1）第一抗体浓度太高。

（2）抗体孵育时间过长。

（3）抗体孵育温度过高。

（4）DAB显色剂中DAB浓度过高或H_2O_2太多。

（5）正常血清封闭之后、滴加第一抗体之前用了PBS洗切片。

（6）抗体纯度不高。

（7）抗体孵育切片后洗不干净。

（8）内源性过氧化物酶的干扰。

（9）内源性生物素的干扰。

（10）在染色过程中发生干片现象。

15）使用自动免疫组化染色机，可使染色操作自动化和标准化。但要注意对机器的维护和保养，使机器保持在正常的状态下工作。

（高　峰）

第四章

免疫荧光技术

免疫荧光技术（immunofluorescence technique）和免疫组织化学技术相类似，也是把组织学、细胞学和免疫学结合起来的一门技术，利用免疫学反应在组织切片或细胞涂片上原位显示组织细胞中的抗原以及抗原的分布和含量，以了解相关抗原在组织和细胞中的变化及其意义。所不同的是免疫荧光染色技术所用的抗体标记物是荧光素而不是酶，不需要显色剂和显色反应，通过激发抗原－抗体结合物上结合的荧光素发出可见荧光，用荧光显微镜观察这些可见荧光来确定是否有抗原表达。眼睛在暗视场观察抗原部位发出的荧光比在明视场观察阳性结果的颜色要敏感。

第一节　荧光与荧光素

在免疫荧光技术中，荧光显微镜电光源发出激发光，将标记在抗体上的荧光素激发出荧光，通过荧光显微镜观察荧光图像。

一、荧光

在一定波长的光如紫外光等照射后，某些物质吸收照射光后被激发出的比照射光波长更长的可见光，称为荧光（fluorescence）。荧光寿命很短，一般为 $10^{-9} \sim 10^{-8}$ s，所以当紫外光停止照射后荧光便马上消失，但这种消失并非为荧光淬灭现象。荧光淬灭是指标记了抗体的荧光素或与组织细胞结合的荧光染料，在染色过程中与各种试剂的作用，长时间保存尤其是在高温环境或经过长时间紫外光照射后，使荧光素被激发出荧光的能力减弱，甚至消失。因此，免疫荧光染色结果难以长时间保存。荧光可分为以下两种：

（一）诱发荧光

一些物质本身不能发出荧光，但经过标记荧光素或经荧光染料染色后，经过紫外光照射激发荧光素或经荧光染料发出的荧光称为诱发荧光。经免疫荧光染色后观察到的组织细胞中的荧光属于诱发荧光。

（二）自发荧光

一些物质如血红蛋白等本身在紫外光照射后，能发出荧光，这种荧光称为自发荧光。自发荧光相对较弱，但也是造成免疫荧光非特异性染色的原因之一。

二、激发光

激发光是由荧光显微镜光源发出，激发引起荧光最有效的是波长较短的紫外光和蓝紫光，而荧光的亮度与光源发出的激发光强度成正比。因此，荧光显微镜所用的激发光源要求强度大，常用高压汞弧灯或高压氙弧灯为激发光源。用激光作为激发光源，可获得更加明亮的荧光，如使 FITC 发出的荧光比汞弧灯强上百倍。

三、荧光素

能吸收一定波长的光（如紫外光）的照射光后，被激发出可见光的物质称为荧光素（fluorescein）。

许多物质都能产生荧光，但在免疫荧光技术可用做荧光素的物质需要满足以下要求：

（1）性质稳定，安全无毒性。

（2）能与抗体蛋白牢固结合。

（3）标记抗体后不影响抗体的活性。

（4）标记抗体简单，方便。

（5）被激发出的荧光鲜艳，明亮。

（6）标记抗体后，荧光淬灭缓慢。

用于标记抗体的荧光素有异硫氰酸荧光素（FITC）、四甲基异硫氰酸罗丹明（TRITC）、四乙基罗丹明（RB200）和某些镧系螯合物（如 3 价稀土镧系元素铕和铽）等。常用的有以下两种：

1. 异硫氰酸荧光素（fluorescein isothiocyanate，FITC） 能与各种抗原蛋白结合，不影响结合后的抗体与抗原结合的特异性。被波长为 490～495nm 的激发光激发，发出的荧光呈明亮的黄绿色。由于人眼观察黄绿色较敏感、舒适，所以是最常用的荧光素。

2. 四甲基异硫氰酸罗丹明 B（tetramethyl thodamine B isothiocyanate，TRITC） 为荧光染料，也用于标记抗体。被波长为 550nm 的激发光激发，发出的荧光呈橙红色荧光。荧光没有黄绿色明亮，但荧光淬灭较缓慢。

（高 峰）

第二节 荧光素标记的抗体

一、抗本的标记

荧光素异硫氰酸荧光素和四甲基异硫氰酸罗丹明 B 均含有硫碳胺键（—NCS），在标记抗体时硫碳胺键与抗体蛋白的氨基（—NH$_2$）结合，形成较为牢固和稳定的荧光素 - 蛋白质结合物（荧光抗体）。一个抗体免疫球蛋白分子可与 3～8 个分子的 FITC 结合。在临床病理诊断中，主要使用商品化的荧光抗体。

二、标记抗体的类型

荧光素可以标记一抗，也有标记二抗，标记一抗用于直接法，标记二抗用于间接法。商品化的荧光一抗的抗体标记荧光素主要是 FITC，大都是用于肾脏和皮肤组织病理诊断的兔多克隆抗体。标记二抗抗体的荧光素有 FITC 和 TRITC，所标记的二抗有抗鼠 Ig 和抗兔 Ig 两种，与鼠源和兔源一抗配套使用。利用两种荧光素 FITC 和 TRITC 发出两种不同颜色的荧光（黄绿色和橙红色），可配合使用进行免疫荧光双重染色（表 4 - 1）。

表 4 - 1 荧光标记二抗的配套使用

商品化二抗	标记抗体的荧光素	配套使用的一抗	荧光颜色
Rabbit anti - Mouse Ig/FITC	FITC	鼠源抗体（Mouse）	黄绿色
Rabbit anti - Goat Ig/FITC	FITC	羊源抗体（Goat）	黄绿色
Swine anti - Rabbit Ig/FITC	FITC	兔源抗体（Rabbit）	黄绿色
Rabbit anti - Mouse Ig/TRITC	TRITC	鼠源抗体（Mouse）	橙红色
Swine anti - Rabbit Ig/TRITC	TRITC	兔源抗体（Rabbit）	橙红色

（高 峰）

第三节　免疫荧光技术染色操作准备

免疫荧光技术染色操作和免疫组织化学技术在很多方面相同，但也有所不同。

一、组织切片

（一）组织及组织切片的保存

用直接法进行免疫荧光染色的组织切片通常为冷冻切片，因此，组织不需要固定，组织离体后应该马上取材，用低温恒冷切片机切片。组织如果不马上进行冷冻切片，或冷冻切片后不马上染色，应将组织或冷冻切片放 −30℃冰箱保存，如果保存时间超过 1d，最好放 −80℃冰箱保存。在冰箱保存时，应将组织或冷冻切片密封，防止干涸。在免疫荧光染色间接法中，组织切片可以用冷冻切片，也可以用石蜡切片。

（二）组织切片厚度的要求

组织切片的厚度为 4~5μm；肾穿刺组织切片要薄，3~4μm。切片太厚，除了在染色过程中容易脱片和细胞重叠影响观察诊断外，还会造成激发光过多消耗在标本下面，标本上面照射不足等，造成上下不均匀的现象。

二、组织细胞固定

做冷冻切片的组织不用固定，经冷冻切片后切片用冷丙酮（4℃）固定 10min；细胞涂片固定和冷冻切片固定相同。石蜡切片组织固定与免疫组化染色相同。

三、玻片选择

常用的普通玻片或多或少都会产生自发荧光，如果玻片清洗干净，影响不会很大。理想的是选用专用的无荧光载玻片和干涉盖玻片，干涉盖玻片的作用是选择性让荧光通过，避免其他光通过干扰荧光图像。切片时应贴在硅化或涂胶玻片上，防止染色时脱片。

四、缓冲液选择

在免疫荧光染色中，最常用、配制简单的首选缓冲液是 pH7.4 的磷酸盐生理盐水缓冲液 PBS（phosphate buffer saline），用于稀释抗体和浸洗切片；最好选用与抗体同一生产厂家生产的抗体稀释液稀释抗体。

五、实验对照设立

与免疫组化染色相同。

六、抗原修复

用冷冻切片进行免疫荧光直接法染色一般不需要行抗原修复处理。如果是石蜡切片用间接法进行免疫荧光染色，是否行抗原修复，则按照每一种不同的抗体说明书要求来进行，并非所有的抗体染色前都需要进行抗原修复。

七、血清封闭

直接法染色一般不需用血清封闭；间接法染色时，需要根据二抗的种类选择相应的正常非免疫血清封闭组织。

八、抗体选择

荧光素标记的二抗大多是含单一种动物的免疫球蛋白，或鼠或兔或羊，因此，需要根据一抗的动物源性来选择相应的二抗配套使用，如选择不对，则抗体连接不上，染色就失败。

九、组织背景复染

免疫荧光染色后一般不需要行组织背景的复染。如果 FITC 标记抗体染色有非特异性荧光背景染色，可用伊文思蓝试剂作复染，背景呈红色荧光。伊文思蓝复染适用于结果为亮黄绿色荧光的 FITC 标记抗体的染色，而不适合结果为橙红色荧光的 TRITC 标记抗体的染色。伊文思蓝复染是在抗体孵育经 PBS 洗后进行，复染后再经 PBS 洗，然后封片。

伊文思蓝试剂的配制：

伊文思蓝（evans blue） 0.01g

0.01mol/L PBS（pH7.4） 100ml

十、封片与封片剂

切片染色后不需要脱水透明，可以直接用缓冲甘油封片剂封片。最好选用商品化的专用荧光染色封片胶，可避免封片剂内自发荧光的干扰。

缓冲甘油的配制：

1. 0.5mol/L 碳酸盐缓冲液（pH9.0） 如下所述：

Na_2CO_3 0.53g

$NaHCO_3$ 3.78g

H_2O 100ml

必要时用 1mol/L HCl 或 1mol/LNaOH 调至 pH9.0。

2. 缓冲甘油 如下所述：

0.5mol/L 碳酸盐缓冲液（pH 9.0） 1 份

甘油（丙三醇） 9 份

用 FITC 标记抗体时，常用 0.5mol/L 碳酸盐缓冲液（pH9.0）来溶解荧光素和稀释抗体，FITC 在 pH8.5 ~ 9.5 的碱性环境下发出荧光效果最好，所以一般用碳酸盐缓冲液（pH9.0）来配制缓冲甘油，也可以用 0.01mol/L PBS（pH7.4）配制。

十一、标本保存

经免疫荧光染色后应及时观察，否则荧光会慢慢减弱，如果不马上观察，染色片应放冰箱（低温、暗处）保存，可延缓荧光衰减。

（李 娜）

第四节 免疫荧光染色方法及其操作

一、免疫荧光染色方法

（一）直接法

用荧光素标记的一抗直接与组织细胞特异性结合，即可在荧光显微镜下观察结果。直接法中只有抗原抗体特异性结合，没有连接其他抗体，所以特异性极高，非特异性染色少。但由于没有将抗原 - 抗体结合物放大，所以敏感性不及间接法。

（二）间接法

先用目的一抗与抗原特异性结合，再加入荧光素标记的二抗与一抗连接，然后在荧光显微镜下观察结果。间接法中加入二抗，将抗原—抗体结合物进一步放大，所以敏感性较高。

二、免疫荧光染色方法操作

（一）直接法

将抗体标记上荧光素→荧光抗体与组织细胞抗原结合→形成有荧光素的抗原－抗体结合物→激发光（紫外光）照射，荧光素发出可见荧光→荧光显微镜观察。

1. 特点　最大的优点是操作步骤少，染色快速，几乎没有非特异性背景染色；缺点是抗体种类不多。目前荧光一抗主要用于肾穿刺和皮肤的病理诊断，多数是兔源抗体，标记 FITC。

2. 检测试剂盒　不需检测试剂盒，只需要选择目的荧光标记的一抗。

3. 染色步骤　如下所述：

（1）冷冻切片和细胞涂片固定后蒸馏水洗，PBS 洗。

（2）滴加荧光标记一抗工作液孵育 45min，37℃。

（3）PBS 洗 5min，3 次。

（4）晾干或甩去 PBS 用缓冲甘油封片。

4. 结果　阳性结果荧光呈明暗不一的亮黄绿色（FITC 标记抗体）或橙红色（TRITC 标记抗体）。

（二）间接法

将第二抗体标记上荧光素→第一抗体与组织抗原结合→第二抗体与第一抗体结合→形成有荧光素的抗原，抗体结合物－激发光（紫外光）照射荧光素发出可见荧光－荧光显微镜观察。

1. 特点　在染色中加入荧光素标记的二抗与一抗结合，使抗原－抗体结合物不断放大，敏感性较高。一抗不需标记荧光素，和免疫组化染色一样可选择的一抗种类多，用一个检测试剂盒就可以分别检测各种抗原。间接法除了用冷冻切片外，还可以用石蜡切片。

2. 测试剂盒　没有专门做免疫荧光染色的检测试剂盒，通常是根据所用的一抗选择单一的荧光素标记二抗。目前可供选择的主要有标记 FITC 的羊抗兔、兔抗羊和兔抗鼠二抗以及 TRITC 标记的抗兔和抗鼠二抗。必要时还可以选择非免疫正常血清，可供选择的封闭用正常血清有羊、兔和马血清。

3. 染色步骤　如下所述：

（1）石蜡切片脱蜡至水，冷冻切片和细胞涂片固定后蒸馏水洗。

（2）必要时石蜡切片进行抗原修复，修复后蒸馏水洗。

（3）必要时进行正常血清封闭 10min，甩去血清，不洗。

（4）滴加一抗工作液孵育 30~60min，37℃；或孵育过夜（约 1h），4℃。

（5）PBS 洗 5min，3 次。

（6）滴加荧光素标记二抗孵育 30min，37℃。

（7）PBS 洗 5min，3 次。

（8）晾干或甩去 PBS 用缓冲甘油封片。

4. 结果　阳性结果荧光呈明暗不一的亮黄绿色（FITC 标记二抗）或橙红色（TRITC 标记二抗）。

三、免疫荧光染色质量控制

免疫荧光染色质量控制与免疫组织化学染色质量控制基本相同。此外，免疫荧光染色后，染色片放置时间长荧光会慢慢衰减，因此，应及时观察，否则荧光衰减会导致阳性强度的错误判断或出现假阴性。观察时，光源长时间照射标本，会加快荧光淬灭，应避免长时间观察同一标本。如果用石蜡切片行免疫荧光染色，则必须彻底脱蜡，否则石蜡会有青色荧光发出，影响观察。

（李　娜）

第五节　荧光图像观察与荧光显微镜

　　免疫荧光染色后，染色结果需要通过荧光显微镜观察来进行病理诊断。荧光显微镜是免疫荧光技术中重要的工具，光源给出特定波长的激发光激发标本发出荧光，通过物镜和目镜观察组织细胞中的荧光图像。激发滤片是荧光显微镜的重要部件，不同的激发滤片可让不同范围波长的激发光通过，所以选择不同的激发滤片可获得一定波长范围的激发光。因此，需要根据抗体所标记的荧光素来选择合适的激发滤片，以获得合适的激发光。

　　显微镜的分辨率与光源波长的长短成反比，荧光显微镜光源为紫外光的波长比可见光短，所以比普通光学显微镜分辨率高。

一、激发滤片的选择

　　一般的荧光显微镜配有紫外、蓝色、绿色和紫色激发荧光滤光片组。激发滤片也有厚、薄两种，厚激发滤片可使荧光显微镜观察视场为暗视场，薄激发滤片为较明亮视场。激发滤片的选择要使荧光明亮而背景适中，背景太亮，会影响荧光的观察；背景太暗，则看不到组织细胞结构。

　　1. UV（ultraviolet excitation）　　激发滤片通过的激发光波波长为 330～400nm。

　　2. V（violet excitation）　　激发滤片通过的激发光波波长为 395～415nm。

　　3. B（blue excitation）　　激发滤片通过的激发光波波长为 420～485nm，主要用于 FICT 荧光素标本的观察。

　　4. G（green excitation）　　激发滤片通过的激发光波波长为 460～550nm，主要用于 TRICT 荧光素标本的观察。

　　由于 FITC 和 TRITC 为最常用的抗体标记荧光素，所以，一些牌子的显微镜专门生产配套有 FITC 专用激发滤板如 KP490 滤板和 TRITC 专用激发滤板如 S546 滤板。

二、荧光显微镜的使用

　　（1）要提前打开荧光显微镜电源，超压汞灯开启 15min 后光源稳定，适合观察。开启光源后每次使用不超过 2h，超过 2h 光亮强度逐渐下降，观察到的荧光也会变弱。关闭光源后需要等灯泡冷却后才能再次开启，否则影响灯泡寿命。

　　（2）荧光显微镜应安装紫外光挡板或在观察时戴上防护眼镜，防止紫外光损害眼睛。

　　（3）用高倍油镜观察时，应选用无荧光镜油，避免非特异性荧光干扰。

　　（4）拍摄荧光图像时，应选用较高的 ISO 感光度模式。

（李　娜）

第五章

分子病理学技术

分子病理学技术（molecular pathology technique）是新兴的病理学诊断辅助技术之一，在肿瘤的早期诊断、鉴别诊断以及指导和评估临床治疗有着重要作用。许多常规技术和免疫组织化学技术难以诊断的疾病，可通过分子病理学技术进一步确诊。随着技术的稳定，必将越来越广泛应用于临床病理诊断，成为临床病理诊断中不可缺少的辅助技术，有助于提高临床病理诊断水平。

分子病理学技术通常是指在病理组织学的基础上，将分子生物学和细胞遗传学的一些技术，在分子水平上检测组织细胞中的生物性标志物来辅助病理学诊断。这些分子生物学技术主要有原位杂交技术、荧光原位杂交技术、聚合酶链反应和流式细胞分析技术等。

在临床病理诊断中，最常用的是原位杂交技术。

第一节　原位杂交技术概论

原位杂交技术（in situ hybridization technique，ISH）简称原位杂交，是把组织学、细胞学和生物化学结合起来的一门技术，利用探针在组织切片或细胞涂片上原位检测细胞中核酸，以了解组织细胞中基因（核酸）的变化（基因扩增、丢失、易位以及点突变）及其意义，从而研究组织细胞的生理和病理改变及其机制。目前日益广泛应用在临床病理学诊断中。

一、原位杂交的基本概念

原位杂交技术是临床病理诊断中最常用的分子病理学技术，随着技术日趋成熟和广泛应用，在临床病理诊断中起着越来越重要的作用。原位杂交是核酸杂交的一部分。

（一）核酸

核酸（nucleic acid）位于细胞核内，是基本的遗传物质。核酸的基本组成单位是核苷酸，核苷酸是由碱基、核糖和磷酸构成。其中碱基主要有：腺嘌呤（adenine，A）、鸟嘌呤（guanine，G）、胞嘧啶（cytosine，C）、胸腺嘧啶（thymine，T）和尿嘧啶（uracil，U）。

核酸分为脱氧核糖核酸（DNA）和核糖核酸（RNA）。

1. 脱氧核糖核酸（deoxyribonucleic acid，DNA）　是储存、复制和传递遗传信息的主要物质基础，呈双螺旋结构，绝大部分的遗传信息都储存在 DNA 中。受温度和某些试剂的作用可使 DNA 变性，双螺旋结构解离成单链。DNA 分子含有腺嘌呤（A）、鸟嘌呤（G）、胞嘧啶（C）和胸腺嘧啶（T），A-T、G-C 严格配对。

基因是 DNA 链上的一个结构单位，是带有遗传信息的 DNA 片段。不同的基因各有其独特的 DNA 结构。

染色体的主要化学成分为 DNA，是细胞核内 DNA 分子与核蛋白结合形成的复合物，是基因（遗传信息）的载体。

2. 核糖核酸（ribonucleic acid，RNA）　是遗传信息的中间载体，参与蛋白质合成，并和蛋白质一起共同参与基因的表达和调控，通常呈单链结构。RNA 分子中的碱基主要是腺嘌呤 A、鸟嘌呤 G、胞嘧啶 C 和尿嘧啶 U，A – U、G – C 配对。

参与蛋白质合成的 RNA 主要有 3 类：mRNA、tRNA 和 rRNA，它们的分子量、结构和功能都不相同。

（1）核糖体 RNA（ribosomal RNA，rRNA）：是核糖体的主要组成部分，与核糖体蛋白质结合形成核糖体。核糖体是细胞合成蛋白质的主要场所。

（2）信使 RNA（messenger RNA，mRNA）：在细胞质进行的蛋白质合成过程中，负责将 DNA 上调控蛋白质合成的遗传信息传递到细胞质，使这些遗传信息在合成的蛋白质中表达。

（3）转运 RNA（transfer RNA，tRNA）：在蛋白质合成过程中识别并按照 mRNA 传递的遗传密码，负责把特定的氨基酸转运到核糖体上。

（二）探针

原位杂交技术中的探针（probe）为核酸探针，是带有标记物的已知序列的 DNA 或 RNA 片段，用于与细胞中的靶 DNA 或 RNA 杂交结合。

1. 核酸探针的种类　用于原位杂交的探针有 DNA 探针、cDNA 探针、RNA 探针、cRNA 探针和人工合成的寡核苷酸探针。根据所用探针的不同以及所检查核酸的不同，原位杂交的方式分为 DNA – DNA 杂交、cDNA – RNA 杂交、RNA – RNA 杂交和寡核苷酸探针与 DNA 或 RNA 杂交等。

（1）DNA 探针：是经过克隆的特定 DNA 片段，分单链和双链探针，用于检测 DNA，是较为常用的一种探针。

（2）cDNA 探针：互补 DNA（complementary DNA，cDNA）探针是以 mRNA 为模板复制的单链 DNA，具有与某一 RNA 链的碱基序列呈互补，用于检测 RNA。但 cDNA 探针不容易获得，所以用途不广。

（3）RNA 探针：为单链的核酸探针，杂交效率较高，可用于检查 DNA 和 mRNA。

（4）cRNA 探针：互补 RNA（complementary RNA，cRNA）探针是以 cDNA 为模板转录获得的单链探针，用于检测 RNA，与 RNA 的杂交比较稳定，所以应用广泛。

（5）寡核苷酸探针：以核苷酸为原料，使用 DNA 合成仪，人工合成预设相应序列的探针，用于检测核酸，具有特异性强的优点。

2. 探针的标记物　用于标记探针的标记物有放射性核素如 ^{3}H、^{35}S、^{32}P 和非放射性物质如荧光素、生物素、地高辛等。非放射性物质不及放射性物质敏感，但具有稳定、无放射污染、标记和检查操作简便等优点，随着技术的完善其特异性和敏感性不断提高，应用越来越广泛。

二、原位杂交技术的机制和特点

（一）机制

原位杂交技术是用标记的特异探针与组织细胞中相应的核酸杂交（特异结合）成杂交体，再通过杂交体上标记物的免疫学反应和化学反应，形成有颜色的稳定的沉淀而显色，或荧光素标记物被激发光激发而发光，从而通过显微镜观察，将靶核酸进行定性、定位和定量。所使用的探针是已知碱基序列的核酸探针，探针与组织细胞中的靶核酸杂交结合是按照碱基互补原则，依靠 DNA 变性（双链的 DNA 解聚为单链）和复性（单链又聚合成双链）的性质。

（二）特点

原位杂交技术是在分子水平上检测组织细胞中的核酸，而免疫组化是在蛋白质表达水平上检测组织细胞中的抗原，前者更有优势。在相同的石蜡切片上，用免疫组化技术检测不到 HPV 抗原，用原位杂交技术可以检测出 HPV – DNA，有助于对尖锐湿疣的病理诊断。

三、原位杂交技术操作

原位杂交技术操作与免疫组化技术操作有许多相同之处，但也有其特殊性，影响检测结果的因素更多。每种因素都可能会影响染色结果的准确性，从而影响病理诊断的准确性。因此，需要在原位杂交技术中进行规范操作和质量控制。

（一）检测标本的处理

1. 原位杂交技术 适用于检测组织细胞的冷冻切片和石蜡切片以及细胞涂片，但部分项目只能用于冷冻切片和细胞涂片，大部分的项目可用于石蜡切片。冷冻切片能很好地保存某些核酸，但形态结构差，定位不很清晰；石蜡切片组织形态结构好，定位清晰，但在组织的固定、脱水、包埋等过程中容易破坏组织细胞中的核酸，因此，尽可能保存组织细胞中的核酸十分重要。组织细胞在甲醛固定液固定时间过长会影响探针的穿透力，降低杂交效率。固定液宜用10%的中性缓冲甲醛液，适宜的固定时间为6～48h。

病理诊断中是否需要做原位杂交检测，往往是根据HE切片观察基础上所决定的，因此，组织来源主要为甲醛固定的组织石蜡切片。液基细胞学技术的应用，能够有充足的细胞量作原位杂交检测。

2. 组织的固定 如下所述：

（1）组织取材：无论用于冷冻切片还是石蜡切片的组织，取材越新鲜越好。组织离体以后应及时取材并立即进行冷冻切片，切片可保存于 -20℃或 -80℃；如做石蜡切片应立即进行固定，尽可能保存组织细胞内的核酸不被降解，保存原有的形态结构。

（2）组织细胞固定：最常用的固定方法是用固定液浸泡组织。固定液有多种，不同的固定液具有不同的作用，目前没有一种固定液都能适用于各种核酸的固定。由于临床送检标本难以使用特殊固定液，故目前主要使用的是甲醛固定液。因此，应要求临床送检标本时使用10%的缓冲中性甲醛液。

（3）组织石蜡切片准备：是否进行原位杂交检测以石蜡切片HE诊断为依据。如需行原位杂交检测，应选用与该HE片相同的蜡块行连续石蜡切片。因此，在常规石蜡切片的过程中，要尽可能避免对组织细胞中核酸的破坏。切片厚度通常为4μm，组织切片贴在硅化玻片上，65℃烤片2～4h。

（4）载玻片的要求：载玻片的使用和免疫组化染色一样，由于原位杂交实验过程中，操作步骤及洗片次数较多，容易出现脱片现象，因此，将载玻片硅化或涂胶是必要的。常用的是硅化玻片。如果是做RNA检测，还应该将载玻片高温处理，如160℃烤4～6h，或通过高压以灭活玻片上的RNA酶。

（二）实验操作

在原位杂交实验中，主要的操作步骤包括以下方面：

1. 蛋白酶消化 石蜡切片在杂交前需要用蛋白酶进行消化，目的是将交联的组织细胞与蛋白质分开，将核酸表面的蛋白质消化掉，使组织细胞的通透性增加，探针的穿透力加强，易于探针与核酸杂交，提高杂交率。常用的蛋白酶是胃蛋白酶和蛋白酶K，浓度为1μg/ml，37℃消化30min。酶的浓度和消化时间需要根据组织所用不同的固定液、不同的固定时间、不同类型的组织和不同的切片厚度等因素做相应调整。

2. 变性 通过加热将双链的探针和靶核酸解链成单链。

3. 预杂交 在杂交前加入不含探针和硫酸葡聚糖的杂交液处理，以封闭非特异性杂交位点，减少非特异性杂交结合，使背景更加清晰，利于阳性结果的观察。

4. 杂交 加入特异探针，与组织细胞中的靶核酸结合形成稳定的杂交体。

5. 杂交体的显示 利用杂交体上标记物的免疫学反应和化学反应，形成有颜色的稳定的沉淀物而显色，或用激发光激发荧光素标记物使杂交体部位发出可见的荧光。

（李　娜）

第二节　常用原位杂交技术

　　原位杂交技术是最为常用的分子病理学技术，是目前重要的临床病理诊断辅助技术之一；其技术操作简单，结果稳定可靠、具有较高的特异性和敏感性。随着探针的商品化和试剂盒的推广，该技术越来越多的应用于日常临床病理诊断。

　　在临床病理诊断中，常用是原位杂交技术和荧光原位杂交技术。前者主要利用某些底物在杂交体部位显色，通过光学显微镜来观察杂交结果；后者利用荧光素标记探针，通过荧光显微镜观察杂交体上发出的荧光来确定杂交结果。

一、原位杂交技术

　　原位杂交技术（ISH）是用特定的标记物如地高辛或生物素标记特异核酸探针，按照核酸序列的互补原则，探针与被检测样本中的靶核酸杂交形成特异性的杂交体，杂交体上的地高辛与鼠抗地高辛抗体结合，再用辣根过氧化物酶标记的抗鼠抗体与鼠抗地高辛抗体结合，最后通过辣根过氧化物酶和 DAB 的反应而显色。在显微镜观察杂交体上的棕色的信号，从而确定组织中存在靶核酸。

　　原位杂交技术主要利用底物，通过化学反应在杂交体部位显色，通过光学显微镜来观察杂交结果，因此，也称显色原位杂交（chromogenic in situ hybridization，CISH）。通过使用银离子等作为底物，通过化学反应在杂交体部位产生银沉淀而显色，称为银染原位杂交技术（silver in situ hybridization，SISH）。

　　原位杂交技术操作简单，用 DAB 或银显色其阳性结果可长时间保存；在观察结果的同时，也可以看到组织细胞结构。实验一般不需要特殊的仪器设备。

（一）EBV 原位杂交检测操作

1. 主要实验仪器设备　如下所述：

（1）杂交仪或电热烤箱和恒温水浴培养箱，用于组织切片变性和杂交等。

（2）光学显微镜，用于染色结果观察。

2. 主要试剂　EBER－DNA 检测试剂盒一般提供以下试剂，如果不是即用型试剂，需要按说明书要求进行稀释和配制。

（1）胃蛋白酶消化液。

（2）生物素标记的 EBV－DNA 探针。

（3）辣根过氧化物酶标记的链菌抗生物素蛋白。

（4）DAB 显色剂。

3. ISH 操作步骤　如下所述：

（1）组织石蜡切片厚 $4\mu m$ 贴在硅化载玻片上，65℃烤片 60min。

（2）常规脱蜡至蒸馏水：在脱蜡过程中将胃蛋白酶消化液从冰箱取出预热至 37℃。

（3）滴加胃蛋白酶消化液，37℃孵育 10～15min，蒸馏水洗。

（4）80% 的乙醇、95% 的乙醇和 100% 的乙醇各脱水 2min。

（5）室温或 37℃干燥 5～10min。

（6）滴加生物素标记的 EBV－DNA 探针液 10～20μl，盖上盖玻片，用专用的橡皮胶在盖玻片四周封边，放在电热烤箱 95℃变性 10min，再放在 37℃的恒温箱杂交过夜（约 16h）。也可以放在杂交仪进行变性和杂交。

（7）用 PBS 浸泡切片，并上下移动，使盖玻片自然脱下。

（8）缓冲液洗 2min。

（9）用 3% 的 H_2O_2 水溶液处理 5min，蒸馏水洗，PBS 洗。

（10）滴加封闭液孵育 10min。

（11）将封闭也甩走，直接滴加辣根过氧化物酶标记的链菌抗生物素蛋白孵育 30min。

（12）PBS 洗 5min，3 次。

（13）DAB 显色剂显色 15min，37℃。

（14）流水冲洗 10min。

（15）Mayer 苏木精染色液复染细胞核 3～5min，流水冲洗 10min。

（16）常规脱水透明，中性树胶封片。

4. 结果　阳性结果呈棕色，定位在细胞核，其他细胞核呈蓝色（图 5–1）。

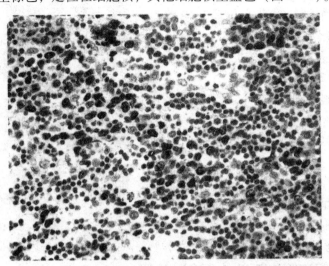

图 5–1　ISH 检测

鼻咽癌，EBV 阳性结果呈棕色，定位在细胞核

（二）HER2 基因显色原位杂交（CISH）检测

1. 主要实验仪器设备　如下所述：

（1）电磁炉用于组织片热修复。

（2）杂交仪或电热烤箱或恒温水浴培养箱，用于组织切片变性和杂交等。

（3）显微镜用于染色结果观察。

2. 主要试剂　商品化的检测试剂盒一般提供以下试剂，如果不是即用型试剂，需要按说明书要求进行稀释和配制。

（1）热修复液（pH 7.0）。

（2）胃蛋白酶消化液。

（3）地高辛标记的 HER2 探针。

（4）SSC 洗液。

（5）封闭血清。

（6）鼠抗地高辛抗体。

（7）过氧化物酶标记的抗鼠抗体。

3. CISH 操作步骤　如下所述：

（1）石蜡切片厚 4μm 贴在硅化载玻片上，65℃烤片 60～120min。

（2）切片常规脱蜡至蒸馏水：在脱蜡过程中加热修复液并将胃蛋白酶消化液从冰箱取出恢复至室温。

（3）切片放入煮沸的热修复液中保持 98～100℃，15min，冷却后蒸馏水洗 5min。

（4）滴加胃蛋白酶消化液室温孵育 5～10min，蒸馏水洗。

（5）切片依次分别用 80% 的乙醇、95% 的乙醇和 100% 的乙醇脱水各 3min 后，室温自然干燥 20min。

（6）滴加 HER2 探针液 15～20μl 并盖上盖玻片，用专用的橡皮胶在盖玻片四周封边，放于杂交仪 95℃变性 5min 后于 37℃杂交过夜（10～15h）。也可以放在电热烤箱进行变性和杂交。

（7）将切片浸泡在室温 SSC 洗液，并上下移动，使盖玻片自然脱下。

（8）放入预热的 SSC 洗液中，70℃浸泡 5min，蒸馏水洗。

（9）用 3% 的 H_2O_2 水溶液处理 5min，蒸馏水洗，PBS 洗。

（10）滴加封闭血清 10min。

（11）用去血清滴加鼠抗地高辛抗体室温孵育 30min，PBS 洗 5min，3 次。

（12）滴加辣根过氧化物酶标记的抗鼠抗体室温孵育 30min，PBS 洗 5min，3 次。

（13）DAB－H_2O_2 显色 1～5min，蒸馏水洗终止显色。

（14）Mayer 苏木精染色液复染细胞核 3～5min，蒸馏水洗 10min。

（15）常规脱水透明，中性树胶封片。

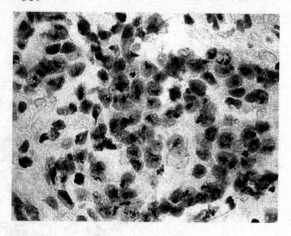

图 5－2　CISH 检测

乳腺癌，核内 HER2 杂交结果呈棕色

4. 结果　阳性结果呈细颗粒状或簇状粗颗粒状或团块状的棕色，定位在细胞核，细胞核呈蓝色。浸润癌细胞核内 HER2 平均拷贝数 >6 为扩增（图 5－2）。

（三）HER2 基因银染原位杂交（SISH）检测

1. 主要实验仪器设备　如下所述：

（1）全自动组织切染色机 BenchMark XT（罗氏）。

（2）光学显微镜，用于染色结果观察。

2. 主要试剂　如下所述：

（1）蛋白酶 3。

（2）二硝基苯（DNP）标记的 HER2－DNA 探针。

（3）二硝基苯（DNP）标记 17 号染色体 DNA 探针。

（4）兔抗 DNP 抗体。

（5）羊抗兔抗体。

（6）DNP 多聚体。

（7）银染染色液。

（8）快红色显色液。

（9）清洗缓冲液。

3. SISH 主要操作步骤　如下所述：

（1）烤片：石蜡切片厚 4μm 贴在硅化载玻片上，56℃烤片过夜（约 16h）。

（2）脱蜡：使用不含酒精、不含二甲苯的环保脱蜡液脱蜡约 8min。

（3）预处理：用冲洗缓冲液高温修复约 20min，蛋白酶消化 4min。

（4）变性：94℃5min。

（5）杂交：HER2 DNA 探针杂交 6h，17 号染色体探针杂交 3h。

（6）探针标记物检测：用抗 DNP 抗体检测探针标记物 DNP。

（7）显色：银染染色液显色和快红溶液显色。

（8）复染：苏木精和靛蓝染色液染细胞核。

（9）封片：不含二甲苯的中性树胶封片。

4. 结果　阳性结果呈细颗粒状或成簇的状粗颗粒状或团块状的黑色，定位在细胞核，细胞核呈蓝色；对照 17 号染色体探针杂交为红色信号点。30% 的肿瘤细胞中，HER2 阳性信号点大于等于 6 个，或信号点成簇分布为扩增（图 5 – 3）。

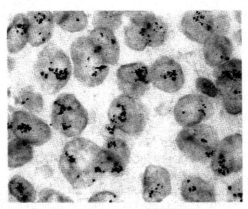

图 5 – 3　SISH 检测

乳腺癌，HER2 杂交结果呈黑色颗粒，对照 17 号染色体针杂交结果呈红色颗粒

二、荧光原位杂交技术

荧光原位杂交技术（fluorescence in situ hybridization，FISH）是采用荧光素标记的特异 DNA 探针，按照 DNA 序列的互补原则，探针与被检测样本中的靶 DNA 杂交形成特异性的杂交体，通过荧光显微镜观察杂交体上的荧光信号，从而确定组织中存在靶 DNA。

FISH 技术主要是检测细胞的 DNA，尤其是常用于检测基因在染色体的定位，了解基因的扩增、缺失或突变。使用的探针包括由一个或多个克隆已知序列组成的位点特异性探针、简单重复序列探针和由一条染色体或染色体上某一段核苷酸片段所组成的全染色体或染色体区域特异性探针。通常探针用异硫氰酸荧光素（fluorescein isothiocyanate，FITC）和四甲基罗丹明（tetramethyl rhodamine）等荧光素标记。

FISH 技术操作简单快速，敏感性和特异性高，结果容易观察；可检测冷冻切片和石蜡切片，且可同时检测多种基因（结果呈多种颜色）。但结果不能长时间保存，一般需要尽快将结果拍摄保存。

HER2 基因 FISH 检测：

1. 主要实验仪器设备　如下所述：

（1）杂交仪或烤片机：用于组织切片或细胞涂片预热、变性和杂交等。

（2）恒温水浴箱：用于试剂加热，探针变性，组织细胞片的处理如消化、杂交等。

（3）荧光显微镜：用于观察荧光结果，需要在暗房条件下进行。

（4）电脑及其图像采集和分析软件系统：用于实验结果的分析和报告。

2. 主要试剂　商品化的检测试剂盒一般提供以下试剂，如果不是即用型试剂，需要按说明书要求进行稀释和配制。

（1）荧光素标记的 HER2 – DNA 探针。

（2）杂交缓冲液。

（3）SSC 溶液。

（4）蛋白酶 K 液。

（5）变性液。

（6）NP40/SSC 溶液。

（7）甲酰胺/SSC 溶液。

（8）DAPI 复染剂。

3. FISH 操作步骤　如下所述：

（1）组织石蜡切片厚 4μm 贴在硅化载玻片上，65℃ 烤片 60min。

（2）常规脱蜡至蒸馏水，用纸吸去切片上多余的水分。

（3）2×SSC 溶液中浸洗 5min，2 次。

（4）滴加蛋白酶 K 液（200μg/ml）孵育消化 20～30min，37℃。

（5）2×SSC 溶液中浸洗 5min，2 次。

（6）组织切片依次置于 -20℃ 预冷的 70% 的乙醇、85% 的乙醇和 100% 的乙醇中各 3min 脱水。

（7）浸入丙酮溶液中 2min，自然干燥玻片。

（8）加热组织切片至 56℃。

（9）将组织切片浸泡在变性液中变性 5min，73～75℃。

（10）组织切片在预冷 4℃ 的 70% 的乙醇、85% 的乙醇和 100% 的乙醇中各 3min 进行梯度脱水后自然干燥。

（11）将组织切片放在 45～50℃ 烤片机上预热 2～5min。

（12）将装有探针混合物的试管置于 73～75℃ 水浴箱中变性 5min，后置于 45～50℃ 水浴箱中备用。

（13）滴加 HER2 探针液 15～20μl 并盖上盖玻片，再用专用的橡皮胶在盖玻片四周封边，放于杂交仪或湿盒中于 42℃ 杂交过夜（10～15h）。

（14）用 50% 的甲酰胺/2×SSC 溶液浸洗组织片，并轻轻上下移动组织切片将盖玻片洗脱，再浸洗 5～10min 后取出组织切片。

（15）50% 的甲酰胺/2×SSC 溶液洗 5～10min，2 次。

（16）2×SSC 溶液浸洗 10min。

（17）2×SSC/0.1% 的 NP-40 溶液浸洗 5min。

（18）70% 的乙醇洗 3min，自然干燥。

（19）滴加 DAPI 复染剂，盖上盖玻片在暗处染色 10～20min，在荧光显微镜下选用合适的滤光片观察结果。

4. 结果　在黑暗的背景下阳性部位呈红色、绿色等不同颜色的荧光，呈细颗粒状或簇状粗颗粒状或团块状，定位在细胞核，细胞核呈蓝色。红色信号总数与绿色信号总数比值大于 2.2 时为 HER2 基因有扩增。

三、质量控制

（1）组织固定要及时，并应使用 10% 的中性甲醛液固定，固定时间为 6～24h。

（2）建议使用商品化的试剂盒，实验操作参照试剂盒说明书指南进行，可根据各自实验室条件和经验作适当调整。

（3）是否需要组织切片热修复要根据不同的试剂盒或所用的探针的不同而定，一般试剂杂交结果呈绿色荧光信号。

（4）蛋白酶消化液通常配成储备液冰箱保存，用前用稀释液稀释成工作液。蛋白酶消化十分重要，组织采用不同的固定液、固定时间不一、组织类型的不同和切片厚度的不同等因素都会影响消化效果，过度消化或消化不足又会影响实验结果。如需观察组织细胞消化情况，可在镜下观察，FISH 实验则自然干燥组织切片，滴加 DAPI 复染剂后盖上盖玻片，于暗处放置 10～20min，在荧光显微镜下观察。如果消化过度，则终止实验，重新切片进行实验，消化时要适当减低蛋白酶浓度或缩短消化时间，如果消化不足，可继续滴加蛋白酶继续消化。

（5）没有杂交仪可将组织片放电热烤箱变性，然后放入恒温水浴培养箱杂交。要确保电热烤箱和恒温水浴培养箱温度准确恒定，否则会影响变性和杂交效果。

（6）探针液用前一般需要用杂交缓冲液和蒸馏水稀释，可参考说明书按比例稀释。

（7）滴加的杂交液后盖上盖玻片时应避免产生气泡，气泡部位会出现假阴性。

（8）用橡皮胶在盖玻片四周封边，是为了防止长时间杂交过程中杂交液蒸发掉。

（9）不同的检测试剂盒提供的浸洗液有所不同，有 SSC 溶液、PBS 液和 TBS 液等，浸洗组织片所需的温度也有所不同，要参照说明书进行操作。

（10）杂交后用 SSC 溶液浸洗组织片，温度过高，时间过长会减弱杂交信号；温度不足，时间过短，难以洗去非特异性结合，导致背景着色。

（11）细胞核要浅染，染色过深会妨碍阳性结果的观察。

（12）探针、蛋白酶消化液和 DAPI 复染剂等需在 -20℃ 保存，封闭血清、抗体以及快红、BCIP/NBT 和 DAB 显色剂在 4℃ 保存。探针、显色剂和 DAPI 复染剂还需要避光保存。

（13）每次实验应采用已知阳性和阴性的组织片作对照，以保证实验结果的可靠性。

（14）探针和组织细胞杂交后，是通过免疫组化方法将杂交信号进一步放大和显色，除了采用辣根过氧化酶标记的抗体，DAB 显色呈棕色或 AEC 显色呈红色外，还可以选择碱性磷酸酶标记的抗体，用固蓝显色呈蓝色，快红显色呈红色，BCIP/NBT 显色呈紫蓝色。除了 DAB 显色外，用其他显色剂显色染色后不能使用乙醇和二甲苯进行脱水透明，并应采用水溶性胶封片。

（15）用荧光显微镜观察结果时要根据标记探针的荧光素来选用合适的滤光片，使用 100× 的油镜观察。

（16）染色后的组织片置于 -20℃ 避光保存，以减慢荧光减弱的速度。

（李　艳）

第三节　原位杂交技术在病理诊断中的应用

随着商品化的原位分子杂交检测试剂盒不断增多，在临床病理诊断中开展原位分子杂交技术检测的项目也越来越多。

一、EB 病毒检测

EB 病毒检测有助于鼻咽癌等与 EB 病毒相关疾病的辅助性诊断。

二、人类乳头状瘤病毒检测

免疫组化对人类乳头状瘤病毒（HPV）检出率较低，采用原位分子杂交技术可提高其检出率，有助于尖锐湿疣和 HPV 感染疾病的病理诊断。

三、癌基因检测

检测肿瘤组织中相关基因的扩增和蛋白产物过表达，对肿瘤早期诊断、临床治疗和预后判断均有一定意义。如检测 hTERC 基因扩增可进行子宫颈癌的筛查和早期诊断；检测乳腺浸润性导管癌 HER2 基因的扩增，是采用曲妥珠单抗（赫赛汀）药物治疗的重要依据。

（李　艳）

第六章

特殊染色和酶组织化学染色技术

　　特殊染色和酶组织化学染色是临床病理诊断和病理学研究中重要而常用的病理技术之一。组织细胞内的一些物质用 HE 染色不能或不能很好地显示出来，因此，需要通过特殊染色技术，采用不同于苏木精 - 曙红的特殊染料进行染色，将所需要观察的物质显示出来，以满足观察的需要。

　　特殊染色和酶组织化学染色与一般的制片技术相似，但在操作上有其特殊的要求。

　　1. 固定　大多数特殊染色的组织固定可用 10% 甲醛固定液。无论进行冷冻切片还是石蜡切片的组织，取材越新鲜越好，以保持生物体的原状，使细胞内的化学成分尽可能保存下来。若做石蜡切片，组织取材后应立即进行固定，根据所检测的物质不同而选用不同的固定液及固定时间。最常用的固定方法是用固定液浸泡组织。固定液有多种，不同的固定液具有不同的作用，至今还没有一种固定液能用于所有染色的组织固定。最常用、用途最广的是 10% 甲醛溶液。因甲醛易氧化成甲酸，因此多会偏酸性，最理想的是配成中性甲醛溶液。某些染色中，组织不能用甲醛溶液来固定，如做肝糖原染色，则不能用甲醛固定液，需要用乙醇性固定液如 Gendre 或 Carncy 固定液。在组织固定过程中，固定液的选择应遵循的原则是固定液不能溶解细胞内的化学物质，使所显示的物质不会出现移位现象，定位准确。

　　2. 组织切片　有些染色可以用石蜡切片也可以冷冻切片，而有些染色只能用冷冻切片。需要根据所检测物质的性质及所采用的染色方法选用冷冻切片和石蜡切片。在冷冻切片中，组织细胞的各种成分丢失最少，但形态结构差，可溶性物质弥散；石蜡切片中组织细胞的许多特殊物质减少甚至丢失，酶活性降低甚至失去活性，但形态结构好，所需显示的物质定位清晰。

　　3. 染色方法　显示不同的物质往往需要采用不同的染色方法，有时采用相同的染色方法，但根据所显示物质的不同，染色前处理的方式有所不同。不同物质的染色，都有其最佳的染色时间和 pH 环境。染色时，染色时间和 pH 环境的变化会影响染色结果。

第一节　结缔组织和肌纤维

一、胶原纤维染色

　　胶原纤维是结缔组织纤维的一种，粗细不一，直径为 0.5 ~ 10.0μm，具有韧性大和拉力强的特点。胶原纤维分子根据其生化成分可分为 I 型、II 型、III 型和 IV 型，其中 I 型胶原纤维多分布在真皮、韧带、肌腱和骨；II 型胶原纤维主要分布在透明软骨；III 型胶原纤维分布在真皮、血管和胃肠等；IV 型胶原纤维主要分布在基底膜。

（一）苦味酸 - 酸性品红染色法（V. G. 染色法）

　　1. 试剂配制　如下所述：

　　（1）Weigert 铁苏木精液

　　A 液：苏木精　1g

　　无水乙醇　100ml

B 液：30% 三氯化铁水溶液　4ml

蒸馏水　100ml

浓盐酸　1ml

临用前将 A 液、B 液按 1 ∶ 1 混合，即配即用，不宜保存。

（2）1% 盐酸乙醇液

70% 乙醇　99ml

浓盐酸　1ml

（3）V. G. 染液

A 液：1% 酸性品红水溶液

酸性品红　1g

蒸馏水　100ml

B 液：苦味酸饱和水溶液

苦味酸　1.2~2.0g

蒸馏水　100ml

临用前将 A 液、B 液按 1 ∶（7~9）混合，即配即用，不宜保存。

2. 染色操作　如下所述：

（1）组织用 10% 甲醛溶液固定，常规脱水包埋，切片厚 5μm。

（2）常规脱蜡至水。

（3）Weigert 铁苏木精液染 5~10min，流水稍洗。

（4）1% 盐酸乙醇液分化 1~2s。

（5）流水冲洗 10min，蒸馏水稍洗。

（6）V. G. 染液滴染 1~2min。

（7）直接 95% 乙醇快速分化至洗去 V. G. 染液。

（8）无水乙醇脱水，二甲苯透明。

（9）中性树胶封片。

3. 染色结果　胶原纤维呈鲜红色，肌纤维、胞质及红细胞等呈黄色，胞核呈褐色。

4. 质量控制　如下所述：

（1）Weigert 铁苏木精液配制后容易氧化而失效，应即配即用，用多少配多少。

（2）苦味酸水溶液的饱和度约 1.2%，因其含水所以可加至 2g，要达到过饱和，吸取上清液使用。

（3）V. G. 染液配制后长时间染色效果不佳，应即配即用，用多少配多少，当天用完。

（4）V. G. 染液染色后，如果用水洗，会脱色或颜色不鲜艳，所以用 95% 乙醇直接快速分化并洗去 V. G. 染液。

（二）Masson 三色法

1. 试剂配制　如下所述：

（1）Weigert 铁苏木精液

A 液：苏木精　1g

无水乙醇　100ml

B 液：30% 三氯化铁水溶液　4ml

蒸馏水　100ml

浓盐酸　1ml

临用前将 A 液、B 液按 1 ∶ 1 混合，即配即用，不宜保存。

（2）1% 盐酸乙醇液

70% 乙醇　99ml

浓盐酸　1ml

（3）丽春红酸性品红液

丽春红　0.7g

酸性品红　0.3g

蒸馏水　99ml

冰醋酸　1ml

（4）1%磷钼酸水溶液

磷钼酸　1g

蒸馏水　100ml

（5）2%苯胺蓝液

苯胺蓝　2g

蒸馏水　100ml

冰醋酸　2ml

（6）1%冰醋酸水溶液

冰醋酸　1ml

蒸馏水　99ml

2. 染色操作　如下所述：

（1）组织用 Bouin 液固定，常规脱水包埋，切片厚 5μm。

（2）常规脱蜡至水。

（3）Weigert 铁苏木精液染 5～10min，流水稍洗。

（4）1%盐酸乙醇液分化 1～2s。

（5）流水冲洗 10min，蒸馏水稍洗。

（6）丽春红酸性品红液滴染 10min，蒸馏水稍洗。

（7）1%磷钼酸磷钨酸液处理约 10min。

（8）直接滴入 2%苯胺蓝液染 5min。

（9）1%冰醋酸处理 2min。

（10）95%乙醇洗 2 次，洗去冰醋酸。

（11）无水乙醇脱水，二甲苯透明。

（12）中性树胶封片。

3. 染色结果　胶原纤维呈蓝色，肌纤维、胞质、纤维素、角蛋白和红细胞呈红色，胞核呈褐色。

4. 质量控制　如下所述：

（1）组织宜用 Bouin 液固定，如果用 10%甲醛溶液固定，则切片常规脱蜡至水后，用 Bouin 液于室温媒染一夜或置入 37℃温箱内媒染 30～60min，然后流水冲洗，洗去切片上的黄色。

（2）Weigert 铁苏木精液配制后容易氧化而失效，应即配即用，用多少配多少。

（3）可用亮绿代替苯胺蓝，则胶原纤维呈绿色。

二、弹性纤维染色

弹性纤维是结缔组织纤维的一种，新鲜时呈黄色，较细，直径为 0.2～1.0μm，具有弹性，常呈卷曲状，分布在伸展收缩等组织或器官，如皮肤、动脉、声带、韧带等。皮肤中的弹性纤维萎缩或断裂，则皮肤失去弹性产生皱纹。

（一）醛品红法

1. 试剂配制　如下所述：

（1）酸化高锰酸钾液

A 液：0.5%高锰酸钾液

高锰酸钾　0.5g

蒸馏水　100ml

B液：0.5%硫酸

浓硫酸　0.5ml

蒸馏水　99.5ml

临用前将A液、B液按1：1混合，即配即用，不宜保存。

（2）2%草酸水溶液

草酸　2g

蒸馏水　100ml

（3）醛品红液

碱性品红　0.5g

70%乙醇　100ml

浓盐酸　1ml

三聚乙醛　1ml

配好后在室温下放置2~3d，成熟后即染液由红色变为深紫色才能使用，置4℃冰箱保存备用。

（4）70%乙醇。

（5）橙黄G液

橙黄G　2g

蒸馏水　100ml

磷钨酸　5g

先用蒸馏水尽量溶解橙黄G，加入磷钨酸，充分混合，放置一夜，室温保存，用时取上清液。

2. 染色操作　如下所述：

（1）组织用10%甲醛溶液固定，常规脱水包埋，切片厚5μm。

（2）常规脱蜡至水。

（3）酸化高锰酸钾液氧化5min，稍水洗。

（4）2%草酸水溶液漂白1~2min，流水冲洗2min，70%乙醇稍洗。

（5）醛品红液浸染10min。

（6）70%乙醇浸洗，完全洗去醛品红液，稍水洗。

（7）橙黄G液染色约1s，稍水洗。

（8）常规脱水透明，中性树胶封片。

3. 染色结果　弹性纤维呈紫色至深紫色，背景底色呈黄色。

4. 质量控制　如下所述：

（1）酸化高锰酸钾液配制后容易氧化，不能长时间保存，因此应即用即配。

（2）醛品红液用乙醇配制，应用染色缸浸染并盖好染色缸，避免染液挥发，影响染色效果。

（3）醛品红液配置后到成熟需要2~3d，因此需提前配制。

（4）橙黄G液用于复染，染色不宜过深。

（二）地衣红法

1. 试剂配制　如下所述：

（1）地衣红液

地衣红　1g

70%乙醇　100ml

浓盐酸　1ml

先用70%乙醇溶解地衣红，再加入盐酸，放置1~2d，4℃保存备用。

（2）70%乙醇。

（3）橙黄G液：见弹性纤维染色（一）醛品红法。

2. 染色操作   如下所述:

(1) 组织用 10% 甲醛溶液固定，常规脱水包埋，切片厚 4μm。

(2) 常规脱蜡至水，70% 乙醇稍洗。

(3) 地衣红液浸染 3h。

(4) 70% 乙醇浸洗，完全洗去地衣红液，稍水洗。

(5) 橙黄 G 液染色约 1s，稍水洗。

(6) 常规脱水透明，中性树胶封片。

3. 染色结果   弹性纤维呈深棕红色，背景底色呈黄色。

4. 质量控制   如下所述:

(1) 切片也可以常规脱蜡至 70% 乙醇，但要保持 70% 乙醇干净，避免污染地衣红液。

(2) 地衣红液用乙醇配制，应用染色缸浸染并盖好染色缸，避免染液挥发，影响染色效果。

(3) 地衣红液配置后需要放置 1~2d，染色效果才好。

(4) 橙黄 G 液用于复染，染色不宜过深。

(三) 间苯二酚 - 碱性品红法

1. 试剂配制   如下所述:

(1) 酸化高锰酸钾液

A 液: 0.5% 高锰酸钾液

高锰酸钾   0.5g

蒸馏水   100ml

B 液: 0.5% 硫酸

浓硫酸   0.5ml

蒸馏水   99.5ml

临用前将 A 液、B 液按 1:1 混合，即配即用，不宜保存。

(2) 2% 草酸水溶液

草酸   2g

蒸馏水   100ml

(3) 间苯二酚 - 碱性品红液

碱性品红   1g

间苯二酚   2g

蒸馏水   100ml

30% 三氯化铁   12.5ml

浓盐酸   2ml

将碱性品红和间苯二酚溶于蒸馏水，不断搅拌，加热煮沸 1min，加入 30% 三氯化铁，继续搅拌加热煮沸 3min，待冷却后过滤。将滤纸上的沉淀物放入玻璃烧杯，在 65℃ 烤箱内烤干后，加入 95% 乙醇 100ml，在 80℃ 水浴中搅拌使沉淀物完全溶解，冷却后过滤，并加入 95% 乙醇至总量为 100ml，再加浓盐酸 2ml，充分混合，4℃ 冰箱保存备用。

(4) 1% 盐酸乙醇

70% 乙醇   99ml

浓盐酸   1ml

(5) V. G. 染液

A 液: 1% 酸性品红水溶液

酸性品红   1g

蒸馏水   100ml

B 液：苦味酸饱和水溶液

苦味酸　1.2~2.0g

蒸馏水　100ml

临用前将 A 液、B 液按 1 :（7~9）混合，即配即用，不宜保存。

2. 染色操作　如下所述：

（1）组织用 10% 甲醛溶液固定，常规脱水包埋，切片厚 4μm。

（2）常规脱蜡至水。

（3）酸化高锰酸钾液氧化 5min，稍水洗。

（4）2% 草酸液漂白 1~2min，流水冲洗 2min，95% 乙醇稍洗。

（5）间苯二酚 – 碱性品红液浸染 1~3h。

（6）1% 盐酸快速洗去染液，流水冲洗 10min。

（7）V.G. 染液复染 30s。

（8）95% 乙醇快速洗去 V.G. 染液。

（9）无水乙醇脱水，二甲苯透明，中性树胶封片。

3. 染色结果　弹性纤维呈紫黑色，胶原纤维呈红色，肌纤维和红细胞呈黄色。

4. 质量控制　如下所述：

（1）酸化高锰酸钾液配制后容易氧化，不能长时间保存，因此应即用即配。

（2）间苯二酚 – 碱性品红液用乙醇配制，应用染色缸浸染并盖好染色缸，避免染液挥发，影响染色效果。

（3）V.G. 染液用于复染，染色不宜过深。

三、网状纤维染色

网状纤维是结缔组织纤维的一种，由网状细胞产生，较细，直径为 0.2~1.0μm，有分支，相互交织成网，与网状细胞构成网状组织，主要分布于造血组织和淋巴组织，如肝、脾、淋巴结等器官和结缔组织与其他组织交接处，如基膜等。观察网状纤维的改变如增多、减少、断裂等有助于判断组织结构的改变。

（一）改良 Gordon – Sweets 银氨法

1. 试剂配制　如下所述：

（1）酸化高锰酸钾液

A 液：0.5% 高锰酸钾液

高锰酸钾　0.5g

蒸馏水　100ml

B 液：0.5% 硫酸

浓硫酸　0.5ml

蒸馏水　99.5ml

临用前将 A 液、B 液等份混合，即配即用，不能保存。

（2）2% 草酸水溶液

草酸　2g

蒸馏水　100ml

（3）2% 硫酸铁铵水溶液

硫酸铁铵　2g

蒸馏水　100ml

（4）10% 硝酸银水溶液

硝酸银　10g

蒸馏水　100ml

（5）浓氢氧化铵液。

（6）3%氢氧化钠水溶液

氢氧化钠　3g

蒸馏水　100ml

（7）Gordon‑Sweets 银氨液

10%硝酸银水溶液　2ml

浓氢氧化铵液　数滴

3%氢氧化钠水溶液　2ml

蒸馏水　35ml

将浓氢氧化铵液逐滴加入到2ml 10%硝酸银水溶液中，出现沉淀后继续加入浓氢氧化铵液，使沉淀溶解。加入2ml 3%氢氧化钠水溶液，形成沉淀物，又加入浓氢氧化铵液溶解沉淀，加入蒸馏水35ml。4℃冰箱内保存，可保存1个月。

（8）10%中性甲醛溶液

浓甲醛　10ml

蒸馏水　90ml

碳酸钙　加至过饱和

（9）核固红液

核固红　0.1g

硫酸铝　5g

蒸馏水　100ml

麝香草酚　50mg

分别用蒸馏水30ml 和蒸馏水70ml 完全溶解核固红和硫酸铝，再将两液混合，最后加入麝香草酚，室温保存备用。

2. 染色操作　如下所述：

（1）组织用10%甲醛液固定，常规脱水包埋，切片厚3~4μm。

（2）常规脱蜡至水。

（3）酸化高锰酸钾液氧化5min，稍水洗。

（4）2%草酸液漂白1~2min，稍水洗，再用蒸馏水洗。

（5）2%硫酸铁铵液媒染5min，稍水洗，再用蒸馏水洗一次。

（6）Gordon‑Sweets 银氨液作用1min，蒸馏水稍洗。

（7）10%中性甲醛液还原1min，流水冲洗10min。

（8）核固红液染胞核5~10min，稍水洗。

（9）常规脱水透明，中性树胶封片。

3. 染色结果　网状纤维呈黑色，胶原纤维呈黄至黄棕色，细胞核呈红色。

4. 质量控制　如下所述：

（1）酸化高锰酸钾液配制后容易氧化，不能长时间保存，因此应即用即配。

（2）Gordon‑Sweets 银氨液配制时，浓氢氧化铵也不宜多加，加到恰好使沉淀溶解为好。

（3）如果染色不够深，可以重复染色操作第（6）、（7）步，但背景可能会加深。

（二）改良 Gomori 银氨法

1. 试剂配制　如下所述：

（1）0.25%高锰酸钾水溶液

高锰酸钾　0.25g

蒸馏水　100ml

（2）2%草酸水溶液

草酸　2g

蒸馏水　100ml

（3）2%硫酸铁铵水溶液

硫酸铁铵　2g

蒸馏水　100ml

（4）10%硝酸银水溶液

硝酸银　10g

蒸馏水　100ml

（5）浓氢氧化铵液。

（6）10%氢氧化钾水溶液

氢氧化钾　10g

蒸馏水　100ml

（7）Gomori 银氨液

10%硝酸银液　3ml

10%氢氧化钾液　1ml

浓氢氧化铵液　数滴

蒸馏水　36ml

将10%硝酸银液3ml和10%氢氧化钾液1ml混合，即发生棕黑色颗粒沉淀，加入约40ml蒸馏水洗，吸去上清液，再加入蒸馏水40ml，又吸去上清液，重复3次，最后加蒸馏水4ml。缓慢滴入浓氢氧化铵液，使沉淀完全溶解。逐滴加入10%硝酸银液数滴，使溶液稍变浑浊，缓慢滴入浓氢氧化铵液，使溶液变清。加入蒸馏水36ml，4℃冰箱保存。

2. 染色操作　如下所述：

（1）组织用10%甲醛液固定，常规脱水包埋，切片厚4μm。

（2）常规脱蜡至水。

（3）0.25%高锰酸钾液氧化5min，稍水洗。

（4）2%草酸水溶液漂白1～2min，流水冲洗2min，再用蒸馏水稍洗。

（5）2%硫酸铁铵媒染5min，稍水洗，再用蒸馏水洗一次。

（6）Gomori 银氨液作用3min，蒸馏水稍洗。

（7）10%中性甲醛液还原1min，流水冲洗10min。

（8）常规脱水透明，中性树胶封片。

3. 染色结果　网状纤维呈黑色，胶原纤维呈黄至黄棕色，细胞胞核呈棕黑色。

4. 质量控制　如下所述：

（1）Gomori 银氨液配制时，浓氢氧化铵也不宜多加，加到刚好使沉淀溶解为好。

（2）如果染色不够深，可以重复染色操作第（6）、（7）步，但背景可能会加深。

（3）该方法不需要复染细胞核，操作简单，较常用。

四、骨骼肌纤维染色

肌组织也称肌纤维，呈长纤维状，主要由肌细胞构成，分为心肌、平滑肌和骨骼肌三种。心肌在心壁和近心脏大血管壁分布。平滑肌在呼吸道、消化道和血管分布，无横纹。骨骼肌在骨骼分布，受躯体神经支配，是随意肌。心肌和平滑肌受自主神经支配，是不随意肌。骨骼肌和心肌有横纹，为横纹肌。肌纤维在 HE 染色中呈红色，用 V. G 和 Masson 三色等特殊染色可区分肌纤维和胶原纤维，用磷钨酸苏木精法可以显示骨骼肌的横纹。

磷钨酸苏木精法：

（一）试剂配制

1. 酸化高锰酸钾液　如下所述：

A液：0.5%高锰酸钾液

高锰酸钾　0.5g

蒸馏水　100ml

B液：0.5%硫酸

浓硫酸　0.5ml

蒸馏水　99.5ml

临用前将A液、B液等份混合，即配即用，不能保存。

2. 2%草酸水溶液　如下所述：

草酸　2g

蒸馏水　100ml

3. 磷钨酸苏木精液　如下所述：

苏木精　0.1g

蒸馏水　100ml

磷钨酸　2g

分别用蒸馏水溶解苏木精和磷钨酸，然后将两种液体充分混合，放置在光亮处1~3个月待成熟后才能用于染色，磷钨酸苏木精液装于棕色瓶保存。

（二）染色操作

（1）组织用10%甲醛溶液固定，常规脱水包埋，切片厚$5\mu m$。

（2）常规脱蜡至水。

（3）酸化高锰酸钾液氧化5min，稍水洗。

（4）2%草酸水溶液漂白1~2min，流水冲洗2min，蒸馏水洗一次。

（5）用磷钨酸苏木精液浸染1~2d。

（6）不用水洗，直接用95%乙醇快速洗去染液。

（7）常规脱水透明，中性树胶封片。

（三）染色结果

骨骼肌的横纹、纤维素、细胞核呈深蓝色，胶原纤维呈棕红色。

（四）质量控制

（1）酸化高锰酸钾液配制后容易氧化，不能长时间保存，因此应即用即配。

（2）磷钨酸苏木精液置于光亮处自然成熟需要较长时间，加入高锰酸钾等氧化剂可加快成熟，但染液不稳定，染色效果不及自然成熟的磷钨酸苏木精液，而且不能长时间保存。

（3）骨骼肌的横纹随染色时间延长而不断加深，应第2d取出切片观察染色效果决定染色时间，避免过染。

（4）水洗或95%以下的低浓度乙醇长时间洗切片会使着染的横纹褪色。因此磷钨酸苏木精染色后不用水洗，直接用95%乙醇快速洗去染液即脱水透明，封片切片。

（李　艳）

第二节　病原微生物

一、革兰阳性菌和革兰阴性菌染色

细菌广泛分布在自然界，包括对人体无害的正常菌群和可致病的病原菌。病原菌侵入人体后是否致病，与细菌的数量和毒力、机体抗感染力等多种因素有关。细菌根据其形态分为球菌、杆菌及螺形菌三大类，细菌体积微小，球菌直径约为 $1\mu m$，小杆菌长 $0.6 \sim 1.5\mu m$，都具有细胞壁、细胞膜、细胞质、核质、核糖体和质粒等基本结构，某些细菌还具有不同的特殊结构如荚膜、鞭毛、菌毛和芽孢等。

草酸铵结晶紫法：

（一）试剂配制

1. 碳酸锂胭脂红染液　如下所述：

胭脂红　2g

碳酸锂饱和液　100ml

麝香草酚　0.5g

先用加热煮沸碳酸锂饱和水溶液和胭脂红，约 10min 至胭脂红溶解，回复至室温后加入麝香草酚，过滤后室温保存。

2. 草酸铵结晶紫染液　如下所述：

结晶紫　2g

95%乙醇　20ml

草酸胺　0.8g

蒸馏水　80ml

分别用95%乙醇溶解结晶紫，蒸馏水溶解草酸铵，充分溶解后将两液混合，室温保存。

3. Weigert 碘液　如下所述：

碘片　1g

碘化钾　2g

蒸馏水　100ml

先溶解碘化钾，再加入碘片溶解，室温保存。

4. 苯胺二甲苯　如下所述：

苯胺　50ml

二甲苯　50ml

（二）染色操作

（1）组织用10%甲醛溶液固定，常规脱水包埋，切片厚 $4\mu m$。

（2）常规脱蜡至水。

（3）碳酸锂胭脂红液染 5min，甩去染液。

（4）直接用1%盐酸乙醇分化数秒，流水冲洗 5min。

（5）草酸铵结晶紫液染 5min，甩去染液。

（6）用滤纸稍吸去染液。

（7）Weigert 碘液处理1min，甩去碘液。

（8）用滤纸吸去碘液及水分。

（9）直接用苯胺二甲苯分化至切片无紫色脱下，立即用二甲苯洗去苯胺二甲苯，并在镜下观察分化效果。

（10）二甲苯透明，中性树胶封片。

（三）染色结果

革兰阳性细菌呈蓝紫色，革兰阴性细菌呈红色，胞核也呈红色。

（四）质量控制

（1）碳酸锂胭脂红液和草酸铵结晶紫液染色后不能用水洗，否则染液脱色。

（2）Weigert碘液处理后要将切片上的水分吸干，否则苯胺二甲苯分化不均匀。

（3）封片前要尽可能用二甲苯洗去苯胺，否则可引起切片褪色。

（4）纤维素也被染成蓝色，观察时要注意。

二、胃幽门螺杆菌染色

胃幽门螺杆菌（HP）属于螺形细菌的一种，呈弧形，有弯曲，与慢性胃炎、胃溃疡和胃癌有密切关系。在HE染色有时也能观察到胃幽门螺杆菌，用特殊染色方法可清晰地显示出胃幽门螺杆菌。

（一）石酸银法

1. 试剂配制　如下所述：

（1）酸化水溶液，pH4.0

1%柠檬酸　0.6～0.8ml

蒸馏水　100ml

将1%柠檬酸慢慢滴入蒸馏水内，至pH4.0。

（2）1%硝酸银水溶液

硝酸银　1g

酸化水溶液，pH4.0　100ml

（3）2%硝酸银水溶液

硝酸银　2g

酸化水溶液，pH4.0　100ml

（4）5%明胶液

明胶　5g

酸化水溶液，pH4.0　100ml

将明胶加入酸化水溶液，于37℃不断搅拌至完全溶解，4℃保存，用前在37℃水浴箱加入溶解。

（5）0.15%对苯二酚液

对苯二酚　150mg

酸化水溶液，pH4.0　100ml

（6）显影液

2%硝酸银水溶液　6ml

5%明胶液　18ml

0.15%对苯二酚液　8ml

在染色操作第3步时配制，并在水浴箱预热至56℃备用。

2. 染色操作　如下所述：

（1）组织用10%甲醛溶液固定，常规脱水包埋，切片厚5μm。

（2）常规脱蜡至水，在用蒸馏水稍洗2次。

（3）1%硝酸银液56℃孵育1h。

（4）取出切片，直接放入56℃显影液内至切片呈淡黄棕色时取出，用预热至56℃的蒸馏水冲洗，流水冲洗5min。

（5）常规脱水透明，中性树胶封片。

3. 染色结果　胃幽门螺杆菌呈棕黑色，背景呈棕黄色。

4. 质量控制 如下所述：

（1）试剂瓶和染色中的染色缸等都要酸洗，并用蒸馏水洗。各种试剂都要用蒸馏水配制，避免其中的其他离子在染色中产生黑色沉淀，干扰观察结果。

（2）1%硝酸银液和显影液要预先在水浴箱内预热，染色和显色也在水浴箱内进行。

（3）显影时至切片呈淡黄棕色时取出镜下观察，如果菌染色不够深可继续显影至合适为止。

（二）硼酸亚甲蓝法

1. 试剂配制 硼酸亚甲蓝液。

亚甲蓝 1g

硼酸 1g

蒸馏水 100ml

分别用蒸馏水溶解亚甲蓝和硼酸，然后将两液混合，室温保存。

2. 染色操作 如下所述：

（1）组织用10%甲醛液固定，常规脱水包埋，切片厚5μm。

（2）常规脱蜡至水。

（3）硼酸亚甲蓝液染2~5min，快速蒸馏水洗去染液。

（4）稍吹干或烤干。

（5）二甲苯透明，中性树胶封片。

3. 染色结果 胃幽门螺杆菌呈蓝色，背景也呈蓝色。

4. 质量控制 如下所述：

（1）该方法快速简单，染色超过5min也不容易出现染色过深现象。

（2）长时间水洗或用乙醇脱水会引起褪色，因此吹干或烤干即可，但要彻底烤干，否则切片残留水滴会干扰胃幽门螺杆菌的观察。

三、结核杆菌和麻风杆菌染色

结核杆菌和麻风杆菌经苯酚碱性品红染色后，不会被酸脱色，因此称为抗酸染色。在组织细胞中染出结核杆菌和麻风杆菌对诊断结核与麻风疾病有重要意义。

苯酚碱性品红法：

（一）试剂配制

1. 脱蜡液 如下所述：

汽油 1份

松节油 1份

2. 碱性品红乙醇贮备液 如下所述：

碱性品红 5g

95%乙醇 100ml

3.5%苯酚水溶液 如下所述：

苯酚 5ml

蒸馏水 95ml

先将苯酚在40~50℃水浴箱溶解成液体，再用蒸馏水按比例混合。

4. 苯酚碱性品红液 如下所述：

碱性品红乙醇贮备液 10ml

5%苯酚 90ml

5.20%硫酸水溶液 如下所述：

浓硫酸 20ml

蒸馏水　80ml

6. Mayer 苏木精液　如下所述：

苏木精　0.1g

无水乙醇　20ml

蒸馏水　100ml

碘酸钠　20mg

硫酸铝铵　5g

柠檬酸　0.1g

水合氯醛　5g

分别用无水乙醇和蒸馏水溶解苏木精和硫酸铝铵，然后将两液混合，再加入碘酸钠充分混合后最后加入柠檬酸和水合氯醛，4℃保存。

（二）染色操作

（1）组织用 10% 甲醛液固定，常规脱水包埋，切片厚 4μm。

（2）用汽油、松节油混合的脱蜡液脱蜡 2 次，每次 5～10min。

（3）用吸水纸吸去脱蜡液，蒸馏水冲洗 2～3min。

（4）苯酚碱性品红液染 10～15min，流水洗去染液。

（5）20% 硫酸水溶液分化，在镜下观察分化程度，流水冲洗 5～10min。

（6）Mayer 苏木精浅染胞核。

（7）流水冲洗 10min。

（8）无水乙醇快速脱水，二甲苯透明，中性树胶封片。

（三）染色结果

结核杆菌和麻风杆菌呈红色，细胞核呈蓝色。

（四）质量控制

（1）未经染色的抗酸菌，菌体胞壁的类脂质容易被二甲苯和乙醇破坏，所以脱蜡不宜用二甲苯和乙醇而使用汽油松节油脱蜡剂，尤其是菌量较少的切片，也可以单独用松节油。但汽油松节油脱蜡能力比二甲苯低，所以要适当增加脱蜡时间和经常更换脱蜡剂。

（2）苯酚碱性品红液容易产生沉淀，最好染色前过滤。

（3）苯酚碱性品红液染色后的硫酸分化要掌握好，分化至背景清晰为止。

（4）无水乙醇快速脱水要快，最好使用新的无水乙醇，避免脱色。

（5）结核杆菌和麻风杆菌都被染成红色，要区分两者，需要根据其形态特点和送检组织类型等来判断。

四、真菌染色

真菌种类繁多，分布广泛。和细菌一样是否引起人体致病，与菌的毒力和致病条件有关。曲菌、念珠菌、毛霉菌和隐球菌等机会性疾病真菌可以用六胺银，PAS 方法等特殊染色方法在组织细胞中显示出来。但不同的真菌要根据其形态结构来观察判断，如毛霉菌的菌丝的分支呈钝角或直角，曲菌菌丝的分支呈锐角状；某些真菌如新型隐球菌在六胺银染色的基础上，再通过阿尔新蓝染色加以证实。

（一）六胺银法

1. 试剂配制　如下所述：

（1）8% 铬酸水溶液

铬酸　8g

蒸馏水　100ml

（2）0.5%偏重亚硫酸钠水溶液

偏重亚硫酸钠　0.5g

蒸馏水　100ml

（3）5%硝酸银水溶液

硝酸银　5g

蒸馏水　100ml

（4）3%六次甲基四胺水溶液

六次甲基四胺　3g

蒸馏水　100ml

（5）5%四硼酸钠水溶液

四硼酸钠　5g

蒸馏水　100ml

（6）六胺银贮备液

5%硝酸银水溶液　5ml

3%六次甲基四胺　100ml

将5%硝酸银水溶液慢慢加入3%六次甲基四胺水溶液内，边加边搅拌，开始形成白色沉淀，之后缓慢又变清，4℃保存。

（7）六胺银工作液

六胺银贮备液　10ml

蒸馏水　25ml

5%四硼酸钠水溶液　2ml

（8）3%硫代硫酸钠水溶液

硫代硫酸钠　3g

蒸馏水　100ml

（9）0.1%氯化金水溶液

氯化金　0.1g

蒸馏水　100ml

（10）橙黄G液：见第二节弹性纤维染色（一）醛品红法。

（11）Mayer苏木精液：见结核杆菌和麻风杆菌染色。

2. 染色操作　如下所述：

（1）组织用10%甲醛液固定，常规脱水包埋，切片厚4μm。

（2）常规脱蜡至水。

（3）8%铬酸水溶液氧化20min，流水稍洗。

（4）0.5%偏重亚硫酸钠水溶液处理1min，流水冲洗5min，再用蒸馏水浸洗2次。

（5）用预热至58~60℃的六胺银工作液，于48~50℃水浴箱内染色至切片呈淡黄色，30~60min，取出用蒸馏水洗后在镜下观察真菌着色是否恰当，蒸馏水洗。

（6）0.1%氯化金水溶液处理1min，蒸馏水稍洗。

（7）3%硫代硫酸钠处理5min，流水冲洗5min。

（8）橙黄G液复染1s，或Maver苏木精液复染2~3min，流水稍洗。

（9）常规脱水透明，中性树胶封片。

3. 染色结果　真菌菌丝和孢子呈黑色，背景为橙黄色（橙黄G液复染），或细胞核呈蓝色（Mayer苏木精液复染）。

4. 质量控制　如下所述：

（1）六胺银工作液染色后如果真菌着色不够深，可蒸馏水稍洗后继续染色，直到着色合适为止。

（2）六胺银工作液染色后不能再保存使用。

（3）复染可用橙黄 G 液也可以用 Mayer 苏木精液，但都不宜染得太深。

（二）高碘酸－无色品红（PAS）法

1. 试剂配制　如下所述：

（1）0.5％高碘酸水溶液

高碘酸　0.5g

蒸馏水　100ml

（2）0.5％偏重亚硫酸钠水溶液

偏重亚硫酸钠　0.5g

蒸馏水　100ml

（3）无色品红液

碱性品红　0.5g

蒸馏水　100ml

1mol/L 盐酸　10ml

偏重亚硫酸钠　0.5～0.8g

药用炭　1g

将蒸馏水煮沸溶解碱性品红，冷却至约50℃时，过滤，加入1mol/L盐酸充分混合，冷却至室温后加入偏重亚硫酸钠，塞紧瓶口摇匀，在暗处放置1d，溶液颜色呈淡黄色，加入药用炭，塞紧瓶口摇匀使溶液变成无色，过滤至棕色瓶，4℃保存。

（4）Mayer 苏木精液：见结核杆菌和麻风杆菌染色。

2. 染色操作　如下所述：

（1）组织用10％甲醛溶液固定，常规脱水包埋，切片厚4μm。

（2）常规脱蜡至水。

（3）0.5％高碘酸水溶液氧化5～10min，流水冲洗2min，蒸馏水稍洗。

（4）无色品红液于暗处染色15～20min。

（5）不用水洗，用0.5％偏重亚硫酸钠水溶液洗2次，每次1min，流水冲洗2min。

（6）Mayer 苏木精复染2～3min，流水冲洗10min。

（7）常规脱水透明，中性树胶封片。

3. 染色结果　真菌呈紫红色，细胞核呈蓝色。

4. 质量控制　如下所述：

（1）无色品红液要恢复至室温才用，否则染色时间需要延长。

（2）无色品红液使用一段时间后出现淡红色，可加入药用炭使其变成无色，使用后再次出现红色，或染色效果不佳，则需要重新配制。

（3）无色品红液染色后不宜水洗，否则可能会加深背景染色，直接用偏重亚硫酸钠水溶液洗去无色品红液即可。

（4）苏木精液复染后要充分水洗返蓝，使真菌和细胞核红蓝对比清晰。

（三）阿尔新蓝（pH2.5）法

1. 试剂配制　如下所述：

（1）阿尔新蓝液（pH2.5）

阿尔新蓝 8GX　1g

蒸馏水　100ml

冰醋酸　3ml

麝香草酚　50mg

先用蒸馏水溶解阿尔新蓝，再依次加入冰醋酸和麝香草酚，充分混合，4℃保存。

（2）核固红液

核固红　0.1g

硫酸铝　5g

蒸馏水　100ml

麝香草酚　50mg

分别用蒸馏水30ml和蒸馏水70ml完全溶解核固红和硫酸铝，再将两液混合，最后加入麝香草酚，室温保存。

2. 染色操作　如下所述：

（1）组织用10%甲醛液固定，常规脱水包埋，切片厚5μm。

（2）常规脱蜡至水。

（3）阿尔新蓝液（pH2.5）染15～20min，蒸馏水洗去染液。

（4）核固红液染5～10min，蒸馏水洗去染液。

（5）常规脱水透明，中性树胶封片。

3. 染色结果　新型隐球菌荚膜呈蓝色，细胞核呈红色。

4. 质量控制　核固红复染宜浅染，染色过度会覆盖新型隐球菌颜色，使蓝色不够鲜艳。

五、乙型肝炎病毒染色

很多疾病由病毒感染引起。乙型肝炎病毒可引起病毒性肝炎、肝硬化和肝癌，对人体健康危害很大。用特殊染色方法可检测出肝细胞内的乙型肝炎病毒表面抗原。

（一）品红法

1. 试剂配制　如下所述：

（1）酸化高锰酸钾液

A液：0.5%高锰酸钾液

高锰酸钾　0.5g

蒸馏水　100ml

B液：0.5%硫酸

浓硫酸　0.5ml

蒸馏水　99.5ml

临用前将A液、B液按1：1混合，即配即用，不宜保存。

（2）2%草酸水溶液

草酸　2g

蒸馏水　100ml

（3）醛品红液

碱性品红　0.5g

70%乙醇　100ml

浓盐酸　1ml

三聚乙醛　1ml

配好后在室温下放置2～3d，成熟后即染液由红色变为深紫色才能使用，置4℃冰箱保存备用。

（4）70%乙醇。

（5）橙黄G液

橙黄G　2g

蒸馏水　100ml

磷钨酸　5g

先用蒸馏水尽量溶解橙黄 G，加入磷钨酸，充分混合，放置一夜，室温保存，用时取上清液。

2. 染色操作　如下所述：

（1）组织用 10% 甲醛溶液固定，常规脱水包埋，切片厚 5μm。

（2）常规脱蜡至水。

（3）酸化高锰酸钾液氧化 5min，稍水洗。

（4）2% 草酸水溶液漂白 1~2min，流水冲洗 2min。

（5）70% 乙醇稍洗。

（6）醛品红液浸染 10min。

（7）70% 乙醇浸洗，完全洗去醛品红液，稍水洗。

（8）橙黄 G 液染色约 1s，稍水洗。

（9）常规脱水透明，中性树胶封片。

3. 染色结果　乙型肝炎病毒呈紫色至深紫色，背景底色呈黄色。

4. 质量控制　如下所述：

（1）酸化高锰酸钾液配制后容易氧化，不能长时间保存，因此应即用即配。

（2）醛品红液用乙醇配制，应用染色缸浸染并盖好染色缸，避免染液挥发，影响染色效果。

（3）醛品红液配置后到成熟需要 2~3d，因此需提前配制。

（4）橙黄 G 液用于复染，染色不宜过深。

（5）醛品红液保存一段时间后，也会使背景着色。如果背景染色浅，不影响乙型肝炎病毒的观察，也可以省去橙黄 G 液复染。

（二）地衣红法

1. 试剂配制　如下所述：

（1）酸化高锰酸钾液

A 液：0.5% 高锰酸钾液

高锰酸钾　0.5g

蒸馏水　100ml

B 液：0.5% 硫酸

浓硫酸　0.5ml

蒸馏水　99.5ml

临用前将 A 液、B 液按 1∶1 混合，即配即用，不宜保存。

（2）2% 草酸水溶液

草酸　2g

蒸馏水　100ml

（3）70% 乙醇。

（4）地衣红液

地衣红　1g

70% 乙醇　100ml

浓盐酸　1ml

先用 70% 乙醇溶解地衣红，再加入盐酸，放置 1~2d，4℃ 保存备用。

（5）橙黄 G 液

橙黄 G　2g

蒸馏水　100ml

磷钨酸　5g

先用蒸馏水尽量溶解橙黄 G，加入磷钨酸，充分混合，放置一夜，室温保存，用时取上清液。

2. 染色操作　如下所述：

（1）组织用 10% 甲醛液固定，常规脱水包埋，切片厚 4μm。

（2）常规脱蜡至水。

（3）酸化高锰酸钾液氧化 5min，稍水洗。

（4）2% 草酸水溶液漂白 1~2min，流水冲洗 2min。

（5）70% 乙醇稍洗。

（6）地衣红液浸染 3h。

（7）70% 乙醇浸洗，完全洗去地衣红液，稍水洗。

（8）橙黄 G 液染色约 1s，稍水洗。

（9）常规脱水透明，中性树胶封片。

3. 染色结果　乙型肝炎病毒呈棕红色，背景底色呈黄色。

4. 质量控制　如下所述：

（1）切片也可以常规脱蜡至 70% 乙醇，但要保持 70% 乙醇干净，避免污染地衣红液。

（2）地衣红液用乙醇配制，应用染色缸浸染并盖好染色缸，避免染液挥发，影响染色效果。

（3）地衣红液配置后要放置 1~2d 染色效果才好，所以需提前配制。

（4）橙黄 G 液用于复染，染色不宜过深。

（李　艳）

第三节　病理性沉着物

一、纤维素

纤维素（fibrin）又称纤维蛋白，它是由存在于血液内的纤维蛋白原分子聚合形成的特殊蛋白质。正常的凝血过程分三步：第一步是一系列凝血酶原激活物的形成；第二步为凝血酶原激活物催化凝血酶原转变为凝血酶；第三步为凝血酶催化纤维蛋白原转变为纤维蛋白，从而使血液凝固形成冻胶状的血凝块。

组织内出现的纤维素，可以是血管壁破裂，血液成分直接溢出；也可以是由于血管壁损伤较重，血管壁通透性增高，使血浆内的纤维蛋白原分子通过，这多见于局部的炎症反应或过敏性反应的表现。纤维素嗜酸性，HE 染色为红染的细丝，并互相连接成网状，也可相互融合。新鲜的纤维素有嗜苏丹反应，用类脂染色法染色呈弱阳性，陈旧的纤维素呈胶原染色反应。纤维素常见于以纤维素性炎症为主的疾病，如大叶性肺炎、杆菌性痢疾、白喉、纤维素性心包炎等，病变常发生于黏膜、浆膜和肺。血栓的证明，有时也需借助于纤维素染色证明血管内有纤维素的存在。在弥散性血管内凝血（DIC）时，全身许多器官的小血管内的微血栓，其主要成分是纤维素和血小板。因此，纤维素染色是证明弥散性血管内凝血颇为重要的方法。

纤维素样变（fibrinoid degeneration）是结缔组织中胶原纤维或小血管壁发生的一种变性。它具有纤维素的染色反应，所以称为纤维素样变。这种物质称为纤维素样物质。纤维素样变其形态在 HE 染色为边界不清的颗粒状或小条、小块状的无结构物质，折光性强，强嗜酸性，故被染为深红色，颇像纤维素，用纤维素染色有时也呈阳性反应。不同疾病出现的纤维素样物质，其化学性质及形成机制不同。有些是由于血管壁的坏死，通透性增加，渗出的纤维蛋白原转化形成纤维素样物质，如恶性高血压和胃溃疡底的动脉壁纤维素样变。有些是由于免疫变态反应引起，如急性风湿病、结节性多脉管炎等，所以还存在免疫球蛋白和纤维蛋白等成分。

显示纤维素和纤维素样变的方法有 Mallory 磷钨酸苏木精法和改良的 Gram - Weigert 法，此两法把纤维素染成蓝紫色至蓝黑色。Lendrum 等介绍的马休黄猩红蓝法（MSB）把纤维素染成红色，颜色较鲜艳。

（一）磷钨酸苏木精法

1. 试剂配制　如下所述：

（1）0.5%的高锰酸钾（potassium permanganate）。

（2）0.5%的硫酸（sulphuric acid）。

（3）酸化高锰酸钾液

0.5%的高锰酸钾　1份

0.5%的硫酸　1份

临用前混合后用，不能保存。

（4）2%的草酸（oxalic acid）。

（5）磷钨酸苏木精液

苏木精（hematoxylin）　0.1g

蒸馏水　100ml

磷钨酸（phosphotungstic acid）　2g

取洁净三角烧瓶一只盛蒸馏水30ml，倒入苏木精，稍加温使苏木精完全溶解。另取三角烧瓶盛蒸馏水70ml，加入磷钨酸后轻轻摇动使其完全溶解。待苏木精液冷却后与磷钨酸液混合，加塞后置于光亮处，隔数天轻轻摇动一次，待3~6个月成熟后才使用。

2. 染色步骤　如下所述：

（1）组织固定于10%的甲醛液中，常规脱水包埋。

（2）切片厚4μm，常规脱蜡至水。

（3）酸化高锰酸钾液氧化5min。

（4）稍水洗。

（5）2%的草酸漂白1~2min。

（6）流水冲洗2min，蒸馏水洗一次。

（7）磷钨酸苏木精液浸染（加盖）24~48h。

（8）取出切片直接用95%的乙醇迅速洗去多余染液。

（9）常规脱水透明，中性树胶封固。

3. 结果　纤维素、胞核、红细胞和神经胶质纤维呈深蓝色（图6-1），横纹肌的横纹也呈深蓝色。胶原纤维、软骨基质呈棕红色，粗的弹性纤维呈紫色。

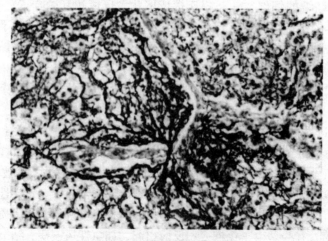

图6-1　磷钨酸苏木精法

大叶性肺炎，纤维素呈深蓝色

4. 注意事项　如下所述：

（1）自然成熟的磷钨酸苏木精液一般可保存2年以上。如急需成熟的磷钨酸苏木精液，可在配制后每100ml染液中加高锰酸钾17.7mg促其立即成熟，第2d可用。但加氧化剂的磷钨酸苏木精液不稳定，染色力容易失效。

（2）磷钨酸苏木精液成熟后，应保存于棕色小口砂塞瓶并在室温下置于暗处。在染色时若显示的纤维素蓝色深度不够，或呈红色，则说明氧化的时间不够，或可能是已过度氧化，这就需要重新配制新液。

（3）磷钨酸苏木精液染色后不要水洗，在95%的乙醇洗时也要迅速，因为水洗或乙醇洗的时间稍长，都可以洗脱磷钨酸苏木精所着染的颜色。

（4）磷钨酸苏木精液为进行性染色，因此不要过染，在染色24h后可取出在显微镜下观察着色程度。

5. 染色机制　磷钨酸苏木精液染色的机制是较奇特的，单一染液能染出两种主要的颜色即蓝色和棕红色。有理论认为，成熟的苏木红通过钨的结合生成蓝色色淀（lake），这种色淀对所选择的组织成分能牢固结合而呈蓝色。显示棕红色的成分是由于磷钨酸的作用而呈色。染液中磷钨酸与苏木精的比率是20∶1。

6. 应用　磷钨酸苏木精液可染纤维素，如各种炎症渗出的纤维素。对弥散性血管内凝血（DIC）的切片，用磷钨酸苏木精液染色可在毛细血管内发现蓝色的纤维素细丝。

（二）苯胺蓝法

1. 试剂配制

（1）天青石蓝染液

天青石蓝B（celestin blue B）　0.5g

硫酸铁铵（ferric ammonium sulphate）　5g

蒸馏水　100ml

甘油（glycerin）　14ml

麝香草酚（thymol）　50mg

取一只三角烧瓶盛蒸馏水，加入硫酸铁铵，用玻璃棒搅动使其完全溶解。加入天青石蓝，继续用玻璃棒搅匀，温火煮沸2～3min，在煮沸时应用玻璃棒轻轻搅动，否则天青石蓝将沉积于瓶底呈团块状。待冷后过滤于小口砂塞瓶，再加入甘油和麝香草酚，于4℃的冰箱保存，可使用一年多。临用前半小时由冰箱取出恢复至室温。为方便操作可倾入一小滴瓶内使用。

（2）Mayer苏木精染液

苏木精（hematoxylin）　0.1g

蒸馏水　100ml

碘酸钠（sodium iodate）　20mg

硫酸铝铵（aluminum ammonium sulphate）　5g

柠檬酸（citric acid）　0.1g

水合氯醛（chloral hydrate）　5g

取一只200ml洁净三角烧瓶盛蒸馏水，加入苏木精并轻轻摇动使完全溶解（可稍加温），再加入碘酸钠及硫酸铝铵，用玻璃棒轻轻搅动使硫酸铝铵完全溶解，最后加入柠檬酸与水合氯醛，此时溶液呈淡红紫色，过滤于小口砂塞瓶内。保存和使用同天青石蓝染液。

（3）马休黄乙醇液

马休黄（martius yellow）　0.5g

95%的乙醇　100ml

磷钨酸（phosphotungstic acid）　2g

先把马休黄溶于乙醇，再加入磷钨酸。

（4）辉煌结晶猩红液

辉煌结晶猩红6R（brilliant crystal scarlet 6R）　1g

蒸馏水　98ml

冰醋酸（glacial acetic acid）　2.5ml

（5）苯胺蓝液

苯胺蓝（aniline blue）　0.5g

蒸馏水　99ml

冰醋酸（glacial acetic acid）　1ml

（6）1%的磷钨酸（phosphotungstic acid）。

（7）1%的冰醋酸（glacial acetic acid）。

2. 染色步骤　如下所述：

（1）组织固定于10%的甲醛液中，常规脱水包埋。

（2）切片厚4μm，常规脱蜡至水。

（3）天青石蓝液染2~3min。

（4）稍水洗。

（5）Mayer苏木精染2~3min。

（6）稍水洗。

（7）1%的盐酸乙醇分化。

（8）流水冲洗10min。

（9）95%的乙醇稍洗。

（10）马休黄乙醇液染2min。

（11）蒸馏水稍洗。

（12）辉煌结晶猩红液染10min。

（13）蒸馏水稍洗。

（14）1%的磷钨酸处理5min。

（15）蒸馏水稍洗。

（16）苯胺蓝液染5~10min。

（17）1%的冰醋酸洗去多余染料并分化1min。

（18）不用水洗，直接用95%的乙醇急速洗2次。

（19）无水乙醇脱水。

（20）二甲苯透明，中性树胶封固。

3. 结果　纤维素呈鲜红色，肌纤维呈红色，胞核呈蓝褐色，胶原纤维呈蓝色，红细胞呈黄色。陈旧的纤维素呈紫蓝色，较早期纤维素带呈黄色。

4. 注意事项　如下所述：

（1）本法原推荐用甲醛氯化汞液（5%的氯化汞9份，浓甲醛1份）固定为宜，如用10%的甲醛固定也可。切片如用Bouin液媒染后再按上法染色则效果较好。

（2）苯胺蓝染料也可改用一些大分子量的蓝色或绿色阴离子染料如甲基蓝、固绿等代替。

（3）磷钨酸处理切片，一方面是把染上红色的胶原纤维分化至接近无色；另一方面是对胶原纤维起媒染作用，使胶原纤维与苯胺蓝较牢固结合。

（4）苯胺蓝染色后经1%的冰醋酸液处理，可使切片鲜艳和清晰。

5. 染色机制　此法染色的机制与胶原纤维染色的丽春红酸性品红–苯胺蓝法相似，即以小分子量的马休黄选择性地着染致密度较高的红细胞。随后用中等分子量的辉煌结晶猩红6R把纤维素和肌纤维染成红色，最后用大分子量的苯胺蓝把结构疏松的胶原纤维染成蓝色。

6. 应用　纤维素染色用于证实组织内或血管腔内有纤维素的存在。纤维素性炎症时（例如大叶性肺炎、白喉、杆菌性痢疾、纤维素性心包炎）的纤维素性渗出物可用此法显示。区别组织内的炎症水肿液（渗出液）和漏出液也用纤维素染色法。前者可有纤维素，后者则无。纤维素染色也是证明血栓、血栓栓塞和弥散性血管内凝血的组织检查方法。风湿性肉芽肿、恶性高血压的细动脉壁、红斑性狼疮和硬皮病的病变，还有一些结缔组织病的病变，纤维素染色均呈阳性反应。

二、淀粉样蛋白

淀粉样蛋白（amyloid）是指用碘染色其反应像淀粉，即遇碘呈赤褐色，再加硫酸变蓝色，和淀粉的染色相同，但它本身不是淀粉而是一种蛋白质，故又称淀粉样物质。

淀粉样蛋白的化学成分90%为淀粉样原纤维蛋白，10%为糖蛋白，其化学性质比较复杂，主要有两类：一类为淀粉样轻链蛋白（AL蛋白），其来源为浆细胞所分泌的免疫球蛋白的轻链；另一类为淀粉样相随蛋白（AA蛋白），是一种来自血浆中的和免疫球蛋白毫不相关的蛋白质。由此可知，淀粉样蛋白不是一种特定的化学物质。

淀粉样蛋白常沉积于小血管壁和浸润在细胞间隙，在HE染色的切片中，淀粉样蛋白为淡红色同质化呈云朵样或片块状结构，在偏光镜下观察，淀粉样蛋白呈绿色双折光。在组织内出现淀粉样蛋白沉着的病变称为淀粉样变或称淀粉样浸润。它可沉积于身体的任何组织，最常见于脾、心、肝和肾等。淀粉样蛋白在体内沉积可分为原发性淀粉样沉积症和继发性淀粉样沉积症。前者主要累及心脏、舌、肌肉和皮肤；后者主要累及肝、脾、肾和肾上腺等，并与很多感染性疾病有关，如长期慢性化脓性疾病、骨髓瘤、霍奇金病、结核和麻风等。

在切片上显示淀粉样蛋白的方法有甲紫及其相关染料的异染法、刚果红染色法、硫酸钠爱尔新蓝染色法、氧化地衣红法、用荧光镜观察的硫代黄素T法等。甲紫法属一种异染性，染色简便省时，但染色切片难以保存；甲醇刚果红法是改良原来的Highman刚果红法而建立，该法染色快而深，染液稳定，可保存多年使用，不足之处是弹力纤维和胶原纤维也可深浅不同的着染，只要注意容易区分；硫酸钠爱尔新蓝法染色鲜艳，对比分明，是较理想的方法；硫代黄素T为一种荧光染色法，需在荧光显微镜下观察，配UV滤块为佳。淀粉样蛋白其化学成分不尽相同，其沉积的多少和新旧也有差异，染色反应有时是不恒定的，因此，在染色时同时选用两种染色更可取。

（一）甲紫法

1. 试剂配制　如下所述：

（1）1%的甲紫（methyl violet）。

（2）1%的冰醋酸（glacial acetic acid）。

2. 染色步骤　如下所述：

（1）组织固定于10%的甲醛液中，常规脱水透明。

（2）切片厚4μm，常规脱蜡至水。

（3）1%的甲紫染3min。

（4）不用水洗，直接滴入1%的冰醋酸分化，至无染液脱出。

（5）稍水洗。

（6）甘油明胶封盖。

3. 结果　淀粉样蛋白呈红色至紫红色，胞核、胞质、结缔组织呈蓝色至深浅不同的蓝紫色。

4. 注意事项　如下所述：

（1）如无甲紫，可用结晶紫代替，同样可获得满意结果。

（2）在镜下观察异染性反应时，应把蓝色滤光片移去。

（3）甲紫染黏液也呈异染性红色，要注意鉴别。

（4）甲紫染色后，染片不能经乙醇脱水，因该染料很易溶于乙醇而脱色。

5. 染色机制　甲紫染淀粉样蛋白，属一种异染性，淀粉样蛋白存在酸性黏多糖，可与甲紫起异色反应。也有学者认为是由于染料内的不纯物与淀粉样蛋白原纤维选择性结合所致。

（二）甲醇刚果红法

1. 试剂配制　如下所述:

（1）甲醇刚果红液

刚果红（congo red）　0.5g

甲醇（methyl alcohol）　70ml

甘油（glycerin）　30ml

（2）碱性乙醇分化液

氢氧化钾（potassium hydroxide）　0.2g

80％的乙醇　100ml

（3）Mayer 苏木精染液。

2. 染色步骤　如下所述:

（1）组织固定于 10％的甲醛液，常规脱水包埋。

（2）切片厚 4μm，常规脱蜡至水。

（3）甲醇刚果红液染 10min，倾去余液。

（4）碱性乙醇分化，2～5s，水洗 2 次后于镜下控制至合适为度。

（5）流水冲洗 5min。

（6）Mayer 苏木精浅染胞核。

（7）流水冲洗 10min。

（8）常规脱水透明，中性树胶封固。

3. 结果　淀粉样蛋白呈红色（图 6-2），胞核呈蓝色。在偏光镜下淀粉样蛋白呈黄绿色的双折光。

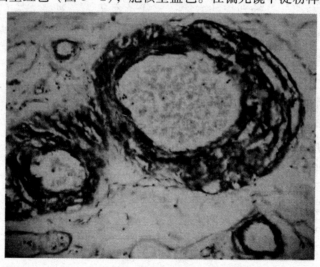

图 6-2　刚果红法
血管壁，淀粉样蛋白呈红色

4. 注意事项　如下所述:

（1）甲醇刚果红法为依据 Highman 刚果红法（用 50％的乙醇配制）经实验后改用甲醇和甘油配制刚果红液，简称甲醇刚果红法，经多年实践证明，该法染色较鲜，染液稳定，能保存数年以上可用。

（2）甲醇刚果红染液最好能提前配制，新鲜配制的染液，因其甲醇成分，在滴染时染液容易扩散，此时应采用浸入染色。

（3）凡是用刚果红染淀粉样蛋白，不管用哪种配制方法，都能把甲状腺胶质、弹力纤维染成红色，但两者在形态上有所不同；有时胶原纤维也呈淡红色，应注意区分。

（4）用碱性乙醇分化时要掌握恰当，若分化不足，胶原纤维也着染红色；分化过度，淀粉样蛋白也可脱色。如脱色过度，可将切片水洗后由第 3 步开始重染。因此在分化后的镜下观察很重要。

（5）如不用 Mayer 苏木精染胞核，也可用 Harris 苏木精代替，但染后必须用盐酸乙醇分化。

5. 染色机制　淀粉样蛋白对刚果红有选择性亲和力，因此容易着染。据认为刚果红是一种分子为长线状的偶氮染料，其上的氨基容易和淀粉样蛋白的羟基结合，平行地附着在淀粉样蛋白的纤维上而显色。

（三）硫酸钠爱尔新蓝法

1. 试剂配制　如下所述：

（1）醋酸乙醇液

95% 的乙醇　45ml

蒸馏水　45ml

冰醋酸（glacial acetic acid）　10ml

（2）1% 的爱尔新蓝乙醇液

爱尔新蓝 8GX（alcian blue 8GX）　1g

95% 的乙醇　100ml

（3）1% 的硫酸钠（sodium sulphate）。

（4）硫酸钠爱尔新蓝液

1% 的爱尔新蓝乙醇液　45ml

1% 的硫酸钠　45ml

冰醋酸　10ml

（5）四硼酸钠饱和乙醇液

四硼酸钠（sodium tetraborate）　约 0.5g

80% 的乙醇　100ml

（6）天青石蓝液。

（7）Mayer 苏木精液。

（8）苦味酸饱和乙醇液

80% 的乙醇　100ml

苦味酸加至饱和　约 12g

（9）1% 的丽春红 S（ponceau red S）。

（10）苦味酸饱和水溶液

苦味酸（picric acid）　约 2g

蒸馏水　100ml

取蒸馏水 100ml，加入苦味酸约 2g 即成苦味酸饱和液。

（11）改良 Van Gieson 染液

1% 的丽春红 S　1ml

苦味酸饱和水溶液　9ml

临用前按比例混合后用，不能保存。

2. 染色步骤　如下所述：

（1）组织固定于 10% 的甲醛液中，常规脱水包埋。

（2）切片厚 4μm，常规脱蜡至水。

（3）醋酸乙醇液稍洗。

（4）硫酸钠爱尔新蓝液浸染 2h。

（5）醋酸乙醇液浸洗 1min。

（6）流水稍洗。

（7）四硼酸钠饱和乙醇液处理 30min。

（8）流水稍洗。

（9）天青石蓝液染 2~3min。

（10）稍水洗。

（11）Mayer 苏木精液染 2~3min。

（12）流水冲洗 1min。

（13）苦味酸饱和乙醇液分化 10~20s。

（14）流水冲洗 1min。

（15）改良 Van Gieson 液染约 1min。

（16）迅速水洗。

（17）95% 的乙醇及无水乙醇脱水。

（18）二甲苯透明，中性树胶封固。

3. 结果　淀粉样蛋白呈绿色（图 6-3），胞核呈蓝褐色，胶原纤维呈红色，肌纤维、细胞胞质及红细胞呈黄色。

4. 注意事项　如下所述：

（1）爱尔新蓝原用于染黏液，但与硫酸钠醋酸配合则可以染淀粉样蛋白。该染色液很快失效，不能保存。若在溶解爱尔新蓝时改用乙醇，并增加冰醋酸在染液内的浓度，就可使染液反复使用多次。

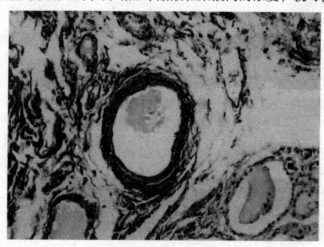

图 6-3　硫酸钠爱尔新蓝法
血管壁，淀粉样蛋白呈绿色

（2）硫酸钠爱尔新蓝液配制后贮于 4℃ 的冰箱，一般可保存数周，随着时间的延长，其染色力也慢慢减弱。

（3）新鲜的淀粉样蛋白呈鲜绿色，肥大细胞颗粒、某些黏液和胶质也呈绿色，老化的淀粉样蛋白呈暗绿色，这些要注意区分。

5. 染色机制　爱尔新蓝冰醋酸液再加入硫酸钠，能与淀粉样蛋白牢固结合而呈蓝色。经改良 Van Gieson 复染后，新鲜的淀粉样蛋白呈鲜绿色，但随着时间的延长，陈旧的淀粉样蛋白呈暗绿色。

（四）硫代黄素 T 荧光色素法

1. 试剂配制　如下所述：

（1）Mayer 苏木精液。

（2）1% 的硫代黄素 T（thioflavin T）。

（3）1% 的冰醋酸（glacial acetic acid）。

（4）甘油明胶

明胶（gelatine）　10g

蒸馏水　50ml

甘油（glycerin）　50ml

苯酚（phenol）　0.5g

先将明胶溶于蒸馏水，置于37℃的温箱或水浴箱中一晚使完全溶解，期间可稍摇动，然后加入甘油和苯酚结晶，再转入37℃的温箱30min，使彻底溶解并混匀即可用。该液于室温呈冻胶状，可较长期保存，用前置入37℃的温箱或温水内待溶解后即可作冷冻切片的脂肪染色封盖。

2. 染色步骤　如下所述：

（1）组织固定于10%的甲醛液中，常规脱水包埋。

（2）切片厚4μm，常规脱蜡至水。

（3）Mayer苏木精液染3min。

（4）流水冲洗5min。

（5）硫代黄素T滴染3min。

（6）稍水洗。

（7）1%的冰醋酸分化10min。

（8）流水洗1min。

（9）甘油明胶封固。

3. 结果　在落射式荧光显微镜观察，配以B激发滤块时，淀粉样蛋白在暗的背景下呈明亮的黄绿色荧光；配以V激发滤块时，淀粉样蛋白在暗的背景下呈青绿色荧光；若配以UV激发滤块时，淀粉样蛋白在暗的背景下呈明亮的天蓝色或银白色荧光，出现两种荧光可能是由于淀粉样蛋白沉积的多少或新旧而不同。

4. 注意事项　如下所述：

（1）用三种不同激发滤块时均可见弹性纤维和肥大细胞呈稍淡的阳性反应，应加以区分。

（2）从淀粉样蛋白的荧光强度和组织结构清晰度，以用UV和V激发滤块为佳，B激发滤块不理想。

（3）1%的硫代黄素T液配制后用棕色小口瓶装置4℃的冰箱保存，可使用1年以上。

（4）切片在染硫代黄素T之前，先用苏木精液染色，既可着染胞核，又可淬灭胞核内的荧光。

（5）1%的冰醋酸分化，可减少背景的非特异性荧光。

（6）此法的敏感度很高，但对淀粉样蛋白不是特异性，如弹力纤维和肥大细胞可呈阳性。

（7）用甘油明胶封固的染色标本，盒装存放于4℃的冰箱，保存2年后取出，在荧光镜下仍可见原有位置的荧光。

5. 应用　淀粉样蛋白在HE染色中为红染同质化或云朵样结构，有时和玻璃样变难以区别。要确定其本质是否为淀粉样蛋白，需用特殊的染色法来协助证明。如皮肤淀粉样蛋白多沉积在真皮乳头层内，慢性结膜炎时在透明样变的纤维组织内见到的淀粉样变，肺的淀粉样瘤、甲状腺髓样癌和胰岛细胞瘤的淀粉样蛋白沉积，全身淀粉样蛋白沉积症时的各个脏器均可用淀粉样染色来确定是否属于淀粉样蛋白。

三、尿酸盐

痛风（gout）是一组嘌呤代谢障碍导致血清含量增高，体内产生过多尿酸，并随之以尿酸盐在组织内沉积所致的病变。尿酸钠多沉积在跖趾关节、膝关节及手指各关节的软骨中，亦可沉积在关节的软组织、韧带和耳软骨等处，形成痛风结节（又称痛风石），在结节中有大量的尿酸盐结晶体沉积。镜下见结晶体为针状，互相平行排列，周围有肉芽组织形成及异物性巨细胞反应。尿酸盐易溶于水而不溶于乙醇；在用甲醛固定的常规制片中，结晶体全部被溶解，只看到针状的空隙。因此，显示尿酸盐时，应采用乙醇固定，选用特殊的染色方法。

六胺银法：

（一）试剂配制

（1）5%的硝酸银（silver nitrate）。

（2）3%的六次甲基四胺（hexamethylenetetramine）。

（3）六胺银贮备液

5%的硝酸银　5ml

3%的六次甲基四胺　100ml

将5%的硝酸银倾入3%的六次甲基四胺，即出现白色沉淀，此沉淀物在摇动中很快溶解，溶液变清。置于4℃的冰箱可保存约半年。

（4）5%的四硼酸钠（sodium tetraborate）。

（5）六胺银工作液

六胺银贮备液　10ml

蒸馏水　25ml

5%的四硼酸钠　2ml

将六胺银贮备液加入蒸馏水中混合，然后加入5%的四硼酸钠，待彻底混合后即可用，此液应于临用时配。

（6）0.1%的氯化金水溶液。

（7）5%的硫代硫酸钠（sodium thiosulphate）。

（8）0.5%的伊红液

伊红Y，水溶性（eosinY，water soluble）　1g

蒸馏水　200ml

冰醋酸　1滴

（二）染色步骤

（1）小块组织固定于无水乙醇中16h（过夜），再经无水乙醇3次，每次约30min，二甲苯2次，每次15~20min，浸蜡包埋。

（2）切片厚5μm，二甲苯脱蜡至无水乙醇。

（3）浸入预热的六胺银工作液（加盖）于58~60℃的恒温箱内作用30min，此时如有尿酸盐存在，切片即呈黑色。

（4）蒸馏水稍洗。

（5）0.1%的氯化金处理1min。

（6）流水稍洗。

（7）5%的硫代硫酸钠处理5min。

（8）流水冲洗5min。

（9）0.5%的伊红液浅染30s。

（10）稍水洗。

（11）常规脱水透明，中性树胶封固。

（三）结果

尿酸盐结晶呈黑色，背景呈淡红色。

（四）注意事项

（1）尿酸盐易溶于水，组织必须固定于无水乙醇，在固定前组织更不能用水冲洗。切片后于温热为95%的乙醇贴片后烘干。切片入六胺银工作液之前应避免与水接触。

（2）六胺银贮备液应以棕色小口砂塞瓶盛装，置于4℃的冰箱，约可保存半年，如置室温仅可保存2周。

（3）如用水浴箱代替恒温箱孵育，温度可调至48~50℃，否则作用快速，切片易变黑而难以掌握。

（4）六胺银工作液加入5%的四硼酸钠水溶液，目的是使工作液调节至pH 8.0左右。

（5）组织内若含有大团的钙盐可出现假阳性，应和针状的尿酸盐区别。也可做对照处理，即取一连续切片脱蜡后先入1%的盐酸无水乙醇处理5min，再用无水乙醇浸洗2次后入六胺银工作液，结果钙盐呈阴性。

（五）应用

若指（趾）关节等肿大时疑为尿酸盐沉积所致的痛风结节，可用此染色协助确诊。

四、钙盐

钙（calcium）在人体内大量存在，主要构成骨骼，作为支持人体的支架。它在分泌、运送、肌肉收缩、神经传导等也起重要作用。钙在机体内以两种形式存在，一种是离子钙，存在血液循环内，即所谓血钙；另一种是结合钙，和蛋白、碳酸或磷酸结合而沉着在组织内。除骨骼和牙齿外，正常时钙渗透在所有组织和细胞中，一般不以固体状态出现在组织内。但在某些情况下，钙析出成固体并沉着于组织内，则为病理性钙盐沉着。沉着的钙盐主要是磷酸钙，其次为碳酸钙。

这些钙盐沉着的机制仍不清楚，可能与局部碱性磷酸酶活性升高有关。该酶能水解有机磷酸酯，使局部磷酸增多，易于形成磷酸钙沉着。有人认为这些钙盐沉着又与局部 pH 变动有关，即变性、坏死组织的酸性环境首先使局部钙离子浓度增高（钙盐在酸性溶液中易溶解），后来由于病变组织碱性增加，钙盐便析出沉着。

在 HE 染色中，钙盐和苏木精结合形成蓝紫色的色淀。钙盐在微量时，有时和细菌不易区别，但钙盐的颗粒粗细不一。用以证明钙盐的方法有两种，一种是 Von Kossa 的硝酸银法，另一种是茜素红 S 法。

（一）硝酸银法

1. 试剂配制　如下所述：

（1）1% 的硝酸银（silver nitrate）。

（2）5% 的硫代硫酸钠（sodium thiosulphate）。

2. 染色步骤　如下所述：

（1）组织固定于 10% 的缓冲中性甲醛液，常规脱水包埋。

（2）切片厚 5μm，常规脱蜡至水。

（3）蒸馏水洗 1min。

（4）切片置入 1% 的硝酸银于强阳光处照射 15～60min。

（5）蒸馏水洗 1min。

（6）5% 的硫代硫酸钠处理 2min。

（7）流水冲洗 5min。

（8）HE 染色复染。

（9）常规脱水透明，中性树胶封固。

3. 结果　钙盐呈褐黑色至深黑色（图 6-4），细胞核呈蓝色，背景呈红色。

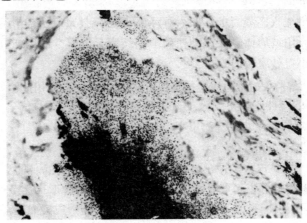

图 6-4　硝酸银法
钙化上皮瘤，钙盐呈黑色

4. 注意事项　如下所述：

（1）钙盐的固定应使用缓冲中性甲醛液为佳，不可使用酸性固定剂如 Bouin 液等，因酸可溶解部分钙盐，也不要使用甲醛钙液作固定。如用常规的 10% 的甲醛液固定，组织在固定 4~6h 后即进行脱水包埋。因组织在甲醛液储存过久，甲醛液过酸，可慢慢溶解钙盐。McGee‐Russell 建议对小量钙盐的显示，用乙醇固定组织比用甲醛液为佳。

（2）硝酸银液的浓度由 0.5%~5.0% 均可，通常采用 1% 的浓度，作用时间主要取决于阳光照射时光的亮度和时间，若暴露于强阳光下，需时 15min 已足够，也可暴露于紫外灯光下约 10min。

（3）如不用 HE 复染，则可用改良 Van Gieson 液复染，这样，如有骨样组织可染成鲜红色，对比很清楚。也可用核固红复染胞核。

（4）必要时可做一对照片，即取另一张连续切片脱蜡至水后，置入 0.2mol/L 的柠檬酸盐缓冲液（约 pH 3.5）处理切片 20min，流水冲洗 5min，然后经上述第 3 步同原来切片一起浸入 1% 的硝酸银于阳光下作用，结果应为阴性。

（5）此法对尿酸盐也呈黑色，但钙盐不溶于碳酸锂水溶液，尿酸盐则易溶。因此，切片经碳酸锂水溶液处理后，置入硝酸银液于阳光照射，呈阴性者为尿酸盐。

5. 染色机制　这是一种金属置换法，硝酸银溶液作用于含有不溶性钙盐的切片时，钙被银所置换，银盐在光的作用下，被还原为黑色的金属银。

（二）茜素红 S 法

1. 试剂配制　如下所述：

（1）10% 的氢氧化铵（ammonium hydroxide）。

（2）茜素红 S 液

茜素红 S（alizarin red S）　2g

蒸馏水　100ml

轻轻搅拌至茜素红 S 完全溶解后，用 10% 的氢氧化铵水溶液调整其 pH 至 4.1~4.3（每 100ml 茜素红 S 液，约加 10% 的氢氧化铵 10 滴）。若用量不多，可配其半量。

（3）Mayer 苏木精染液

苏木精（hematoxylin）　0.1g

蒸馏水　100ml

碘酸钠（sodium iodate）　20mg

硫酸铝铵（aluminum ammonium sulphate）　5g

柠檬酸（citric acid）　0.1g

水合氯醛（chloral hydrate）　5g

取一只 200ml 洁净三角烧瓶盛蒸馏水，加入苏木精并轻轻摇动使完全溶解（可稍加温至约 50℃），再加入碘酸钠及硫酸铝铵，用玻璃棒轻轻搅动使硫酸铝铵完全溶解，最后加入柠檬酸与水合氯醛，此时溶液呈淡红紫色，过滤于小口砂塞瓶内。

2. 染色步骤　如下所述：

（1）组织固定于 10% 的缓冲中性甲醛液中，常规脱水包埋。

（2）切片厚 5μm，常规脱蜡至水。

（3）茜素红 S 液滴染 1~5min。

（4）稍水洗。

（5）0.1% 的盐酸乙醇迅速分化。

（6）流水冲洗 5min。

（7）Mayer 苏木精浅染胞核。

（8）流水冲洗 10min。

（9）常规脱水透明，中性树胶封固。

3. 结果 钙盐呈橙红色，胞核呈蓝色。

4. 注意事项 如下所述：

（1）茜素红 S 液染色要根据钙盐的含量，切片在滴入茜素红 S 液后，应立即在显微镜下观察，见钙盐呈较深的橙红色即取出水洗，如染色时间过长，就出现弥散现象，一般 1～2min 即可。

（2）此方法适用于含量较少的钙盐，因其显示橙红色易于观察。

（3）染料要选用茜素红 S 为妥，如无 S 者染色不佳。

5. 染色机制 茜素红 S 属一种蒽醌类衍生物，是茜素磺酸钠盐，它能与碳酸钙或磷酸钙中的钙盐螯合形成橙红色复合物。

6. 应用 主要是证明组织中钙盐的存在。病理性钙化是相当常见的一种病理变化，例如结核干酪样坏死灶的钙化，主动脉粥样硬化时病变动脉壁的钙化，死的寄生虫卵和其他异物钙化，灶性脂肪坏死的钙化等。钙化上皮瘤（现称毛母质瘤）及一些肿瘤（如脑膜瘤、甲状腺乳头状癌，卵巢浆液性囊腺瘤）的砂粒体内也有钙盐沉着。此外，在甲状旁腺功能亢进时血钙增高的情况下，肾及胃还可发生转移性钙化。钙盐的沉着对某些疾病的诊断可提供一定的帮助。

五、铜

铜是人体必需的微量元素之一，它是体内许多氧化酶的必要成分，特别是细胞色素氧化酶和 DOPA 氧化酶的重要组成成分。正常人体内铜的总量平均为 75mg，但如超过一定的量，铜就会对机体产生毒性。肝豆状核变性（又称 Wilson 病），就是一种由过量铜沉积于组织中造成毒性而致病的一种常染色体隐性遗传疾病。在一般情况下，用组化方法不能显示出组织中所含微量的铜，但当组织中堆积过量的铜后，就可用组化方法显示出来。铜最常堆积于肝、脑、肾和角膜，通常是切取肝组织行病理切片检查。

显示铜的方法有红氨酸法，若丹明法和二苯硫卡巴腙法等，红氨酸法较敏感，也是传统的染色法。

红氨酸法：

（一）试剂配制

（1）0.1% 的红氨酸乙醇液

红氨酸（rubeanic acid） 10mg

无水乙醇 10ml

（2）10% 的醋酸钠（sodium acetate）。

（3）红氨酸乙醇醋酸钠液

0.1% 的红氨酸乙醇液 2ml

10% 的醋酸钠 40ml

（4）醇溶性伊红液

伊红 Y，醇溶性（eosin Y，alcohol soluble） 0.25～0.50g

80% 的乙醇 100ml

（二）染色步骤

（1）组织固定于 10% 的甲醛液中，常规脱水包埋。

（2）切片厚 6μm，常规脱蜡至水。

（3）浸入红氨酸乙醇醋酸钠液（加盖）于 37℃ 的恒温箱内处理 12～24h。

（4）70% 的乙醇浸洗 2 次，每次 10min。

（5）无水乙醇浸洗 2 次，每次 3h。

（6）醇溶性伊红液浅染 1s。

（7）无水乙醇稍洗。

（8）常规脱水透明，中性树胶封固。

（三）结果

在淡红色背景下，铜呈深绿黑色小颗粒。

（四）注意事项

（1）组织应选用甲醛液固定，Zenker 液或 B-5 液因含铬盐或汞盐，故不宜采用。

（2）红氨酸其学名为二硫代乙二酰胺（dithiooxamide），在习惯上称红氨酸，它溶于乙醇，微溶于水。故先用无水乙醇溶解后，再与 10% 的醋酸钠水溶液混合即可。

（3）醋酸钠应选用分析纯或保证试剂，因其内的重金属含量较低，可避免污染。

（4）乙醇性伊红作为复染，必须淡染，也可省略不复染。

（5）此法在操作上有时难以掌握，可用乙醇性肝硬化的阳性对照片与 Wilson 病的组织同时染色，必要时也可用铜喂饲的小鼠肝做对照。

（五）染色机制

切片用红氨酸乙醇醋酸钠液处理后，若有过量的铜离子存在时，铜与红氨酸结合形成深绿黑色的红氨酸铜盐沉淀。镍和钴经红氨酸乙醇处理后也生成红氨酸盐沉淀，但红氨酸乙醇在有醋酸盐存在时可阻断镍和钴与红氨酸结合而不形成沉淀。

（六）应用

在肝切片中用红氨酸法染色，如有深绿黑色颗粒出现，结合临床即可考虑为 Wilson 病或乙醇性肝硬化。

（张彩丽）

第四节　色素

一、黑色素染色

黑色素由黑色素细胞产生，是存在于正常组织如皮肤、毛发内的有色物质。未经染色的黑色素呈棕褐色或深褐色的颗粒，量多时干扰观察，特别是干扰免疫组化染色，因此往往需要进行脱黑色素处理。

（一）硫酸亚铁法

1. 试剂配制　如下所述：

（1）硫酸亚铁水溶液

硫酸亚铁　2.5g

蒸馏水　100ml

即配即用，不能保存。

（2）铁氰化钾水溶液

铁氰化钾　1g

蒸馏水　99ml

冰醋酸　1ml

即配即用，不能保存。

（3）1% 冰醋酸水溶液

冰醋酸　1ml

蒸馏水　99ml

（4）核固红染液：见网状纤维染色，（一）改良 Gordon-Sweets 银氨法。

2. 染色操作　如下所述：

（1）组织用 10% 甲醛液固定，常规脱水包埋，切片厚 $4\mu m$。

（2）常规脱蜡至水，蒸馏水稍洗。

（3）硫酸亚铁水溶液浸染 1h，蒸馏水洗 3 次，每次 1min。

（4）铁氰化钾水溶液浸染 30min。蒸馏水洗 3 次，每次 1min。

（5）1％醋酸水溶液稍洗，蒸馏水稍洗。

（6）核固红复染 5～10min，蒸馏水洗。

（7）常规脱水透明，中性树胶封片。

3. 染色结果　黑色素呈绿色至墨绿色，细胞核呈红色。

4. 质量控制　如下所述：

（1）该染色主要是离子反应，因此硫酸亚铁水溶液和铁氰化钾水溶液试剂要用分析纯级，配制试剂的瓶子要经酸洗干净，避免其他离子的干扰而影响染色结果。

（2）复染除了用核固红外，也可以用 V. G. 染液，背景的胶原纤维呈红色，肌纤维呈黄色，颜色鲜艳，对比清晰。

（二）银氨液法

1. 试剂配制　如下所述：

（1）10％硝酸银水溶液

硝酸银　10g

蒸馏水　100ml

（2）浓氢氧化铵。

（3）银氨液。

缓慢滴入浓氢氧化铵到 10ml 10％硝酸银水溶液内，加滴边摇匀，开始产生沉淀后，继续滴加氢氧化铵后生成的沉淀又被溶解，再次滴入 10％硝酸银水溶液数滴至出现轻微混浊，加入蒸馏水 20ml，过滤后暗处 4℃保存。

（4）0.1％氯化金水溶液

氯化金　0.1g

蒸馏水　100ml

（5）5％硫代硫酸钠水溶液

硫代硫酸钠　5g

蒸馏水　100ml

（6）核固红染液：见网状纤维染色，（一）改良 Gordon – Sweets 银氨法。

2. 染色操作　如下所述：

（1）组织用 10％甲醛溶液固定，常规脱水包埋，切片厚 5μm。

（2）常规脱蜡至水。

（3）用银氨液于暗处浸染 1 夜（约 16h），蒸馏水稍洗。

（4）0.1％氯化金水溶液处理 1min，蒸馏水稍洗。

（5）5％硫代硫酸钠水溶液处理 2min，蒸馏水稍洗。

（6）核固红复染 5～10min，流水冲洗去染液。

（7）常规脱水透明，中性树胶封片。

3. 染色结果　黑色素呈绿色至墨绿色，细胞核呈红色。

4. 质量控制　如下所述：

（1）该染色主要是银离子反应，因此配制试剂的瓶子要经酸洗干净，避免其他离子的干扰而影响染色结果。

（2）银氨液宜提前 1d 配制，4℃暗处保存，用前取出回复至室温。一般能保存 1～2 周，如果出现沉淀或黑色颗粒，则不能再用。

（3）复染除了用核固红外，也可以用 V. G. 染液，背景的胶原纤维呈红色，肌纤维呈黄色，颜色鲜艳，对比清晰。

（三）脱黑色素法

1. 试剂配制 如下所述：

（1）酸化高锰酸钾液：见网状纤维染色（一）改良 Gordon – Sweets 银氨法。

（2）2% 草酸水溶液：见网状纤维染色（一）改良 Gordon – Sweets 银氨法。

2. 染色操作 如下所述：

（1）组织常规脱水包埋，切片厚 4μm。

（2）常规脱蜡至水。

（3）酸化高锰酸钾液氧化 1~4h，稍水洗。

（4）2% 草酸水溶液漂白 1~2min，稍水洗，镜下观察。

（5）按常规做 HE 染色或免疫组化染色。

3. 染色结果 经上述操作处理后，被脱色的色素为黑色素。

4. 质量控制 如下所述：

（1）酸化高锰酸钾液配制后容易氧化，不能长时间保存，因此应即用即配。

（2）酸化高锰酸钾液氧化的时间，应根据切片上色素量的多少来决定，氧化 1~2h，草酸漂白后在镜下观察，如果还没有完全将色素脱去，则切片蒸馏水稍洗后继续氧化。

二、含铁血黄素染色

含铁血黄素是血红蛋白中的 3 价铁离子与蛋白形成的铁蛋白颗粒，呈金黄色或棕黄色。常见于肝、脾和骨髓等组织。慢性肺瘀血的肺泡腔内可见含有大量含铁血黄素的心力衰竭细胞。

亚铁氰化钾法：

（一）试剂配制

（1）2% 亚铁氰化钾水溶液

亚铁氰化钾　2g

蒸馏水　100ml

（2）2% 盐酸水溶液

盐酸　2ml

蒸馏水　98ml

（3）亚铁氰化钾工作液

2% 亚铁氰化钾水溶液　1 份

2% 亚铁氰化钾水溶液　1 份

即配即用，不能保存。

（4）核固红染液：见网状纤维染色，（一）改良 Gordon – Sweets 银氨法。

（二）染色操作

（1）组织用 10% 甲醛溶液固定，常规脱水包埋，切片厚 4μm。

（2）常规脱蜡至水，蒸馏水稍洗。

（3）亚铁氰化钾工作液处理 15~20min，蒸馏水稍洗，流水冲洗 2min。

（4）核固红染液复染 5~10min，流水冲洗去染液。

（5）常规脱水透明，中性树胶封片。

（三）染色结果

含铁血黄素呈蓝色，细胞核呈红色。

（四）质量控制

（1）该染色主要是离子反应，因此所用的试剂选用分析纯级，配制试剂的容器要经酸洗干净，避免其他离子的干扰而影响染色结果。

（2）亚铁氰化钾工作液宜即配即用，用后弃去，不能保存。

三、脂褐素染色

脂褐素是一种内含脂质呈黄褐色的病理性色素，常沉积在肝脏、心肌和神经等组织，位于细胞核周围或两端。因脂褐素常见于老年人，故又称为老年性色素。

（一）醛品红法

1. 试剂配制　见弹性纤维染色，（一）醛品红法。

（1）酸化高锰酸钾液。

（2）2%草酸水溶液。

（3）醛品红液。

（4）橙黄 G 液。

2. 染色操作　如下所述：

（1）组织用 10% 甲醛液固定，常规脱水包埋，切片厚 4μm。

（2）常规脱蜡至水。

（3）酸化高锰酸钾液氧化 5min，稍水洗。

（4）2% 草酸水溶液漂白 1~2min，流水冲洗 2min，70% 乙醇稍洗。

（5）醛品红液浸染 5~10min。

（6）70% 乙醇浸洗，完全洗去醛品红液，稍水洗。

（7）橙黄 G 液染色约 1s，稍水洗。

（8）常规脱水透明，中性树胶封片。

3. 染色结果　脂褐素呈紫色至深紫色，背景底色呈黄色。

4. 质量控制　如下所述：

（1）酸化高锰酸钾液配制后容易氧化，不能长时间保存，因此应即用即配。

（2）醛品红液用乙醇配制，应用染色缸浸染并盖好染色缸，避免染液挥发，影响染色效果。

（3）醛品红液配置后到成熟需要 2~3d，因此需提前配制。

（4）橙黄 G 液用于复染，染色不宜过深。

（二）三氯化铁铁氰化钾法

1. 试剂配制　如下所述：

（1）1% 三氯化铁水溶液

三氯化铁　1g

蒸馏水　100ml

（2）1% 铁氰化钾水溶液

铁氰化钾　1g

蒸馏水　100ml

（3）高铁化物液

1% 三氯化铁水溶液　30ml

1% 铁氰化钾水溶液　4ml

蒸馏水　6ml

即配即用，不能保存。

（4）核固红染液：见网状纤维染色，（一）改良 Gordon - Sweets 银氨法。

2. 染色操作　如下所述：

（1）组织用 10% 甲醛液固定，常规脱水包埋，切片厚 4μm。

（2）常规脱蜡至水，蒸馏水稍洗。

（3）高铁化物液作用 2～3min，蒸馏水洗去高铁化物液，流水冲洗 2min，蒸馏水稍洗。

（4）核固红液复染细胞核 5～10min，蒸馏水洗去染液。

（5）常规脱水透明，中性树胶封片。

3. 染色结果　脂褐素呈蓝黑色，细胞核呈红色。

4. 质量控制　如下所述：

（1）高铁化物液要临用前配制，用后不能保存再使用。

（2）高铁化物液作用时间不宜过长，否则背景染色会加深，影响脂褐素的观察。

（3）该法染色除了可以显示脂褐素外，黑色素、亲银细胞颗粒和嗜铬细胞颗粒也会着色，因此，需要和其他方法如醛品红法做对照。

（张彩丽）

第五节　其他

一、肥大细胞染色

肥大细胞呈圆形或椭圆形，胞质内含有大量的嗜碱性颗粒，颗粒的含有肝素、组胺等成分，当受到过敏原刺激，肥大细胞释放出细胞内颗粒和颗粒内的物质（脱颗粒），引起过敏反应。肥大细胞主要粉色或成堆分布在小血管以及皮肤、呼吸道和消化道的结缔组织内。

（一）醛品红法

1. 试剂配制　如下所述：

（1）Weigert 碘液

碘化钾　2g

蒸馏水　100ml

碘片　1g

先用蒸馏水溶解碘化钾，再溶解碘片，不断摇动使其完全溶解。

（2）5% 硫代硫酸钠水溶液

硫代硫酸钠　5g

蒸馏水　100ml

（3）醛品红液：见弹性纤维染色，（一）醛品红法。

（4）橙黄 G 液：见弹性纤维染色，（一）醛品红法。

2. 染色操作　如下所述：

（1）组织固定于 10% 甲醛生理盐溶液，常规脱水包埋，切片厚 5μm。

（2）常规脱蜡至水。

（3）Weigert 碘液处理 5min，蒸馏水稍洗。

（4）5% 硫代硫酸钠处理 2min，流水冲洗 5min。

（5）70% 乙醇稍洗。

（6）醛品红液浸染 10～15min，70% 乙醇洗去多余染液，蒸馏水稍洗。稍水洗。

（7）橙黄 G 复染 1s，蒸馏水洗去染液。

（8）常规脱水透明，中性树胶封片。

3. 染色结果　肥大细胞颗粒呈紫色或深紫色，背景呈橙黄色。

4. 质量控制　如下所述：

（1）组织离体后应尽快固定，最好用 10% 甲醛生理盐溶液固定，否则肥大细胞颗粒状不明显，有时候呈片状。

— 114 —

（2）醛品红液用乙醇配制，应用染色缸浸染并盖好染色缸，避免染液挥发，影响染色效果。

（3）醛品红液配置后到成熟需要 2 ~ 3d，因此需提前配制。

（4）橙黄 G 液用于复染，染色不宜过深。

（5）醛品红染色时间不宜过长，否则胰岛 B 细胞和脑垂体的嗜碱细胞也会着染，但因组织类型不同而容易鉴别。

（6）用皮肤组织染色，弹性纤维也呈紫色，对肥大细胞的观察有影响。

（二）甲苯胺蓝法

1. 试剂配制　如下所述：

（1）0.5% 甲苯胺蓝水溶液

甲苯胺蓝　0.5g

蒸馏水　100ml

（2）0.5% 冰醋酸水溶液

冰醋酸　0.5ml

蒸馏水　95.5ml

2. 染色操作　如下所述：

（1）组织固定于 10% 甲醛生理盐溶液，常规脱水包埋，切片厚 5μm。

（2）常规脱蜡至水。

（3）0.5% 甲苯胺蓝水溶液染 30min，蒸馏水稍洗去染液。

（4）0.5% 冰醋酸水溶液分化，在显微镜下观察染色效果。稍水洗。

（5）风扇吹干。

（6）二甲苯透明，中性树胶封片。

3. 染色结果　肥大细胞颗粒呈紫红色，细胞核呈蓝色。

4. 质量控制　如下所述：

（1）组织离体后应尽快固定，最好用 10% 甲醛生理盐溶液固定，否则肥大细胞颗粒状不明显，有时候呈片状。

（2）甲苯胺蓝染色后，应在显微镜下观察控制分化时间，分化至肥大细胞颗粒和背景清晰为止。

（3）甲苯胺蓝染色属于异染性染色，肥大细胞颗粒被染成紫红色。

（4）乙醇会使呈紫红色的肥大细胞颗粒变成蓝色，所以不宜用乙醇脱水。

（5）因醛品红同时将皮肤组织中的肥大细胞颗粒和弹性纤维染成紫色或深紫色，对比不佳，该法适合用于显示皮肤组织的肥大细胞。

二、神经髓鞘染色

神经髓鞘是由施万细胞构成，以同心圆形式环绕在髓神经轴突周围的板层膜结构，主要化学成分为脂蛋白，即髓磷脂（类脂和蛋白质）。脱髓鞘疾病的病理改变都有不同程度的髓鞘变性、崩解和脱失，这需要进行髓鞘染色后进行观察。

（一）砂罗铬花青 R 法

1. 试剂配制　如下所述：

（1）10% 硫酸铁铵水溶液

硫酸铁铵　10g

蒸馏水　100ml

（2）砂罗铬花青液

砂罗铬花青 R　0.2g

蒸馏水　96ml

10% 硫酸铁铵　4ml

浓硫酸　0.5ml

（3）0.5% 氯化钙水溶液

氯化钙　0.5g

蒸馏水　100ml

（4）荧光桃红 B 液

荧光桃红 B　0.5g

0.5% 氯化钙水溶液　100ml

2. 染色操作　如下所述：

（1）组织用 10% 甲醛液固定，常规脱水包埋，切片厚 5μm。

（2）常规脱蜡至水，蒸馏水稍洗。

（3）砂罗铬花青染液染 15～20min，流水冲洗 1min，洗去染液。

（4）10% 硫酸铁铵水溶液分化髓鞘蓝色，背景清晰为止，约 20s 至 3min，在镜下观察，流水冲洗 10min，蒸馏水稍洗。

（5）荧光桃红 B 液复染 3～5s，稍水洗。

（6）常规脱水透明，中性树胶封片。

3. 染色结果　髓鞘呈蓝色，细胞核呈蓝色，背景呈红色。

4. 质量控制　如下所述：

（1）如果有条件，组织最好用 20% 甲醛液固定 3～5d。

（2）用 10% 硫酸铁铵水溶液分化时，要在镜下观察控制分化时间，至髓鞘蓝色，背景清晰为止。分化不足，背景也呈蓝色，影响观察，分化过度，髓鞘褪色。

（3）硫酸铁铵水溶液浓度可以低些如 4%，更容易控制分化程度，但分化时间要延长。

（4）如果没有荧光桃红，可以用 0.5% 曙红水溶液代替复染。

（二）碳酸锂苏木精法

1. 试剂配制　如下所述：

（1）La Manna 铬化液

重铬酸钾　5g

氯化锌　4.5g

蒸馏水　100ml

（2）4% 硫酸铁铵水溶液

硫酸铁铵　4g

蒸馏水　100ml

（3）碳酸锂饱和水溶液。

（4）Loyeg 碳酸锂苏木精液

苏木精　1g

无水乙醇　10ml

蒸馏水　90ml

碳酸锂饱和水溶液　2ml

（5）Loyeg 分化液

四硼酸钠　1g

铁氰化钾　1.25g

蒸馏水　100ml

2. 染色操作　如下所述：

（1）组织用 10% 甲醛液固定，用 La Manna 铬化液于处理 24h，37℃。

（2）流水冲洗 24h，常规脱水包埋，切片厚 5μm。

（3）常规脱蜡至水。

（4）4% 硫酸铁铵水溶液媒染过夜，约 16h，蒸馏水稍洗 2 次。

（5）碳酸锂苏木精液浸染 24h，流水冲洗，洗去多余染液，蒸馏水稍洗。

（6）用 4% 硫酸铁铵水溶液分化使背景染色脱去，约 20s 至 2min，在镜下观察，流水冲洗 2min，蒸馏水稍洗。

（7）用 Loyeg 分化液再次分化至背景清晰为止，流水冲洗 10min。

（8）常规脱水透明，中性树胶封片。

3. 染色结果　髓鞘、细胞核及红细胞呈蓝黑色，背景呈淡黄至灰黄色。

4. 质量控制　如下所述：

（1）如果有条件，组织最好用 20% 甲醛液固定 3~5d。

（2）Loyeg 碳酸锂苏木精液不能保存过久，宜按需要量临用前配制。

（3）染色后先用 4% 硫酸铁铵水溶液分化，主要是使背景非特异性染色脱去，再用 Loyeg 分化液分化至髓鞘呈蓝黑色，背景清晰为止。

（4）Loyeg 碳酸锂苏木精液染色后，胶原纤维等背景呈淡黄色，与蓝黑色的髓鞘对比清晰，因此可不用进行复染。

三、脂肪染色

脂肪存在于脂肪细胞内。当实质细胞损伤或代谢异常时，引起脂肪变性，即细胞内出现脂肪滴异常积聚，这些脂肪滴的成分主要是中性脂肪。在 HE 染色中，脂肪变的细胞胞质仅见到脂肪空泡，要证明这些空泡内是否含有脂肪，需要进行特色染色。

苏丹Ⅲ法：

（一）试剂配制

1. 苏丹Ⅲ染液　如下所述：

苏丹Ⅲ　0.5g

70% 乙醇　50ml

丙酮　50ml

先将 70% 乙醇和丙酮混合，再加入苏丹Ⅲ溶解，不时摇动，使尽量溶解达饱和，待 1d 后可用，用时吸其上清液。

2. Mayer 苏木精液　见结核杆菌和麻风杆菌染色，苯酚碱性品红法。

3. 甘油明胶　如下所述：

明胶　10g

蒸馏水　50ml

甘油　50ml

酚　0.5g

先用蒸馏水加入明胶，不断搅拌，于 37℃溶解，最后加入甘油和酚结晶，于 37℃继续搅拌使其完全溶解，4℃保存，用前于 37℃溶解。

（二）染色操作

（1）新鲜组织冷冻切片厚 6~8μm。

（2）70% 乙醇稍洗。

（3）苏丹Ⅲ染液浸染 2~3min。

（4）70% 乙醇稍洗，洗去多余染液，蒸馏水稍洗。

（5）Mayer 苏木精液复染细胞核 2min，流水冲洗 5~10min，蒸馏水稍洗。

（6）甘油明胶封片。

（三）染色结果

中性脂肪呈橙红色，细胞核呈蓝色。

（四）质量控制

（1）做脂肪染色的组织也可以用10%甲醛溶液固定，但冷冻切片在染色过程中容易脱片，需要注意。

（2）苏丹Ⅲ染液容易出现沉淀，用前最好过滤或用上清液。苏丹Ⅲ染液用乙醇和丙酮配制，容易挥发，因此，染液保存和染色过程中需要盖紧瓶口或染色缸。

（3）由于乙醇和二甲苯能溶解脂肪，因此不能用中性树胶封片，只能用水溶性胶封片。

四、糖原染色

正常细胞可有糖原存在，如肝细胞内的肝糖原。当糖代谢异常如遗传性糖代谢缺陷可导致糖原在细胞内过多沉积而引起疾病。因糖原易溶于水，所以经10%甲醛溶液固定的组织石蜡切片不能做糖原染色。做糖原染色的组织需要用不含水的固定液固定，组织在脱水过程中也避免用95%以下的低浓度乙醇。

高碘酸 – 无色品红（PAS）法：

（一）试剂配制

1. Carnoy液 如下所述：

无水乙醇 60ml

三氯甲烷 30ml

冰醋酸 10ml

2.1%淀粉酶液 如下所述：

淀粉酶 1g

蒸馏水 100ml

即配即用，不宜保存。

3.0.5%高碘酸水溶液 如下所述：

高碘酸 0.5g

蒸馏水 100ml

4.0.5%偏重亚硫酸钠水溶液 如下所述：

偏重亚硫酸钠 0.5g

蒸馏水 100ml

5. 无色品红液 如下所述：

碱性品红 0.5g

蒸馏水 100ml

1mol/L 盐酸 10ml

偏重亚硫酸钠 0.5~0.8g

药用炭 1g

将蒸馏水煮沸溶解碱性品红，冷却至50℃时，过滤，加入1mol/L盐酸充分混合，冷却至室温后加入偏重亚硫酸钠，塞紧瓶口摇匀，在暗处放置1d，溶液颜色呈淡黄色，加入活性炭，塞紧瓶口摇匀使溶液变成无色，过滤至棕色瓶，4℃保存。

6. Mayer苏木精液 见结核杆菌和麻风杆菌染色。

（二）染色操作

（1）组织用Carnoy液固定2~6h，95%乙醇脱水15min，按常规无水乙醇脱水，二甲苯透明，浸蜡包埋，连续切片 2 张，其中一张为对照片，厚 4μm。

（2）常规脱蜡至水。

（3）对照片用 1% 淀粉酶液消化 1h，37℃。蒸馏水稍洗（另一张片不经此步）。

（4）0.5% 高碘酸水溶液氧化 5~10min，流水冲洗 2min，蒸馏水稍洗。

（5）无色品红液染色 15~20min，避光。

（6）不用水洗，直接用 0.5% 偏重亚硫酸钠水溶液洗 2 次，每次 1min，流水冲洗 4min。

（7）layer 苏木精复染 2~3min，流水冲洗 10min。

（8）常规脱水透明，中性树胶封片。

（三）染色结果

当对照片呈阴性时，另一张片的糖原呈紫红色，细胞核呈蓝色。

（四）质量控制

（1）如果没有 Carnoy 液，可用无水乙醇做组织固定液，但组织较硬，不宜固定太长时间，固定后直接用无水乙醇脱水。

（2）Carnoy 液固定后，95% 乙醇脱水时间不宜太长，否则会溶解糖原。

（3）无色品红液染色应避光进行，否则无色品红液容易变红，组织背景也会着染红色。

（4）糖原易溶于水，也易被淀粉酶液消化掉，因此，当对照片经淀粉酶消化后呈阴性时，另一张连续切片呈阳性时才能确定该阳性物为糖原。当对照片经淀粉酶消化后呈阳性时，则这些阳性物为 PAS 阳性物，如黏液、真菌等而非糖原。

五、黏液染色

黏液又成为黏多糖，很多细胞能分泌黏液，黏液根据所含的酸基类型分为中性黏液和酸性黏液；酸性黏液包含有硫酸化黏液和唾液酸黏液。胃黏膜表面上皮分泌中性黏液，气管和食管的杯状细胞分泌酸性黏液，而大肠含硫酸黏液和氧乙酰化唾液酸黏液，小肠含有氧乙酰化唾液酸黏液。黏液与胃肠化和胃癌有关，胃型胃癌含中性黏液，胃肠化和肠型胃癌含酸性黏液。

（一）阿尔新蓝 AB（pH2.5）法

1. 试剂配制　如下所述：

（1）1% 阿尔新蓝（pH2.5）液

阿尔新蓝 8GX　1g

蒸馏水　97ml

冰乙酸　3ml

麝香草酚　50mg

（2）核固红液：见网状纤维染色，（一）改良 Gordon - Sweets 银氨法。

2. 染色操作　如下所述：

（1）组织用 10% 甲醛溶液固定，常规脱水包埋，切片厚 4μm。

（2）常规脱蜡至水。

（3）1% 阿尔新蓝（pH2.5）液染色 15~20min，流水稍洗，洗去染液。

（4）核固红液复染细胞核 5~10min，流水稍洗，洗去染液。

（5）常规脱水透明，中性树胶封片。

3. 染色结果　一般黏液（含羧基黏液和弱硫酸化黏液）呈蓝色，细胞核呈红色。

4. 质量控制　如下所述：

（1）1% 阿尔新蓝（pH2.5）液应为蓝色澄清液体，如混浊则不能使用，放 4℃ 可保存 1 年以上。

（2）核固红复染时间不能太长，否则容易覆盖阿尔新蓝染色，使阳性的蓝色不够鲜艳。

（二）阿尔新蓝－高碘酸无色品红（AB－PAS）法

1. 试剂配制　如下所述：

（1）1%阿尔新蓝（pH2.5）液：见黏液染色，阿尔新蓝AB（pH2.5）法。

（2）0.5%高碘酸水溶液：见糖原染色，高碘酸－无色品红（PAS）法。

（3）0.5%偏重亚硫酸钠水溶液：见糖原染色，高碘酸－无色品红（PAS）法。

（4）无色品红液：见糖原染色，高碘酸－无色品红（PAS）法。

（5）Mayer苏木精液：见结核杆菌和麻风杆菌染色。

2. 染色操作　如下所述：

（1）组织用10%甲醛液固定，常规脱水包埋，切片厚4μm。

（2）常规脱蜡至水。

（3）阿尔新蓝液（pH2.5）染色15～20min，流水稍洗，洗去染液，蒸馏水稍洗。

（4）0.5%高碘酸水溶液氧化5～10min，流水冲洗2min，蒸馏水稍洗。

（5）无色品红液染色15～20min，避光。

（6）不用水洗，直接用0.5%偏重亚硫酸钠水溶液洗2次，每次1min，流水冲洗2min。

（7）Mayer苏木精复染2～3min，流水冲洗10min。

（8）常规脱水透明，中性树胶封片。

3. 染色结果　中性黏液呈紫红色，酸性黏液呈蓝色，中性黏液与酸性黏液的混合黏液呈紫色，细胞核呈蓝色。

4. 质量控制　如下所述：

（1）1%阿尔新蓝（pH2.5）液应为蓝色澄清液体，如混浊则不能使用，放4℃可保存1年以上。

（2）无色品红液染色应避光进行，否则无色品红液容易变红，组织背景也会着染红色。

（3）Mayer苏木精复染要浅染，否则容易覆盖阳性物的颜色，使颜色不够鲜艳。

（三）高铁二胺－阿尔新蓝（pH2.5）法

1. 试剂配制　如下所述：

（1）60%三氯化铁水溶液

三氯化铁　60g

蒸馏水　100ml

（2）高铁二胺液

N，N－二甲基－间－苯二胺二盐酸盐　120mg

N，N－二甲基－对－苯二胺二盐酸盐　20mg

蒸馏水　50ml

60%三氯化铁　1.5ml

（3）1%阿尔新蓝（pH2.5）液：见黏液染色，阿尔新蓝AB（pH2.5）法。

（4）核固红液：见网状纤维染色，（一）改良Gordon－Sweets银氨法。

2. 染色操作　如下所述：

（1）组织用10%甲醛液固定，常规脱水包埋，切片厚4μm。

（2）常规脱蜡至水。

（3）高铁二胺液浸染18～24h，流水冲洗，洗去染液，蒸馏水稍洗。

（4）1%阿尔新蓝液（pH2.5）染20min，流水冲洗，洗去染液，蒸馏水稍洗。

（5）核固红液染5～10min，流水冲洗，洗去染液。

（6）常规脱水透明，中性树胶封片。

3. 染色结果　硫酸化酸性黏液呈紫色至紫黑色，唾液酸黏液物质呈蓝色，细胞核呈蓝色。

4. 质量控制 如下所述：

（1）高铁二胺 - 阿尔新蓝（pH2.5）法简称 HID - AB 法。

（2）高铁二胺液中的苯二胺二盐酸盐很容易被氧化，因此苯二胺二盐酸盐试剂应放 4℃保存，并密封好防止潮解；高铁二胺液宜即配即用，用后不再保存。高铁二胺液放置长时间可使染色背景加深。

（3）1% 阿尔新蓝（pH2.5）液应为蓝色澄清液体，如混浊则不能使用，放 4℃可保存 1 年以上。

（4）核固红复染时间不能太长，否则容易覆盖阳性物的颜色，使颜色不够鲜艳。如果背景带一点染色，可以不用复染核固红。

六、肾基底膜染色

肾基底膜是位于肾小球毛细血管壁、肾小囊壁和肾小管壁的，富含糖蛋白的半透膜，各种肾小球疾病都有不同程度的基底膜改变。用特殊染色六胺银法和 PAS 法可以将基底膜显色出来，利于观察基底膜的变化。

（一）六胺银法

1. 试剂配制 如下所述：

（1）0.5% 高碘酸水溶液

高碘酸 0.5g

蒸馏水 100ml

（2）8% 铬酸水溶液

铬酸 8g

蒸馏水 100ml

（3）0.5% 偏重亚硫酸钠水溶液。

（4）偏重亚硫酸钠 0.5g

蒸馏水 100ml

（5）3% 六次甲基四胺水溶液

六次甲基四胺 3g

蒸馏水 100ml

（6）5% 硝酸银水溶液

硝酸银 5g

蒸馏水 100ml

（7）5% 四硼酸钠水溶液

四硼酸钠 5g

蒸馏水 100ml

（8）六胺银贮备液：见真菌染色，六胺银法。

（9）六胺银工作液：见真菌染色，六胺银法。

（10）0.1% 氯化金水溶液：见真菌染色，六胺银法。

（11）3% 硫代硫酸钠水溶液

硫代硫酸钠 3g

蒸馏水 100ml

2. 染色操作 如下所述：

（1）组织用 Bouin 液固定，常规脱水包埋，切片厚 2～3μm。

（2）常规脱蜡至水，蒸馏水稍洗。

（3）0.5% 高碘酸水溶液氧化 15min，流水冲洗 2min，蒸馏水稍洗。

（4）8% 铬酸水溶液氧化 20min，蒸馏水稍洗。

（5）0.5% 偏重亚硫酸钠水溶液处理 1min，流水冲洗 5min，蒸馏水稍洗。

（6）预热至60℃六胺银工作液染色60～90min，60℃，期间取出切片，蒸馏水洗后在镜下观察，直至染色满意为止，蒸馏水稍洗。

（7）0.1%氯化金水溶液处理2min，蒸馏水稍洗。

（8）3%硫代硫酸钠水溶液处理5min，流水冲洗5min。

（9）HE染色复染。

（10）常规脱水透明，中性树胶封固。

3. 染色结果　基底膜呈黑色，细胞核呈蓝色，背景呈红色。

4. 质量控制　如下所述：

（1）如组织已用10%甲醛溶液固定也可以，但不及用Bouin液固定。

（2）切片尽可能薄，厚2～3μm为宜。

（3）六胺银工作液染色后如果真菌着色不够深，可用蒸馏水稍洗后继续染色，直到着色合适为止。

（4）六胺银工作液染色后不能再保存使用。

（5）如果不用HE复染，可用橙黄G复染，背景呈橙黄色。

（二）高碘酸－无色品红（PAS）法

1. 试剂配制　如下所述：

（1）0.5%高碘酸水溶液

高碘酸　0.5g

蒸馏水　100ml

（2）0.5‰偏重亚硫酸钠水溶液

偏重亚硫酸钠　0.5g

蒸馏水　100ml

（3）无色品红液：见真菌染色，高碘酸－无色品红PAS法。

（4）Mayer苏木精液：见结核杆菌和麻风杆菌染色。

2. 染色操作　如下所述：

（1）组织用Bouin液固定，常规脱水包埋，切片厚2～3μm。

（2）常规脱蜡至水。

（3）0.5%高碘酸水溶液氧化5～10min，流水冲洗2min，蒸馏水稍洗。

（4）无色品红液于暗处染色15～20min。

（5）不用水洗，用0.5%偏重亚硫酸钠水溶液洗2次，每次1min，流水冲洗2min。

（6）Mayer苏木精复染2～3min，流水冲洗10min。

（7）常规脱水透明，中性树胶封片。

3. 染色结果　基底膜呈紫红色，细胞核呈蓝色。

4. 质量控制　如下所述：

（1）如组织已用10%甲醛液固定也可以，但不及用Bouin液固定。

（2）切片尽可能薄，厚2～3μm为宜。

（3）无色品红液要恢复至室温才用，否则染色时间需要延长。

（4）无色品红液使用一段时间后出现淡红色，可加入药用炭使其变成无色，使用后出现再次红色，或染色效果不佳，则需要重新配制。

（5）无色品红液染色后不宜水洗，否则可能会加深背景染色，直接用偏重亚硫酸钠水溶液洗去无色品红液即可。

（6）苏木精液复染后要充分水洗返蓝，使基底膜和细胞核红蓝对比清晰。

七、三磷腺苷酶（ATP）酶染色

三磷腺苷酶（ATP）酶属于水解酶，分为膜性ATP酶、线粒体ATP酶和肌球ATP酶。肌球ATP酶定位在骨骼肌，ATP 酶染色有镁激活法和钙激活法，前者用于显示肝毛细胆管内的 ATP 酶，后者 ATP 酶染色可区分 Ⅰ 型和 Ⅱ 型肌纤维，在肌病研究和病理诊断有重要意义。

钙激活法：

（一）试剂配制

1. 2.06%巴比妥钠水溶液　如下所述：

巴比妥钠　2.06g

蒸馏水　100ml

2. 2%氯化钙水溶液　如下所述：

无水氯化钙　2.0g

蒸馏水　100ml

3. 碱性前孵育液（pH10.4）　如下所述：

2.06%巴比妥钠水溶液　2ml

2%氯化钙水溶液　2ml

蒸馏水　6ml

用 0.1mol/L 盐酸或氢氧化钠调至 pH10.4。

4. 冰醋酸水溶液　如下所述：

冰醋酸　1.16ml

蒸馏水　100ml

5. 醋酸钠水溶液　如下所述：

醋酸钠（含 $3H_2O$）　2.72g

蒸馏水　100ml

6. 酸性前孵育液（pH4.6）　如下所述：

冰醋酸水溶液　51ml

醋酸钠水溶液　49ml

用 0.1mol/L 盐酸或氢氧化钠调至 pH4.6。

7. 底物孵育液（pH9.4）　如下所述：

三磷腺苷二钠盐　250mg

蒸馏水　60ml

2.06%巴比妥钠水溶液　20ml

2%氯化钙水溶液　20ml

用 0.1mol/L 盐酸或氢氧化钠调至 pH9.4。

8. 2%氯化钴水溶液　如下所述：

氯化钴　2g

蒸馏水　100ml

9. 1%氯化钙水溶液　如下所述：

氯化钙　1g

蒸馏水　100ml

10. 0.206%巴比妥钠水溶液　如下所述：

巴比妥钠　0.206g

蒸馏水　100ml

11. 1%硫化铵水溶液　如下所述：

硫化铵　1ml

蒸馏水　99ml

即配即用，不能保存。

（二）染色操作

（1）新鲜组织冷冻切片厚6μm，连续切片2张A和B，风扇吹干30min。

（2）A片用碱性前孵育液（pH10.4）室温孵育15min。

（3）B片酸性前孵育液（pH4.6）室温孵育5min，然后再用碱性前孵育液（pH10.4）洗30s。

（4）A，B片再用底物孵育液（pH9.4）于室温孵育30~45min。

（5）1%氯化钙水溶液洗3次，每次5min。

（6）2%氯化钴水溶液处理3min。

（7）0.206%巴比妥钠充分洗4或5次，每次1min~2min，流水冲洗1min，蒸馏水稍洗。

（8）1%硫化铵水溶液处理1min，流水冲洗10min。

（9）常规脱水透明，中性树胶封片。

（三）染色结果

A片：Ⅰ型肌纤维不着色或呈浅黑色，Ⅱ型肌纤维深呈黑色。

B片：Ⅰ型肌纤维呈深黑色，Ⅱa型肌纤维不着色或呈浅黑色，Ⅱb型肌纤维呈灰黑色。

（四）质量控制

（1）肌肉标本冷冻要迅速，最好用液氮快速冷冻，避免冰晶形成，阳性观察。

（2）所有孵育液配制时，要调准pH值，否则会染色阳性结果。

（3）硫化铵容易分解，所以临用前配制，不能保存。

（4）配制的试剂都要用分析纯，避免其他离子的干扰。

八、乙酰胆碱酯酶染色

乙酰胆碱酯酶属于水解酶，存在于神经组织和肌肉组织，骨骼肌运动终板含有丰富的乙酰胆碱酯酶，参与胆碱能神经递质的传递，能促进神经元发育和神经再生。

亚铁氰化铜法：

（一）试剂配制

（1）冰醋酸水溶液

冰醋酸　0.58ml

蒸馏水　100ml

（2）醋酸钠水溶液

醋酸钠（含$3H_2O$）　1.36g

蒸馏水　100ml

（3）醋酸盐缓冲液（pH5.5）

冰醋酸水溶液　12.5ml

醋酸钠水溶液　87.5ml

用0.1mol/L盐酸或氢氧化钠调至pH5.5。

（4）2.94%柠檬酸钠水溶液

柠檬酸钠　2.94g

蒸馏水　100ml

（5）0.75%硫酸铜水溶液

硫酸铜　0.75g

蒸馏水　100ml

（6）0.165%铁氰化钾水溶液

铁氰化钾　0.165g

蒸馏水　100ml

（7）四异丙基焦磷酰胺。

（8）孵育液

碘化乙酰硫代胆碱　50mg

蒸馏水　10ml

醋酸盐缓冲液（pH5.5）　65ml

2.94%柠檬酸钠水溶液　5ml

0.75%硫酸铜水浴液　10ml

0.165%铁氰化钾水溶液　10ml

0.004mol/L四异丙基焦磷酰胺　2ml

先用蒸馏水溶解碘化乙酰硫代胆碱，再依次加入其他试剂，每加入一种试剂后都摇匀。

（9）Mayer苏木精液：见结核杆菌和麻风杆菌染色，苯酚碱性品红法。

（二）染色步骤

（1）新鲜组织冷冻切片厚6μm，吹干后用4℃10%甲醛钙固定10min，蒸馏水洗3次，每次1min。

（2）孵育液孵育1～2h，37℃，期间取出镜下观察，至阳性物呈棕色为止，流水冲洗5min。

（3）Mayer苏木精液复染3min，流水冲洗10min。

（4）常规脱水透明，中性树胶封片。

（三）染色结果

乙酰胆碱酯酶活性部位呈棕色至深棕色，细胞核呈蓝色。

（四）质量控制

（1）肌肉标本冷冻要迅速，最好用液氮快速冷冻，避免冰晶形成，阳性观察。

（2）所有孵育液配制时，要调准pH值，否则会染色阳性结果。

（3）配制的试剂都要用分析纯，避免其他离子的干扰。

（4）配制孵育液时要依次加入各种试剂，每加入一种试剂后都要充分混合。

（5）如果做阴性对照，可在孵育液内加入10^{-5}mol/L的毒扁豆碱，可抑制乙酰胆碱酯酶，染色结果呈阴性。

（张彩丽）

第七章

肿瘤诊断技术

第一节　肿瘤病理学概论

一、概述

（一）肿瘤的概念

肿瘤是机体细胞在内外致瘤因素长期协同作用下导致其基因水平的突变，失去了对其生长的正常调控，从而促使细胞持续过度增殖并导致发生转化而形成的新生物。

（二）肿瘤组织的特点

肿瘤组织一般具有以下 3 个特点：

（1）肿瘤是机体变异细胞的过度增生，具有异常的形态、代谢和功能，并在不同程度上失去了分化成熟的能力，与生理状态下的增生以及炎症和修复时的增生有着本质上的区别。

（2）肿瘤组织的生长与机体不协调，往往不受机体的正常调控，具有相对的自主性。

（3）肿瘤组织生长旺盛，即使在致瘤因素去除以后，仍具有无限制性生长的能力。

二、肿瘤的发展阶段

恶性肿瘤的发生和发展往往需要经历漫长的演变过程，当调节细胞生长、增殖、分化和凋亡等基因发生突变、缺失或扩增时，将导致基因表达调控失常，细胞的形态和功能发生改变，转化为肿瘤细胞。

肿瘤的发展可分为 4 个阶段：

1. 癌前病变　是指一类可能发展为恶性肿瘤的前驱阶段病变，如不治疗即可能转变为癌；常见的消化系统肿瘤癌前病变有慢性萎缩性胃炎、结肠多发性腺瘤性息肉病、结节性肝硬化等。

2. 上皮内瘤变（intraepithelial neplasia）　包含各类上皮的非典型增生性病变，组织学表现为上皮内细胞不同程度的异型增生（dysplasia）。上皮内瘤变分为轻度、中度和重度（即高级别：high grade）3 级。以食管鳞状上皮为例，轻度的异型增生指异型增生的鳞状细胞限于食管黏膜上皮的下 1/3，中度异型增生扩展到上皮的中下 2/3，重度异型增生则达到上皮的中下 2/3 以上，累及整个上皮质但尚未突破基底膜时，称为原位癌。高级别上皮内瘤变提示为癌前病变，包括以往描述的上皮重度不典型增生和原位癌，病变具有高癌变危险性和不可逆转性。

3. 早期浸润癌　癌细胞突破表皮或黏膜的基底膜或黏膜肌层达真皮或黏膜下，但侵犯周围组织局限在一定范围内，称为早期浸润癌。早期浸润癌的诊断标准一般以浸润深度为准，但不同器官或部位不完全一致；早期胃癌为癌组织局限于黏膜层和黏膜下层，而不论有无淋巴结转移，腺癌限于黏膜层，可分为小黏膜癌（直径小于 4cm）和浅表性癌（直径大于 4cm）两种，当黏膜下层广泛浸润时，称为穿透性变型（penetrating variant）；早期大肠癌为癌组织局限于黏膜层和黏膜下层，一般无淋巴结转移。早期肝癌为单个癌结节或相邻两个癌结节直径之和小于 3cm。WHO 工作小组明确指出，诊断结直肠癌时必须存在通过黏膜肌层浸润到黏膜下层的特点，否则不能诊断为癌。同时，进一步指出具有腺癌形态特点的病变限于上皮或只侵犯固有膜而缺乏通过黏膜肌层浸润到黏膜下层，实际上无转移的危险。因此，工作小组认为"高级别上皮内瘤变"比"原位腺癌"恰当，"黏膜内瘤变"比"黏膜内腺癌"恰当。

4. 浸润性癌　癌浸润周围组织的范围超过早期浸润性癌。

三、肿瘤的分类

（一）根据肿瘤的生物学行为

肿瘤分为以下3种类型：

1. 良性肿瘤　肿瘤通常生长缓慢，限于局部，呈膨胀性或外生性生长，边界清楚，常有包膜。肿瘤分化较成熟，色泽和质地接近相应的正常组织，组织和细胞形态变异较小，核分裂象不易见到。一般情况下，肿瘤不复发，也不转移。

2. 恶性肿瘤　肿瘤通常生长迅速，呈浸润性或破坏性生长，边界不清，无包膜或仅为纤维性假包膜，常伴有出血和坏死。肿瘤分化差，色泽和质地不同于相应的正常组织，组织和细胞形态变异大，显示异型性，核分裂象增多，并可见病理性核分裂。肿瘤常复发，容易转移。

3. 交界性肿瘤　指一组生物学行为介于良性肿瘤和恶性肿瘤之间的肿瘤，也称为中间性肿瘤。

（二）根据肿瘤的组织学和遗传学特征

大致可分为以下几大类：

1. 上皮组织肿瘤　起自外胚层（如皮肤）、内胚层（如胃肠道）或中胚层（如泌尿生殖道）。按功能可分为被覆上皮和腺上皮两种，前者包括表皮和被覆空（管）腔壁黏膜上皮，后者包括腺管和腺泡。

2. 间叶组织肿瘤　起自于软组织（包括纤维组织、脂肪组织、肌组织、脉管、滑膜和间皮）、骨和软骨。

3. 淋巴造血组织肿瘤　多发生于淋巴结、骨髓、脾脏、胸腺和各部位的淋巴组织。

4. 神经组织肿瘤　起自于中枢和周围神经。

5. 神经外胚层肿瘤　起自神经外胚层，如神经母细胞瘤、原始神经外胚层瘤和骨外尤文肉瘤。

6. 性索和生殖细胞肿瘤　如卵黄囊瘤和胚胎性癌。

7. 胚胎残余及器官胚基肿瘤　前者，如脊索瘤、颅咽管瘤和中肾管残余组织形成的肿瘤，后者，如视网膜母细胞瘤、肝母细胞瘤、肺母细胞瘤和肾母细胞瘤。

8. 神经内分泌肿瘤　瘤细胞具神经内分泌细胞性分化，如胰岛细胞瘤和副神经节瘤。

9. 细胞分化未定的肿瘤　如滑膜肉瘤和上皮样肉瘤。

10. 混合性肿瘤　如畸胎瘤和癌肉瘤。

四、肿瘤的命名

（一）一般命名法

主要依据肿瘤的生物学行为来命名，肿瘤分为：

1. 良性肿瘤　按部位＋组织分化类型＋瘤，如腮腺混合瘤、卵巢浆液性乳头状囊腺瘤和颈部神经鞘瘤等。

2. 交界性肿瘤　按部位＋交界性或非典型性或侵袭性＋组织分化类型＋瘤，如卵巢交界性浆液性乳头状囊腺瘤。

3. 恶性肿瘤　向上皮组织分化的恶性肿瘤，按部位＋上皮组织分化类型＋癌，如食管鳞状细胞癌、直肠腺癌；向间叶组织分化的恶性肿瘤，按部位＋间叶组织分化类型＋肉瘤，如腹膜后平滑肌肉瘤；向胚胎组织分化的肿瘤，按部位＋母细胞瘤，多数为恶性，如肝母细胞瘤、胰母细胞瘤等；肿瘤内同时含有上皮和肉瘤成分时，按部位＋癌或腺＋肉瘤；肿瘤内含有两种或两种胚层以上成分时，按部位＋畸胎瘤或未成熟畸胎瘤，如卵巢成熟性囊性畸胎瘤等。

（二）特殊命名法

有以下几种方式：

1. 按人名　肿瘤命名为 Hodgkin 淋巴瘤、Ewing 肉瘤、Wilms 瘤、Askin 瘤、Paget 病、Krukenberg 瘤等。

2. 按肿瘤的形态学特点　如海绵状血管瘤、多囊性间皮瘤。

3. 按解剖部位　如颈动脉体瘤等。

4. 按传统习惯　如白血病和蕈样肉芽肿等。

五、肿瘤的分级和分期

（一）分级

肿瘤的组织学分级（grading）依据肿瘤细胞的分化程度、异型性、核分裂象和有无坏死来确定，一般用于恶性肿瘤。对于上皮性肿瘤，国际上普遍采用的是三级法，即 Ⅰ 级为高分化，属低度恶性，Ⅱ 级为中分化，属中度恶性，Ⅲ 级为低分化，属高度恶性。如食管或肺的鳞状细胞癌可分为 Ⅰ 级、Ⅱ 级和 Ⅲ 级。胃或大肠癌可分为分化好、分化中等和分化差，或分为低度恶性（low grade，包括分化好和中分化）和高度恶性（high grade，包括差分化和未分化）。分化好的管状腺癌主要由单个腺管组成，很少有复合腺管，细胞核极性容易辨认，细胞核大小一致，很像腺瘤的上皮，中度分化由单个的、复合的或稍不规则的腺管组成，细胞核极性不易辨认或消失，分化差的癌腺管高度不规则或失去腺管的分化，细胞核极性也消失，分化差的部分占肿瘤的 50% 或以上。

（二）分期

国际抗癌联盟（UICC）制订了一套 TNM 分期（staging）系统，其目的在于帮助临床医师制订治疗计划；提供预后指标；协助评价治疗效果和便于肿瘤学家之间交流信息。针对每一系统，设立了两种分期方法，即临床分期和病理分期。

六、肿瘤的生长与扩散

（一）肿瘤的生长方式

1. 膨胀性生长　是大多数良性肿瘤的生长方式。

2. 外生性生长　多见于位于体表、体腔或管腔表面的肿瘤，良性肿瘤和恶性肿瘤均可呈外生性生长，但恶性肿瘤常发生坏死、脱落或形成溃疡。

3. 浸润性生长　是大多数恶性肿瘤的生长方式，肿瘤呈蟹足样、树根样或放射状浸润和破坏周围组织。

（二）肿瘤的侵袭

肿瘤沿组织间隙、淋巴管、血管和黏膜面或浆膜面侵袭周围组织。

（三）肿瘤的转移

肿瘤的转移方式主要有以下 3 种：

1. 淋巴道转移　是上皮性肿瘤常见的转移方式。

2. 血道转移　瘤细胞侵入血管后随血流到达远隔部位继续生长，形成转移灶。

3. 种植性转移　位于体腔内器官的肿瘤可浸润至脏器浆膜面，侵破浆膜时瘤细胞脱落，如播种样种植在体腔其他脏器表面，形成多灶性的转移瘤。如 Krukenberg 瘤即由胃癌种植至卵巢所致。

（张彩丽）

第二节　肿瘤的一般形态和结构

一、肿瘤的肉眼形态

肿瘤的肉眼形态多种多样，并可在一定程度上反映肿瘤的良性、恶性。

1. 肿瘤的数目和大小　肿瘤的数目不一，通常为一个，称为单发瘤（single tumor）。也可为多个，称为多发瘤（multiple tumors）。肿瘤的大小可以差别很大。小者只有几毫米，很难发现，如甲状腺的隐匿癌（occult carcinoma）。有的甚至在显微镜下才能发现，如原位癌。大者直径可达数十厘米，重达数千克乃至数十千克，如卵巢的浆液性囊腺瘤。一般来说，肿瘤的大小与肿瘤的性质（良、恶性），生长时间和发生部位有一定的关系。生长于体表或大的体腔（如腹腔）内的肿瘤有时可长得很大；生长于密闭的狭小腔道（如颅腔、椎管）内的肿瘤则一般较小。肿瘤极大者通常生长缓慢，生长时间较长，且多为良性。恶性肿瘤一般生长迅速，很快可引起转移和患者死亡，常长得不大，一般不会超过 1kg。出现多个肿瘤要考虑是否为恶性肿瘤转移，也可为某些特殊的遗传性良性肿瘤，如神经纤维瘤病（neurofibromatosis），或者为不同来源的多发性肿瘤。

2. 肿瘤的形状　肿瘤的形状多种多样，有乳头状（papillary）、菜花状（cauliflower）、绒毛状（villiform）、蕈状（fungating）、息肉状（polypous）、结节状（nodular）、分叶状（lobulated）、浸润性团块（infiltrating mass）、弥漫肥厚状（diffuse thickening）、溃疡性（ulcerated）和囊状（cystic）等。肿瘤形状上的差异一般与其发生部位、组织来源、生长方式和肿瘤的良、恶性密切相关。

3. 肿瘤的颜色和质地（consistency）　肿瘤的颜色和质地一般接近其来源的正常组织，如脂肪瘤呈黄色，切面有油腻感。恶性肿瘤的切面多呈灰白或灰红色，但可因其含血量的多寡、有无变性、坏死、出血，以及是否含有色素等而呈现各种不同的颜色。就质地而言，癌的切面一般较干燥，多数肉瘤切面湿润，质嫩，呈鱼肉状。有时可从肿瘤的色泽和质地大致推测其为何种肿瘤，如血管瘤多呈红色或暗红色、脂肪瘤呈黄色、黑色素瘤呈黑色、绿色瘤呈绿色等。

4. 肿瘤的硬度　肿瘤的硬度一般较周围的正常组织为大，并且与肿瘤的种类、肿瘤实质与间质的比例以及有无变性、坏死等有关。如骨瘤很硬，脂肪瘤质软；实质多于间质的肿瘤一般较软，反之则较硬；瘤组织发生坏死时变软，有钙盐沉着（钙化）或骨质形成（骨化）时则变硬。

5. 肿瘤的包膜　一般来说，良性肿瘤常有完整的包膜，与周围组织分界清楚，因而手术时容易分离和完整切除；恶性肿瘤一般无包膜，常常侵入周围组织，以致边界不清，手术时应扩大切除范围。生长迅速的恶性肿瘤可压迫周围正常组织，形成"假包膜"，需与良性肿瘤的真性包膜鉴别。

二、肿瘤的显微镜下组织结构

各种肿瘤的镜下形态改变虽然多种多样，但任何一个肿瘤在镜下都可分为实质和间质两部分。

1. 肿瘤的实质（parenchyma）　肿瘤实质是肿瘤的主要成分，克隆性增生之肿瘤细胞的总称。肿瘤的生物学特点以及每种肿瘤的特殊性主要由肿瘤的实质决定。由于身体内几乎所有的器官和组织都可发生肿瘤，故而肿瘤实质的形态也多种多样。病理医生在显微镜下通过识别各种肿瘤实质细胞的形态确定其组织来源（histogenesis），对其进行分类、命名和组织学诊断，并根据其分化程度和异型性大小确定肿瘤的良、恶性和恶性程度。

2. 肿瘤的间质（mesenchyma，stroma）　肿瘤的间质一般由结缔组织和血管构成，还有数量不等的巨噬细胞和淋巴细胞等。虽然肿瘤的生物学行为主要取决于实质，但间质成分起着支持和营养肿瘤实质的作用，而且构成的微环境以及间质成分与肿瘤实质的相互作用往往对肿瘤的生长和分化起决定性的作用。间质，尤其是纤维组织的多少也决定肿瘤的硬度。间质缺乏的肿瘤比较软，呈鱼肉样，如肉瘤；而富于间质的肿瘤则较硬，如乳腺的硬癌。

（冯　晨）

第三节 肿瘤的病理诊断

一、肿瘤病理诊断的意义

正确的肿瘤诊断是临床确定合理的治疗方案、提高疗效和推断预后的基本条件，至关重要。恶性肿瘤治疗前一般都必须有明确的病理组织学或细胞学诊断。随着医学科学的迅猛发展，医学新技术的不断涌现，肿瘤的诊断依据也在不断变化，日益趋向更精确和更可靠。目前把诊断依据分为5级。①临床诊断：仅根据临床症状、体征及疾病发展规律，在排除其他非肿瘤性疾病后所做出的诊断。临床诊断一般不能作为治疗依据。②专一性检查诊断：指在临床诊断符合肿瘤的基础上，结合具有一定特异性检查的各种阳性结果而做出的诊断。这些检查包括实验室生化检查和影像学（X线、CT、MRI、超声、放射性核素显像等）检查等。例如，肝癌的甲胎蛋白检测，消化道肿瘤的钡餐造影、钡灌肠造影和气钡双重造影等。③手术诊断：外科手术探查或通过各种内镜检查时，通过肉眼观察新生物而做出的诊断。④细胞病理学诊断：包括各种脱落细胞学和（或）穿刺细胞学检查。⑤组织病理学诊断：包括各种内镜活检和各种肿瘤切取或切除后制成切片进行组织学检查，以及造血组织肿瘤骨髓针穿刺活检检查等。

近年来，随着肿瘤检查技术的不断发展，诸如内镜、针吸活检的广泛开展，电镜和免疫组织化学等新技术的应用和推广，极大地丰富和扩大了肿瘤病诊断及研究工作的内容和范围，加深人们对肿瘤本质及其发生发展规律的认识，大大提高了肿瘤早期诊断率和治愈率。准确的肿瘤病理诊断有着重要意义。

（1）判断肿瘤的良、恶性：肿瘤病理检查的最主要作用是判断肿瘤是良性还是恶性。

（2）肿瘤的分类：通过病理检查可以对恶性肿瘤进行分类。

（3）肿瘤分级、分期：通过病理观察肿瘤细胞的分化程度和结构，可以判断恶性肿瘤的分级。另外，通过病理检查观察肿瘤细胞的侵袭范围和淋巴结转移情况，也可为临床肿瘤分期提供依据。

（4）正确选择治疗方案：肿瘤病理检查为临床选择治疗方案提供重要依据，如为良性肿瘤可行肿块单纯切除，恶性肿瘤则要行扩大切除。肿瘤的分级能为以后的化疗药物的选择和剂量提供依据。

（5）判断预后及疗效。

二、肿瘤组织病理学

（一）肿瘤组织病理学检验的一般程序

1. 标本的验收　标本应用缓冲中性甲醛溶液固定（pH 7.0～7.4），以保证切片质量。接受标本时应先核对标本与病理申请单相符与否，检查固定液是否足够。

2. 肉眼观察　检查前应先核对标本号、姓名、标本名与申请单是否相符，再详细阅读病理申请单的病史和临床诊断。观察活组织是要注意其大小、形状、颜色、质地和块数，必要时须称重。

3. 选取组织块　在肉眼观察的同时，应选择合适的部位取组织块，以便包埋制片后镜下观察。选材必须有代表性和诊断价值，一般最好选择病变与正常组织交界处。

4. 显微镜检查　镜检前先核对病理号与切片数，包埋块数与记录单是否相符。先用低倍镜观察一般结构，再用高倍镜观察细微结构。

5. 病理诊断报告　应实事求是根据病理材料客观诊断。

（二）常见的病理检查方法

1. 常规石蜡切片　是病理学中最常用的制片方法，取材可以广泛而全面，制片质量比较稳定，阅片符合习惯。各种标本经10%中性甲醛溶液固定后，通过取材、脱水、浸蜡、包埋、切片、染色和封片后在光学显微镜下观察。常规制片一般在接收组织块后36h之内完成，病理诊断报告一般在5个工作日内发出。

2. 快速石蜡切片　是将上述过程简化，可适用于各种标本的快速诊断，尤其是软组织肿瘤或子宫颈锥形切除标本，整个过程仅需 20min 左右，半小时内可做出病理诊断。此法的优点是设备简单，制片快速，缺点是耗费人力，制片质量不易掌握，现多已被冷冻切片取代。

3. 冷冻切片　对手术治疗有极大的帮助和指导意义。

术中冷冻切片病理会诊的目的是：①确定病变的性质，是否为肿瘤或非肿瘤学病变，若为肿瘤则进一步确定良性、恶性或交界性。②了解肿瘤的播散情况，尤其是确定区域淋巴结有无肿瘤转移或邻近脏器有无肿瘤浸润。③明确手术切缘情况，是否有肿瘤组织累及或残留。④手术中帮助辨认组织，为临床医师决定术中治疗方案提供参考性意见。

但由于术中及冷冻制片取材局限，时间短，同时取材组织因低温冷冻使组织和细胞变异性较大，致使冷冻切片诊断的准确性不及石蜡切片，有一定的误诊率和延迟诊断率。因此，临床医师必须清楚冷冻切片病理报告仅作为临床手术治疗的参考，不能作为最终病理诊断，最后的病理诊断必需根据石蜡切片做出。上述情况，临床主管医师必须在术前向患者本人或其家属交待清楚，并在"术中快速冷冻切片病理检查患者知情同意书"得到患者本人或其家属理解同意并签名后才能执行。其主要有以下方法：

（1）氯乙烷法：设备简单，适合于基层医院和术中会诊，但容易受到周围环境气温的影响。

（2）二氧化碳法：此法已逐渐淘汰，目前已很少应用。

（3）半导体法：具有取材较大、制片较快和比二氧化碳法容易掌握，但易受到周围环境气温的影响，已逐渐被恒冰切片机代替。

（4）恒冰切片机（cryostate）法：是目前最先进的冷冻切片机，整个过程在 -20℃ 左右的条件下进行，制片质量稳定良好，出片速度快，从取材、制片到观察一般在 30min 内可做出诊断报告，但价格昂贵。

4. 印片和刮片　此法一般属应急措施，其确诊率要低于冰冻组织学切片，可与其他方法联合使用。

（三）组织病理诊断报告

大多数肿瘤的病理诊断，依靠常规石蜡切片，结合必要的临床资料，即可做出正确的病理诊断，少数分化低的肿瘤则需要采用特殊染色、免疫组织化学染色和超微结构观察等技术，才能做出恰当的病理诊断。常规病理诊断：要详细了解病史，包括年龄、性别、病程、症状，肿瘤的部位、大小、形状、硬度，化验检查和 X 线片所见，仔细检查大体标本，全面、细致地观察切片病变，分析各种病变的性质，抓住病变特征，做出诊断。病理诊断报告是肿瘤诊断最可靠的定性诊断依据，病理诊断的书写格式应参照有关的规范，一般应包括以下内容：①送检标本的类型。②肿瘤所处的部位。③肿瘤的大体形态。④肿瘤的组织学类型或亚型。⑤肿瘤的病理分级。⑥肿瘤的大小，浸润深度和范围。⑦脉管和神经累犯情况。⑧切缘组织有无肿瘤浸润或残留；⑨各组淋巴结有无肿瘤转移，淋巴结包膜外有无肿瘤浸润。⑩运送组织情况。

报告格式书写举例如下：

（1）全胃切除标本。

（2）胃小弯胃角处浸润溃疡型印戒细胞癌，癌肿大小 6cm × 5cm × 4cm，浸润胃壁全层至浆膜外脂肪组织，黏膜下和浆膜下多个淋巴管内见癌栓，肌间神经束见癌侵犯，标本上、下切缘（分别距癌肿 5cm 和 4cm）及另送上、下切缘均未见癌浸润。

（3）胃周淋巴结见癌转移（14/30），详细如下：贲门旁（0/4），胃左动脉旁（0/1），小弯侧（12/14），大弯侧（0/4），幽门上（2/5），幽门下（0/2）。

三、肿瘤细胞病理学

临床细胞学是根据脱落细胞的形态改变，诊断肿瘤和认识疾病的一门科学。随着肿瘤检查手段的不断发展，癌细胞形态学的深入研究和细胞染色体技术的改进，近 50 年来，细胞学诊断逐渐发展成为早期发现肿瘤的普查手段和肿瘤诊断的重要组成部分。

（一）肿瘤细胞学诊断的应用

由于癌细胞比正常细胞容易脱落，细胞涂片操作简单，容易推广和重复检查等特点，应用广泛，例如：

1. 防癌普查　如食管脱落细胞学检查。

2. 早期诊断肿瘤　对人体消化系统的肿瘤，细胞学诊断有很高的阳性率。如食管癌细胞学诊断阳性高达 90% 以上。胃癌采用胃冲洗法或内镜的新技术，阳性率可达 80% 以上。

3. 鉴定疗效和推测预后　临床利用细胞学观察放射治疗、化学药物治疗的反应，评价疗效和推测预后。近年来，细胞学逐渐成为协助制定某些肿瘤的化学药物治疗、中医中药治疗和手术治疗等治疗方案的重要参考指标。

（二）肿瘤细胞学

肿瘤细胞学包括上皮组织来源的恶性肿瘤——癌和非上皮组织来源的恶性肿瘤——肉瘤，以及其他类型的恶性肿瘤。非上皮组织来源的恶性肿瘤仅占恶性肿瘤总数的 10% 左右，其表面被覆一层正常上皮组织，瘤细胞不易脱落。脱落后瘤细胞基本上具有癌细胞的一般特征。

肿瘤细胞学诊断需要的依据如下：

1. 癌细胞的形态特征　如下所述：

（1）细胞外形改变：包括细胞增大、大小不一和多形性。

（2）细胞核改变：包括核大，核浆比例增大，核大小不一，形态异常，核仁肥大，数目增多，核膜增厚和核分裂活跃。

（3）细胞浆改变。

（4）变性坏死：癌细胞变性坏死，胞浆破坏形成裸核。

2. 癌细胞相互间关系的改变　如下所述：

（1）排列紊乱，失去正常极向。

（2）特殊排列，各种腺癌常可见到癌细胞呈菊团状或管腔状排列，鳞癌可见到成层排列的纤维形癌细胞或成珠的癌细胞团。

3. 涂片的背景　恶性肿瘤细胞特征是综合性的，不能凭某一特征作为诊断恶性肿瘤的依据。因为某些恶性细胞的形状特征有时也出现在一些良性病变的细胞中。各种特征所在部位、数量上的改变及涂片背景等，对诊断癌瘤、分辨早晚及类型均有很大的参考价值。

（三）肿瘤细胞病理学方法

1. 标本收集　如下所述：

（1）脱落细胞学：不仅指从体表、体腔或与体表相通的管道内自然脱落的细胞，也包括经一定器械作用脱落的浅表细胞。常见标本如食管拉网、纤维食管胃镜引导下的刷片和冲洗液沉渣涂片，腹水等。

（2）穿刺细胞学：现代细胞病理学中指细针吸取（fine needle aspiration，FNA）细胞检查的方法，包括体表和深部肿块穿刺。体表穿刺适用于淋巴结、皮肤和软组织肿块等可触及的肿块，如食管癌。深部肿块穿刺：体表难以触及的肿块可在影像学技术如 B 超、X 线、CT 及内镜等的引导下定位穿刺，适用于肝、胰、消化道管壁深层肿块及其他深部肿块。

2. 制片方法　如下所述：

（1）直接涂片：脱落细胞学和穿刺细胞学标本都适用。将取材所得尽快涂布于载玻片上，涂片动作宜轻快，忌刮擦，避免细胞的机械损伤，注意保持涂片厚薄均一。一般脱落细胞学涂片为 1~4 张，各种内镜刷片和鼻咽活检组织涂片等取材相对有限的标本涂片数不宜过多，以免影响每张涂片中的细胞数量及细胞保存质量。待做 HE 或巴氏染色等湿固定的涂片切记及时固定，避免涂片干燥引起的细胞蜕变。

（2）印片：将组织学活检或手术切除的新鲜标本在固定前轻触玻片可制成印片，以做出相对快速的细胞学诊断。然而将组织学标本做压片细胞学检查不被提倡，因为会挤压破坏组织，影响后继的组织学检查。印片完毕后同样要注意及时固定。

（3）离心涂片：将液体标本离心后，弃上清，取沉渣涂片。适用于腹水等各种体腔积液，以及术中盆腔冲洗液等脱落细胞学标本。同样可应用于细针穿刺标本，如囊性病变针吸所得液体，以及穿刺针头残留物洗液。

（4）细胞块：是组织学制片方法在细胞学中的应用。将促凝物质如10%中性甲醛溶液加入液体标本的离心沉渣，使之凝固，石蜡包埋后切片。与涂片比较其优点在于可能保留更多的组织学结构。另外，细胞块切片有助于免疫组化等辅助检查在细胞学中的应用。

3. 固定　如下所述：

（1）湿固定：一般采用95%乙醇或50%乙醚乙醇溶液固定。湿固定必须及时，应在涂片干燥前，可避免由此引起的细胞蜕变，从而更好地保留细胞核的形态。染色方法为苏木紫伊红（HE）和巴氏（Papanicoloau）染色。乙醇固定比组织学常用的10%甲醛溶液固定液更易导致细胞收缩。加入乙醚后有所改善，尤其适用于HE染色。

（2）干固定：即经空气干燥。细胞因干燥而更紧密地黏附于玻片上，不似湿固定易于脱片，因而避免了取材的损失。但干固定后细胞因蜕变以及表面张力而变扁平，面积大于湿固定者，细胞核形态保存欠佳，不适用HE和巴氏染色，而配以着重胞浆和间质着色的Romanovsky类染色。

4. 染色　如下所述：

（1）HE染色：为组织病理学常规染色方法。核浆对比鲜明，核形态包括染色质和核仁等清晰。染液渗透力强，能用于较厚的涂片及含大量液化坏死物质的涂片。操作步骤简单，省时，质量稳定。

（2）巴氏染色：染色特点和HE相似，着重核形态，优点在于可通过将胞浆角蛋白染为橙色来识别角化，从而作为鳞状分化的依据来鉴别低分化鳞癌。但细胞蜕变包括非鳞状细胞的蜕变，也可导致胞浆橙染。染色成分较多，步骤繁复，耗时长。

5. 辅助检查　组织化学、免疫组化、电镜、共聚焦显微镜、流式细胞和细胞图像分析、细胞遗传学及各种分子生物学技术都可使用细胞学标本。而且由于细胞学标本为新鲜组织，更能满足这些研究的需要。如穿刺标本用于电镜检查，由于新鲜组织立即固定，细胞器保存质量极佳。免疫组化技术在细胞学中的应用已趋成熟，可用于Crytospin涂片和细胞块切片，也可用于直接涂片。后者若能保持涂片中有足量具诊断意义的细胞，减少血液和炎症坏死成分的稀释和干扰作用，推片薄而均匀，也能得到可靠的结果。

（四）肿瘤细胞病理学应用

细胞病理学已被广泛应用于肿瘤与非肿瘤，良性与恶性肿瘤的诊断和鉴别诊断，肿瘤诊断阳性率可达80%~90%或以上，经形态学或结合免疫组化等检查后可明确大部分肿瘤的组织学类型。

1. 脱落细胞学　脱落细胞学检查经济、安全、简便、几无损伤且诊断灵敏度高，特异性强。食管脱落细胞学检查是用于食管癌防癌普查的主要手段，在我国高发区域广为开展。取材方法的不同，使脱落细胞学检查成为组织学活检的有益补充。如内镜刷片由于取材面积远大于组织学活检，而且恶性细胞黏附性差更易脱落刷取，因而能在活检阴性时得到阳性结果，两者合用可提高诊断准确率。消化道癌症的内镜组织学活检诊断准确率为80%~85%，与细胞学合用后，可达90%甚至100%。然而食管癌患者可因食管狭窄，未能将食管球吞咽至病变段而拉网结果阴性。因此阴性报告不能排除肿瘤存在。此外，食管拉网因不能直视病变而无法对肿瘤精确定位。

2. 穿刺细胞学　FNA具有简单易行、快速、准确、安全、经济的特点，但亦有其并发症，并且其发生率随穿刺针径增粗和穿刺部位深入而上升。FNA的主要并发症是：出血、感染、气胸、肿瘤播散、穿刺后组织学改变、其他如胰腺穿刺引起的血淀粉酶升高和胰腺炎等。

（五）细胞病理诊断报告

细胞病理学报告应包括标本类型、取材部位、肉眼所见、镜下观察描述性文字及诊断性名称，对诊断不明者必要时注明鉴别诊断及进一步检查的建议，以供临床参考。数字式分级诊断曾广泛应用于细胞学报告，但现已很少使用。如著名的子宫颈涂片巴氏5级诊断，将未见异形细胞到浸润性癌之间分为

Ⅰ～Ⅴ级。然而该5级的判断标准未能与现代子宫颈上皮性病变的组织学名称相联系，缺乏客观性和可重复性，不同使用者间存在歧义，形成命名学上的紊乱，已不能满足诊断和治疗的要求。为此1988年美国国立癌症中心（NCI）制定了一个新的子宫颈涂片诊断系统——The Bethesda 系统（TBS），既统一了命名，又兼顾了宫颈癌发病机制的研究成果，达到更好地指导治疗的作用。其中重大改变之一为应用了低度鳞状上皮内病变（low-grade squamous intraepithelial lesion，LSIL，包括轻度不典型增生/CIN1 和HPV 感染）和高度鳞状上皮内病变（high-grade squamous intraepithelial lesion，包括中、重度不典型增生和原位癌/CIN2、3）等诊断性名称以替代过去数字式的分级诊断，既与组织学诊断间有很好的可比性，分级又达到临床治疗方法区分要求，同时提高了诊断的可重复性。因此世界卫生组织认为数字式分级诊断已不适用于细胞病理学报告，应以诊断性名称取而代之。另外，无论脱落细胞学还是穿刺细胞学，受取材方法局限，细胞病理学检查都存在抽样性的特点，阴性结果不能推论至病变全部，即不能完全排除肿瘤存在可能。这是理解细胞学报告的不可忽视的要点。

四、细胞病理学与临床的联系

虽然细胞病理学为病理学的一个分支，但与临床密不可分。尤其穿刺细胞学的开展使细胞学人员必须掌握良好的临床诊断技能。体表肿块的正确判断依赖触诊和牢靠的解剖学基础。为尽量避免 FNA 抽样性质导致的"假阴性"结果，一名优秀的细胞病理学者应善于从临床角度分析，识别肿块的"可疑"程度，判断穿刺内容物的代表性，决定对"阴性"肿块是否重复穿刺。脱落细胞学也存在对标本代表性的认识问题。因此，临床资料的完全给细胞病理学诊断带来的益处远超过所谓"先入为主"导致的不良影响。对临床医师而言，同样应了解细胞学诊断的这一局限性，除提供详尽临床资料外，判断细胞学报告的可靠性必须结合临床及其他辅助检查，如有不符，各方应及时沟通。这种良好的合作是提高细胞学诊断准确率、使之更好为临床服务的前提。

（冯　晨）

第四节　免疫组织化学在肿瘤病理诊断中的应用

一、原理

免疫组织化学标记是根据抗原-抗体特异性结合的原理，应用特异性抗体与细胞和组织中所需检测的抗原结合，并通过在结合部位显色观察以达到抗原定位诊断的目的。免疫组织化学标记与光镜观察和分子病理学检测已成为现代肿瘤病理学诊断中不可缺少的三大基本技术。

二、常用的免疫组化标记物

肿瘤组织可产生多种异质性抗原，这些抗原对肿瘤组织具有相对特异性，是识别各种肿瘤的标记物，是肿瘤免疫组织化学诊断的基础。肿瘤组织产生的抗原可分为以下几大类：

1. 细胞骨架抗原　包括微管、微丝和中间丝，在细胞内起支持、运动作用。常用的抗体为细胞角蛋白、波形蛋白、结蛋白、神经细丝和胶质纤维酸性蛋白。

2. 细胞功能蛋白　细胞特殊功能相关的酶和细胞功能产物，如激素、生长因子和免疫球蛋白。常用的抗体为神经元特异性烯醇化酶、前列腺酸性磷酸酶、胰岛素、胰高血糖素、甲状腺球蛋白和免疫球蛋白系列。

3. 细胞表面标记物　属细胞膜抗原，常见的抗体为上皮膜抗原、白细胞共同抗原和淋巴细胞亚群表面标记物。

4. 胚胎性抗原　为出现在胚胎组织的抗原，正常组织内含量极少。常用的抗体为甲胎蛋白和癌胚抗原。

5. 肿瘤组织相对特异性抗原　如前列腺特异性抗原、胃癌和肺癌的单克隆抗体等。

三、免疫组织化学在肿瘤病理诊断中的应用

近年来，免疫组织化学建立了 ABC、PAP 高灵敏的非标记染色法和高度特异性的单克隆抗体，常规石蜡切片可用于免疫组织化学染色，开辟了免疫组织化学技术在外科病理学领域中广泛应用的新途径。使肿瘤病理诊断有可能建立在肿瘤特异性标记抗体上。

肿瘤的超微结构诊断：肿瘤病理诊断中约有 10% 分化不良或异型性大的肿瘤，光镜难以确定其组织类型，需要借助电镜诊断。电镜具有高分辨率，可观察肿瘤内微细结构及细胞间的关系，有助于判断肿瘤的组织类型及分化程度，可能补充光镜诊断。

肿瘤可发生在机体的各种组织，形成肿瘤后，不管肿瘤分化高低，超微结构上仍不同程度保持与起源组织相类似的特征。如鳞状细胞癌胞质内可见到张力原纤维和细胞间桥。平滑肌肿瘤胞质内伴有致密体的细丝。某些肿瘤细胞还具有特征性的超微结构形态，如血管内皮细胞肿瘤，具有棒形多管小体（Weibal Palade 小体）。APUD 瘤细胞质内含有神经分泌颗粒。根据肿瘤的超微结构特点，对一些分化低的肿瘤，电镜可做出较光镜更准确的超微结构判断。

（冯　晨）

第五节　肿瘤的组织、细胞病理学诊断

一、肿瘤的组织病理学诊断

（一）常用方法

1. 标本的获取　如下所述：

（1）针芯穿刺活检（core needle biopsy）：又称针切活检（cutting needle biopsy）或钻取活检（drill biopsy）。用带针芯的粗针穿入病变部位，抽取所获得的组织比细针穿刺的大，制成的病理组织切片有较完整的组织结构，可供组织病理学诊断，如乳腺肿瘤的针芯穿刺活检。

（2）咬取活检（bite biopsy）：用活检钳通过内镜或其他器械，咬取或钳取病变组织做组织病理学诊断，如鼻咽部，胃和宫颈等处的活组织检查。

（3）切开活检（incisional biopsy）：切取小块病变组织，如可能，包括邻近正常表现的组织供组织病理学诊断。此法常用于病变太大，手术无法完全切除或手术切除可引起功能障碍或毁容时，为进一步治疗提供确切的依据。

（4）切除活检（excisional biopsy）：将整个病变全部切除后供组织病理学诊断。此法本身能达到对良性肿瘤或某些体积较大的早期恶性肿瘤（如乳腺癌、甲状腺癌）的外科治疗目的。切除活检可仅为肿块本身或包括肿块边缘正常组织和区域淋巴结的各种类型广泛切除术和根治术标本。

2. 大体标本的处理　针芯穿刺、咬取和切开活检小标本的处理较简单，切除活检标本，尤其恶性肿瘤根治标本需按各类标本的要求做出恰当的处理。

在大体标本处理前，病理医师必须了解临床病史、实验室检查和影像学检查等结果，以确定如何取材，是否需要做特殊研究。外科医师应对标本做适当标记，以提供病变解剖方向、切缘等信息，并记载于病理申请单上。

活检标本送达病理科时，通常已固定在 4% 甲醛（10% 福尔马林）或其他固定液中，此时已不宜再做一些特殊研究（如细菌培养、某些免疫组织化学染色、理想的电镜检查和遗传学检测），病理医师应在术前会诊，确定是否需留取新鲜组织供特殊研究，避免标本处理不当而再次活检。小块组织活检的目的常用于确定病变的良性、恶性，如为恶性肿瘤，则可等待根治性切除标本后再做其他检查。

大体标本，尤其根治性标本应详细描述肿瘤的外形、大小、切面、颜色、质地、病变距切缘最近的距离，所有淋巴结都应分组，并注明部位。恶性肿瘤标本的表面应涂布专用墨水，以便于在光镜下正确判断肿瘤是否累及切缘。所有病变及可疑处、切缘和淋巴结均应取材镜检。

3. 制片的类型　如下所述：

（1）常规石蜡切片（routine paraffin section）：是病理学中最常用的制片方法。各种病理标本固定后，经取材、脱水、浸蜡、包埋、切片、染色和封片后光镜下观察。全部制片过程一般 1d 左右可完成，3d 内就可发出病理诊断报告。石蜡切片的优点是取材广泛而全面，制片质量较稳定，组织结构清晰，便于阅片。适用于针芯穿刺、咬取、切取和切除等各种标本的组织学检查。有时还可根据诊断或研究工作的需要，做成大切片，把部分或整个病变的切面制成一张切片，长达 2 ~ 5cm 或更大，以观察病变的全貌。

（2）快速石蜡切片（rapid paraffin section）：将上述常规制片过程简化，在加温下进行，依次用甲醛溶液固定，丙酮脱水和软石蜡浸蜡后包埋，切片和染色。整个制片过程需 20min 左右，约 30min 即可做出病理诊断。此法优点是设备简单，制片快速，只要有石蜡切片机的基层医院均可进行。切片质量近似常规石蜡切片，可适用于各种标本的快速诊断，尤其适用于宫颈锥形切除和软组织肿瘤标本。本法的缺点是耗费人力和试剂较多，取材不宜过大，制片质量有时不易掌握，现多已被冷冻切片取代。

（3）冷冻切片（Frozen section）：过去用氯乙烷法、二氧化碳法和半导体制冷法制片，由于易受工作环境气温的影响，制片技术要求较高，制片质量欠稳定，现除一些基层医院还在使用外，已被恒冷切片机制作的冷冻切片代替。恒冷切片机在制作切片时，整个切片过程均在恒冷箱内进行，制片质量良好且稳定，接近于常规石蜡切片，出片速度快，从组织冷冻、切片到观察，仅需 15min 左右即可做出病理诊断。此法还可用于不适宜固定、脱水和浸蜡等方法处理的某些组织化学和免疫组织化学检查的制片。恒冷切片机制作冷冻切片的成本较高，使用年限通常 8 ~ 10 年。

（4）印片：将巨检所见可疑组织与玻片接触，制成印片染色后观察，做出快速诊断，此法虽属细胞学诊断，但常与冷冻切片同时应用，以提高术中诊断的确诊率，也可作为无法进行冷冻切片时的应急措施。

（二）应用范围

1. 常规组织病理学检查　所有活组织标本均应送病理学检查，绝对不允许把标本随意丢弃，以致延误病情而影响诊治。如本院或本地无病理科时，应将标本及时送到邻近有条件的病理科（室）作病理学检查。在病理学检查中，80% ~ 90% 病例应用常规石蜡切片，HE 染色后作病理学诊断。

2. 手术中快速组织病理学检查　这是临床医师在实施手术中，就与手术方案有关的疾病诊断问题请求病理医师进行紧急会诊的一种快速组织病理学检查，病理医师要在很短的时间内，（通常 15 ~ 30min）向手术医师提供参考性病理学诊断意见。现大多采用快速冷冻切片技术，少数情况采用快速石蜡切片技术。

与常规石蜡切片的病理学诊断相比，快速冷冻切片会诊具有更多的局限性和误诊的可能性。因此，临床各科如需要做冷冻切片协助诊断，应事先向病理科提出申请，手术前一天向病理科递交快速活检申请单，填写患者的病史、重要的影像学、实验室检查等资料以及提请病理医师特别关注的问题，尽可能不要在手术进行过程中临时申请。负责冷冻切片诊断的主检病理医师应了解患者的相关临床情况，必要的术前检查和既往有关的病理学检查情况等。

1）冷冻切片指征：由于冷冻切片耗费人力，有一定的局限性和无法确诊率，事后仍需用常规石蜡切片对照方能做出最后诊断，故冷冻切片主要用于手术中病理会诊，必须严格掌握应用的指征。

（1）需要确定病变性质，如肿瘤或非肿瘤，若为肿瘤，需确定为良性、恶性或交界性，以决定手术方案。

（2）了解恶性肿瘤的播散情况，包括肿瘤是否侵犯邻近组织、有无区域淋巴结转移。

（3）确定手术切缘情况，有无肿瘤浸润，以判断手术范围是否合适。

（4）帮助识别手术中某些意想不到的发现以及确定可疑的微小组织，如甲状旁腺、输卵管、输精管或交感神经节等。

（5）取新鲜组织供特殊研究的需要，如组织化学和免疫组织化学检测、电镜取材、微生物培养、细胞或分子遗传学分析以及肿瘤药物敏感试验等。

2）确诊率：冷冻切片诊断由于取材少而局限、时间紧迫、技术要求高，确诊率比常规石蜡切片低，有一定的误诊率和延迟诊断率。冷冻切片的确诊率一般为92%～97%，误诊率为1%～2%，延迟诊断率为2%～6%。

冷冻切片诊断对手术治疗有重大帮助和指导意义，Ackerman（1959）指出"冷冻切片的唯一目的在于做出治疗上的决策"。由于冷冻切片诊断有一定的局限性，有较高的误诊率和延迟诊断率，因此，除在手术前外科医师需与病理医师沟通外，在手术中如遇到疑难问题，病理医师应及时与手术医师联系或亲临手术室了解术中情况和取材部位。当冷冻切片诊断与临床不符或手术医师对冷冻诊断有疑问时，应立即与病理医师联系，共同商讨处理办法。对需截肢或手术范围广泛的根治性切除之前，冷冻切片诊断一般应有两位高年资病理医师共同确诊才可签发报告。

（三）诊断报告书

1. 基本内容 如下所述：

（1）患者基本情况：包括病理号、姓名、性别、年龄、送检医院或科室、住院号、门诊号、送检和收验日期。

（2）巨检和镜检要点描述：包括标本类型、大体表现、肿瘤的组织学类型、亚型或变型、病理分级（分化程度）、浸润深度、脉管和神经浸润情况、淋巴结转移情况、切除标本的切缘有无肿瘤浸润以及有无继发性病变或伴发性病变等。对于罕见或特殊的肿瘤、交界性肿瘤或生物学行为不明确的肿瘤，应在备注栏内注明意见或参考文献，以供临床参考。

（3）与病理学诊断相关特殊检查：包括免疫组织化学、电镜、细胞和分子遗传学等特殊检查的结果和解释。

（4）提供恶性肿瘤的预后和进一步治疗选择的指标：病理学报告还可提供恶性肿瘤的预后指标（癌基因、抑癌基因和增殖活性等）以及进一步治疗选择的指标（如雌、孕激素受体，CD20、CD117和c－erbB2表达情况）。

2. 诊断表述基本类型 如下所述：

（1）Ⅰ类：检材部位、疾病名称、病变性质明确和基本明确的病理学诊断。

（2）Ⅱ类：不能完全肯定疾病名称、病变性质，或是对于拟诊的疾病名称、病变性质有所保留的病理学诊断意向，可在拟诊疾病/病变名称之前冠以诸如病变"符合为""考虑为""倾向为""提示为""可能为""疑为""不能排除（除外）"之类词语。

（3）Ⅲ类：检材切片所显示的病变不足以诊断为某种疾病（即不能做出Ⅰ类或Ⅱ类病理学诊断），只能进行病变的形态描述。

（4）Ⅳ类：送检标本因过于细小、破碎、固定不当、自溶、严重受挤压（变形）、被烧灼、干涸等，无法做出病理诊断。

对于Ⅱ、Ⅲ类病理学诊断的病例，可酌情就病理学诊断及其相关问题附加建议、注释和讨论。Ⅳ类病理学诊断的病例，通常要求临床医师重取活组织检查。

（四）病理会诊

病理会诊是病理科常规工作之一，其目的是征询第二种或更多种意见，以提高病理学诊断的质量。由于用于病理学诊断的组织学切片可以永久保存，同时能够让不同或相同，一个或多个病理医师在相同或不同时间进行评价，这对疑难或有争议的病例进行会诊提供了可能。

我国现有的大多数医院病理科几乎每天都要面对涉及全身各部位的不同疾病做出病理学诊断，而病理医师由于自身经验、知识累积和工作条件所限，任何一位病理医师都不可能通晓所有疾病的诊断。临床医学的发展，各学科的分支越来越细，仅外科学就已分成神经外科、胸外科、普外科、泌尿科、矫形外科、小儿外科、肿瘤外科等十几个亚专科，对病理学诊断的要求也越来越高。综合性医院的病理科医师对专科疾病（如血液病理学、肾脏病理学、肝脏病理学、神经病理学和皮肤病理学等）的诊断标准较难于掌握，而专科医院的病理科医师一般也不熟悉本专科以外疾病的病理诊断和鉴别诊断。所以，对病理医师而言，需要病理会诊（pathological consultation）来解决一些疑难病例和少见病例的病理学诊断。

病理会诊可在病理诊断报告书签发前或后。病理诊断报告书签发前的病理会诊常因病例疑难或少见，主检病理医师难以做出明确诊断，递交科内或院外会诊。病理诊断报告书签发后的病理会诊原因较复杂。第一种情况是原诊治医院受医疗技术限制，无法治疗或无法进一步治疗而需要转院，收治医院的临床医师为确保在准确诊断前提下进行治疗，提出病理会诊；第二种情况是原诊治医院的临床医师认为病理学诊断结果与临床不符，与病理医师沟通后仍不能达成一致意见，提出院外会诊；第三种情况是患者及其家属对原诊治医院病理学诊断的报告存有疑虑而要求院外会诊，此时往往由患者或其家属到一家或多家医院要求会诊；第四种情况是基层医院病理科条件所限，不能进行一些特殊检查如免疫组织化学、电镜等，要求上一级有条件医院会诊；第五种情况是原诊治医院与患者发生医疗纠纷，患者及其家属提出法律诉讼，法院要求上一级医院予以会诊。

病理会诊可由申请方（医院或患方）将病理切片直接带至会诊方会诊，这称为直接会诊。申请方如通过图像传送系统要求会诊方进行远程切片会诊，称为间接会诊。无论何种情况，会诊方如接受会诊，应提出会诊意见。病理会诊报告是会诊方组织有关病理专家个人或集体阅片后的咨询意见。会诊意见书上应写明："病理医师个人会诊咨询意见，仅供原病理学诊断的病理医师参考。"原病理学诊断的病理医师应自行决定是否采纳病理会诊的咨询意见和采纳的程度。

二、肿瘤的细胞病理学诊断

（一）常用方法

正确采集肿瘤细胞是细胞病理学诊断的先决条件，也是提高确诊率的关键。采集样本要尽可能从病变处直接取样方能代表主要病变。采集方法应安全、简便，患者不适感小，且要防止引起严重并发症或促使肿瘤播散。

1. 脱落细胞学检查（exfoliative cytological examination） 对体表、体腔或与体表相通的管腔内肿瘤，利用肿瘤细胞易于脱落的特点，取其自然脱落或分泌排出物，或用特殊器具吸取、刮取、刷取表面细胞进行涂片检查，亦可在冲洗后取冲洗液或抽取胸、腹水离心沉淀物进行涂片检查。

适用于脱落细胞学检查的标本有痰液、尿液、乳头排液、阴道液涂片；宫颈刮片、鼻咽涂片、食管拉网涂片、各种内镜刷片；抽取胸腔积液、腹腔积液、心包积液和胸脊液离心涂片；支气管冲洗液沉淀涂片。

2. 穿刺细胞学检查（aspiration cytology） 用直径小于1mm的细针刺入实体瘤内吸取细胞进行涂片检查。对浅表肿瘤可用手固定肿块后直接穿刺，对深部肿瘤则需在B型超声波、X线或CT引导下进行穿刺。

3. 涂片制作 取材后应立即涂片，操作应轻巧，避免损伤细胞，涂片须厚薄均匀。涂片后应在干燥前立即置于95%乙醇或乙醇乙醚（各半）混合液固定15min，以保持良好的细胞形态，避免自溶。常用的染色方法有苏木精伊红（HE）法、巴氏（Papanicoloau）法，吉姆萨（Giemsa）法和瑞氏（Wright）法等。

传统的涂片用手推，近年来应用一项在取材、涂片和固定等多个环节上均有革新的细胞学技术——液基细胞学（liquid based cytology）。此项技术最早用于宫颈细胞学检查，现已广泛应用于非妇科细胞学标本。该技术利用细胞保存液，将各类标本及时固定，并转化为液态标本，然后采用密度梯度离心或滤膜过滤等不同的核心技术，去除标本中可能掩盖有诊断意义细胞的物质，如红细胞、炎症细胞、黏液或坏死碎屑等，进而利用自动机械装置涂片，使细胞均匀薄层分布于直径1~2cm的较小区域内进行阅片。该技术可获得背景清晰的高质量涂片，可大大减少阅片时间，提高阳性诊断率。此外，细胞保存液延长了标本保存期，便于标本转运，并可重复制片，还能保护细胞中的RNA、DNA和蛋白质免受降解，有利于分子生物学和遗传学等技术的开展。除此之外，薄层涂片技术使计算机自动细胞图像分析筛选成为可能。

（二）应用范围

1. 脱落细胞学检查　如下所述：

（1）阴道脱落细胞学：吸取或刮取子宫颈或阴道穹隆的细胞制备涂片，通常用巴氏或 HE 染色。最常用于子宫颈鳞状细胞癌的诊断和普查，诊断正确率可达 90% 以上。此外，还可用来观察女性内分泌激素水平的变化。

（2）痰涂片和支气管刷片细胞学：可用于肺癌的诊断和组织学分型，如鳞状细胞癌、小细胞癌或腺癌。

（3）胸、腹水脱落细胞学：抽取胸、腹水，经离心后吸取沉淀物制备涂片，可用于肺癌、胃肠道癌、卵巢癌和恶性间皮瘤等诊断和鉴别诊断。

（4）尿液脱落细胞学：收集尿液，经离心后吸取沉淀物制备涂片，常用于膀胱肿瘤的诊断。

（5）乳房乳头溢液细胞学：可用于诊断乳腺炎症性疾病、导管上皮细胞增生、非典型增生和乳腺癌。

（6）其他：食管拉网涂片检查常用于食管鳞状细胞癌和其他病变的诊断；胃灌洗液涂片可用于胃腺癌的诊断；脑脊液和心包积液抽取后离心沉淀，制备涂片，分别用于神经系统炎症和肿瘤以及心包转移性肿瘤和恶性间皮瘤的诊断。

2. 穿刺细胞学检查　某些器官或组织既无自然脱落细胞，内镜又不能达到，需用穿刺细胞学检查。最常用于浅表可触及的肿块，如淋巴结、乳腺、涎腺、甲状腺、前列腺和体表软组织，也可在超声引导、X 线或 CT 定位下穿刺深部组织的肿块，如肝、肺、胰腺、肾脏、卵巢、腹膜后、软组织和骨等。

（1）淋巴结：是穿刺细胞学最常见的部位，可用于诊断淋巴结转移性癌，也可用于区分恶性淋巴瘤和反应性增生，结合免疫组化技术还可对某些类型恶性淋巴瘤进行组织学分型，对疑为恶性淋巴瘤者，为确保正确分型，最好做组织病理学检查。

（2）乳腺：穿刺细胞学检查有助于术前确定乳腺肿块的性质，便于制订治疗计划和决定手术方式，诊断正确率达 80% ~ 90%。穿刺涂片还可行雌、孕激素测定，以利于术前化疗药物的选择。

（3）涎腺：主要用于大涎腺（腮腺、颌下腺和舌下腺）的穿刺细胞学检查，以确定肿块性质和肿瘤的良、恶性。诊断的正确性较低，一般在 70% ~ 80%。由于涎腺肿瘤的上皮和间质成分变化多端，而良性肿瘤大多有包膜，有些学者认为应谨慎应用。

（4）甲状腺：穿刺细胞学检查对甲状腺炎、结节性甲状腺肿、乳头状癌、髓样癌和间变性癌有帮助，但不能用于滤泡性腺瘤和癌的诊断和鉴别诊断。

（5）胸、腹腔脏器：在超声、X 线或 CT 引导下的细针穿刺细胞学检查可用于肝、肺、胰腺、肾脏和卵巢等实质脏器肿块的诊断，诊断正确率达 80% ~ 90%。

（6）其他：纵隔、腹膜后、软组织和骨等部位也可用细针穿刺做细胞学检查，但诊断较困难，常难以正确区分肿瘤的良恶性或做出明确的组织学分型。

（三）诊断报告书

1. 基本内容　填写患者基本情况同组织病理学诊断报告书，包括病理号、姓名、性别、年龄、送检医院或科室、住院号、门诊号、送检日期和收验日期。

2. 诊断表述基本类型　如下所述：

1）直接表述性诊断：适用于穿刺细胞学标本的诊断报告。根据形态学观察的实际情况，对于某种疾病或病变做出肯定性（Ⅰ类）、不同程度意向性（Ⅱ类）细胞学诊断，或是提供形态描述性（Ⅲ类）细胞学诊断，或是告知无法做出（Ⅳ类）细胞学诊断。

2）间接分级性诊断：用于查找恶性肿瘤细胞的细胞学诊断。

（1）三级法：分阳性、可疑和阴性。阳性为找见肯定的恶性细胞，临床医师可依据细胞学诊断报告行手术切除、化学治疗或放射治疗；可疑为找见难以确诊的异型细胞，临床医师应重复细胞学检查或做活组织检查，如临床和影像学等检查强烈提示恶性，也可进行治疗；阴性为仅找见正常或炎症变性细胞。

（2）四级法：分为阳性、可疑、非典型性和阴性。非典型性细胞属于狭义的癌前病变中见到的细胞，还可能包括异型显著的炎症变性细胞，甚或数量很少而形态不典型的癌细胞。非典型细胞的临床意义不明确，需进一步检查，不能单独依据此结果进行治疗。

（3）五级法：Ⅰ级为无异型或不正常细胞；Ⅱ级为细胞学有异型（核异质细胞），但无恶性证据；Ⅲ级为细胞学怀疑为恶性；Ⅳ级为细胞学高度怀疑为恶性；Ⅴ级为细胞学确定恶性。

（4）Bethesda系统分级法：用于宫颈和阴道涂片细胞学检查，采用巴氏染色法。为两级法，即低级别鳞状上皮内病变（LGSIL）和高级别鳞状上皮内病变（HGSIL）。

世界卫生组织（WHO）不推荐用数字式分级诊断，建议细胞学报告应采用诊断性名称，如有可能还应说明类型（鳞状细胞癌、腺癌、小细胞癌等）。

（四）优点和局限性

1. 优点　细胞学检查取材方便，所需设备较简单，操作、制片和检查过程快速，给患者造成的痛苦很小，易于推广和重复检查，是一种较理性的肿瘤诊断方法。细胞学检查还适用于子宫颈癌和食管癌等肿瘤的普查。

2. 局限性　细胞学检查有较高的假阴性率，一般为10%左右。因此，阴性结果并不能否定恶性肿瘤的存在；深部肿瘤如肝癌、肺癌、胰腺癌和肾癌等，常难以取得较理想的标本；早期食管癌、贲门癌和肺癌，尽管拉网或痰液细胞学检查为阳性，影像学检查往往不能显示出肿瘤的确切部位，难以精确定位而影响治疗，还需进一步做内镜检查来确定肿瘤的部位。细胞学检查结果如与临床不符或有争议的病例，应设法取活组织做组织病理学检查，明确诊断。

（冯　晨）

第六节　肿瘤病理学诊断的特殊技术

一、特殊染色和组织化学技术

目前实验室常用的特殊染色和组织化学技术主要有以下几种：

（一）PAS染色（高碘酸-雪夫法）

可以显示糖原和中性黏液物质、基膜、大多数真菌和寄生虫，还可以显示腺泡状软组织肉瘤瘤细胞胞质内结晶，阳性反应呈红色。

（二）网状纤维染色

显示网状纤维和基膜物质。网状纤维主要由Ⅲ型胶原纤维组成，基膜则主要由Ⅳ型胶原和层粘连蛋白（laminin）构成。网状纤维和基膜吸附银并呈PAS阳性染色是由于其表面被覆蛋白多糖或糖蛋白。常规工作中，以银为基础的网状纤维染色主要用于区分：①上皮性和非上皮性肿瘤。②各种间叶性肿瘤之间的鉴别。③原位癌和浸润性癌。

显示网状纤维染色的方法很多，常用方法有Gomori和Gorden-Sweets氢氧化银氨液浸染法，结果显示网状纤维呈黑色，胶原纤维呈黄棕色，胞核呈灰褐色或红色（核固红复染）。

（三）三色染色

为结缔组织多色染色法，是用3种颜色显示多种结缔组织成分，如胶原、肌肉、淀粉样物质、黏液物质、纤维素、软骨、神经胶质和血细胞成分等，主要用于显示或区分各种纤维成分。由3种染料成分所显示的3种组织结构分别是细胞核、胞质和细胞外纤维。如Masson三色染色法结果为胶原纤维、黏液、软骨呈蓝色，胞质、肌肉、纤维素、神经胶质呈红色，胞核呈黑色。

（四）淀粉样物染色

淀粉样物质是一种病理性细胞外蛋白质，因其与淀粉在碘液中呈相同染色反应而得名。常规HE染色、淀粉样物质为无细胞均一、淡嗜伊红色物质，其化学成分约90%为原纤维性蛋白，10%为P成分（一种糖蛋白）。淀粉样原纤维性蛋白主要有两大类：一为淀粉样轻链（AL）蛋白，由浆细胞分泌，含免疫球蛋白轻链；另一为淀粉样相关（AA）蛋白，由肝细胞合成的非免疫球蛋白物质。淀粉样物沉着可见于肿瘤、慢性感染和某些遗传性疾病等多种疾病。在骨髓瘤、重链病、Waldenstrom巨球蛋白血症、甲状腺髓样癌，胰岛细胞瘤、肺小细胞癌等肿瘤中存在淀粉样物质。

刚果红染色显示淀粉样物质呈红色，胞核呈蓝色，在荧光显微镜下呈橘黄色或红色，在偏振光显微镜下呈苹果绿双折光性。甲基紫染色显示淀粉样物质呈紫红色或红色，胞核呈蓝色。

（五）亲银和嗜银细胞染色

分布在全身各处的神经内分泌组织和细胞具有亲银或嗜银特性。亲银细胞具有将银溶液直接还原成不溶性黑色金属银的能力，而嗜银细胞则需加入还原剂后才能将银溶液还原成金属银。肾上腺嗜铬细胞瘤、少数类癌（起源于后肠）亲银细胞染色阳性，大多数类癌嗜银细胞染色阳性，甲状腺髓样癌、垂体腺瘤、胰岛细胞瘤、皮肤Merkel细胞癌全身各处神经内分泌癌等可呈亲银或嗜银细胞染色阳性。

常用的亲银细胞染色是Masson-Fontana银染色法，亲银细胞颗粒呈棕黑色，黑色素也呈黑色，胞核呈红色。常用的嗜银细胞染色是Grimelius硝酸银染色法，此法最好采用Bouin液固定组织，嗜银细胞颗粒呈棕黑色，背景呈黄色或浅棕色。

（六）中性脂肪染色

脂质在组织化学上可以分为单纯脂质、复合脂质和衍生脂质3类。中性脂肪通常采用脂溶性色素染色法，脂溶性色素主要有苏丹Ⅲ、苏丹Ⅳ、油红O等，这些色素既能溶于有机溶剂又能溶于脂质内，故不能用于石蜡包埋的材料，只能在新鲜组织冷冻切片上进行染色。目前，肿瘤病理诊断上主要用于皮脂腺肿瘤和脂肪肉瘤的诊断，卵巢纤维瘤与卵泡膜纤维瘤的鉴别诊断，有时也可用于恶性纤维组织细胞瘤、黄色瘤和肾上腺皮质肿瘤的诊断和鉴别诊断。苏丹Ⅳ（猩红）和油红O染色法都能将脂质染成红色，但油红O染色反应最强，且能显示细小脂滴。

（七）色素染色

许多色素在一般常规HE染色切片上很相似而不易区分，通常需要采用不同的特殊染色方法显示，来确定色素的性质。肿瘤病理学诊断工作中使用比较多的是含铁血黄素和黑色素染色。

显示含铁血黄素的常用方法是Perls染色法，含铁血黄素呈蓝色，其他组织呈红色。显示黑色素的常用方法是Masson-Fontana银染色法，黑色素呈黑色，其他组织呈复染的颜色，可用于恶性黑色素瘤的诊断，也可为一些含黑色素的病变，如色素痣、蓝痣，含黑色素的肿瘤，如色素性神经鞘瘤、透明细胞肉瘤等的诊断和鉴别诊断提供依据。

（八）黏液染色

黏液可分为中性和酸性黏液两大类。中性黏液由氨基己糖和游离己糖组成，不含酸性反应基（游离酸根或硫酸酯）。酸性黏液较复杂，可分为硫酸化结缔组织黏液（包括涎酸的羧基化黏液）和透明质酸。

中性黏液对PAS染色呈阳性反应，不能被淀粉酶消化。酸性黏液因其成分不同，对奥辛蓝（AB）、甲苯胺蓝、胶体铁、高铁二胺（HID）以及硼氢化物/氢氧化钾/高碘酸雪夫（PB/KOH/PAS）染色呈不同染色反应。

胃型胃癌、黏液表皮样癌、某些黏液腺癌、脊索瘤和滑膜肉瘤含中性黏液，PAS染色阳性。肠型胃癌和结直肠癌含酸性黏液，AB染色呈蓝色，HID染色则可将硫酸化酸性黏液染成棕黑色，而羧基化（涎酸）酸性黏液染成蓝色。

含黏液的间叶性肿瘤如黏液脂肪肉瘤和黏液纤维肉瘤中的黏液为透明质酸，在AB染色前先用透明质酸酶消化则可使染色反应消失，黏液软骨肉瘤AB染色阳性，但不能用此法取消AB的蓝色反应。

二、电子显微镜技术

电子显微镜（电镜）是病理形态诊断和研究中的一个重要工具。电镜分辨率高，最大分辨率可达0.2nm，是光镜（0.2μm）的一千倍，能清楚显示细胞的微细结构（亚细胞结构），可用于肿瘤病理诊断和鉴别诊断的辅助检查手段之一，也可用于肿瘤的病因和发病机制的研究。电镜有数种类型，包括透射电镜、扫描电镜、超高压电镜和分析电镜等。本项仅叙述肿瘤病理诊断中最常用的透射电镜。

（一）应用

1. 区别分化差的鳞癌和腺癌　鳞癌有发育良好的细胞间桥粒和胞质中张力微丝；腺癌有微绒毛，连接复合体，胞质内黏液颗粒或酶原颗粒。

2. 区别分化差的癌和肉瘤　癌有细胞连接和基膜；肉瘤通常无细胞连接，也无基膜，但可有外板。

3. 区别腺癌和恶性间皮瘤　腺癌的微绒毛少、短而钝，中间微丝和糖原颗粒少，含黏液颗粒或酶原颗粒；恶性间皮瘤的微绒毛多、细长，中间微丝和糖原颗粒较丰富，不含黏液颗粒和酶原颗粒。

4. 无色素性黑色素瘤　胞质内存在不同成熟阶段的前黑色素小体和黑色素小体。

5. 神经内分泌肿瘤　胞质内含有神经分泌颗粒，依据颗粒的大小、形状、电子致密度和空晕的有无和宽度等特征还可进一步区分不同类型的神经内分泌肿瘤。

6. 小圆细胞恶性肿瘤　小细胞癌的细胞器发育差，偶见桥粒、张力微丝和原始细胞连接，有时在胞质内含神经分泌颗粒；胚胎性横纹肌肉瘤有肌动蛋白和肌球蛋白微丝以及Z带物质；Ewing肉瘤的细胞器很少，但有丰富的糖原颗粒；成神经细胞瘤的胞质内含微管和致密核心颗粒，胞膜有许多细长的树突状突起。

7. 确定某些软组织肿瘤的起源或分化　平滑肌肉瘤有伴致密体的肌微丝，质膜下微饮空泡和外板；血管肉瘤的胞质内可找见特征性Weibel - Palade小体；腺泡状软组织肉瘤有类晶体和大量线粒体；透明细胞肉瘤有黑色素小体。

8. 其他　Langerhans组织细胞增生症中能见到呈杆状的Birbeck颗粒；精原细胞瘤的胞核中可见显著的核仁丝。

（二）注意事项

（1）电镜检查在肿瘤病理诊断中仍起着一定的作用，与其他辅助方法如特殊染色或免疫组织化学技术一样，电镜结果的解释必须结合临床资料、大体形态、常规光镜检查和其他辅助方法一起做出。

（2）组织离体后必须迅速取材和固定，超过1h未固定的组织不宜做电镜检查。电镜观察范围很小，应结合光镜、先在1mm薄切片定位后再做超薄切片观察。

（3）检查者必须了解自溶和坏死等人工伪像的超微结构形态特点，必须熟悉各种肿瘤电镜表现的特点和变化范围。

（4）电镜确定肿瘤的细胞起源时，通常需证实假定细胞的一组超微结构特征。例如，要确定为平滑肌细胞，在电镜下应观察到有伴致密体的肌微丝、质膜下微饮空泡和外板。肌成纤维细胞也可以见到伴致密体的微丝束，但无其他平滑肌的超微结构特征，而有胞质内发育良好的粗面内质网和细胞间的纤维连接。

（5）肿瘤电镜诊断时，超微结构特点一般无法用于区别肿瘤的良、恶性。在分化差的恶性肿瘤，不是每个肿瘤都有特征性超微结构特点。

（6）电镜诊断报告书应单独做出，并附于病理诊断报告书中。

三、免疫组织化学技术

（一）概述

免疫组织化学（immunohistochemistry，IHC）技术是用已知抗体或抗原在组织切片上检测组织和细胞中相应未知抗原或抗体的一种特殊组织化学技术。IHC方法特异性强，敏感性高，将形态、功能和物质代谢密切结合一起，已成为现代诊断病理学上最重要的、必不可少的常规技术。

当前 IHC 所用的抗体多达上千种，可分为多克隆抗体和单克隆抗体两大类。多克隆抗体的优点是制备方便，敏感性高，可用于石蜡切片，部分多克隆抗体有较好抗原特异性，缺点是非特异性交叉反应较多，抗血清效价不太稳定。单克隆抗体的优点是抗原特异性强，质量和效价稳定，可根据需要随时批量生产，非特异性交叉反应少，缺点是敏感性较低，有些单克隆抗体只能在冷冻切片上染色。最近研制的兔源性单克隆抗体的敏感性增高，且大多数常用的抗体都能在石蜡切片上标记。

IHC 检测方法很多，目前应用得最多的方法是过氧化物酶 – 抗过氧化物酶法（PAP 法）和亲和素 – 生物素复合物法（ABC 法），其他可选择的方法有生物素 – 链霉亲和法（B – SA 法），碱性磷酸酶 – 抗碱性磷酸酶法（APAAP 法）和多聚体标记二步法（如 En Vision 法）等。

（二）常用标记物

1. 上皮性标记物　最常用的是角蛋白和上皮膜抗原，其他标记物包括桥粒蛋白（desmoplakins）和包壳蛋白（involucrin）等。

（1）角蛋白（keratins，Ker）：又称细胞角蛋白（cytokeratins，CK），是一组分子量40～68kD 的中间微丝（直径 8～10nm）蛋白，为细胞骨架蛋白的一部分，存在于上皮细胞内和复层鳞状上皮的无细胞角质层内。在胶电泳上至少可以区分出 20 种不同类型角蛋白，按等电点不同分为碱性和酸性两大组，在上皮细胞内常成对表达。正常的复层上皮和导管上皮主要表达高分子量角蛋白，单层上皮和腺上皮则主要表达低分子量角蛋白。

抗角蛋白抗体种类很多，但没有一种抗体能识别所有亚型角蛋白。主要识别高分子量角蛋白的抗体有 AE3 和 34βE12，主要识别低分子量角蛋白的抗体有 AE1、35βH11 和 CAM5.2。将 AE1 和 AE3 混合或 34βE12 和 35βH11 混合，则可同时识别高分子量和低分子量角蛋白。角蛋白阳性的肿瘤有癌、恶性间皮瘤和生殖细胞肿瘤（精原细胞瘤除外），阳性反应定位在细胞质中；角蛋白阴性的肿瘤则有大多数肉瘤、恶性淋巴瘤和恶性黑色素瘤。要进一步区分鳞癌和腺癌或特殊组织和器官来源的癌时，则可用针对不同分子量角蛋白抗体（如 CK5、CK10、CK7、CK20 等）和其他标记物。有些间叶来源的肿瘤可表达角蛋白，通常为 CK8 和 CK18，而不表达 CK7、CK19 和其他角蛋白。

（2）上皮膜抗原（epithelial membrane antigen，EMA）：一种人乳脂肪小球膜上的跨膜糖蛋白，存在于正常乳腺组织肿瘤中，也存在于许多其他上皮性肿瘤中，EMA 定位于正常乳腺上皮细胞膜的顶端，但在肿瘤细胞上定位于整个细胞膜上。EMA 的敏感性不如角蛋白，肝细胞癌、基底细胞癌、胚胎性癌、垂体腺瘤、甲状腺髓样癌和肾上腺皮质腺癌不表达 EMA。EMA 的特异性也不如角蛋白，浆细胞瘤、间变性大细胞淋巴瘤、霍奇金淋巴瘤和某些间叶性肿瘤可表达 EMA。EMA 与角蛋白一起应用能作为上皮细胞的补充标记物。

2. 非上皮性标记物　与上皮性标记物相对，包括间叶组织标记物波形蛋白和肌组织、内皮、组织细胞和细胞外间质等各种标记物。

（1）波形蛋白（vimentin，Vim）：一种分子量57kD 的中间微丝蛋白，存在于成纤维细胞、肌细胞、内皮细胞、淋巴细胞、施万细胞、室管膜细胞和黑色素细胞中，也可出现在各种间叶源性肿瘤中。由于波形蛋白缺乏细胞类型特异性，对诊断帮助不大，但可作为有用的"对照标记物"，阳性反应定位在细胞质中。

（2）肌动蛋白（actin）：一种具有收缩功能的细微丝蛋白（直径 5～6nm），广泛存在于各种不同类型细胞。肌肉特异性肌动蛋白有两种：α – 平滑肌肌动蛋白（α – SMA）存在于平滑肌、肌成纤维细胞和肌上皮细胞及其相应肿瘤中，阳性反应定位在细胞质中；肌肉特异性肌动蛋白（MSA）存在于平滑肌和横纹肌及其相应肿瘤中，阳性反应也定位在细胞质中。

（3）结蛋白（desmin，Des）：一种分子量 53kD 的中间微丝蛋白，存在于大多数肌细胞（骨骼肌、平滑肌和心肌）及其相应肿瘤中，阳性反应定位在细胞质中。

（4）肌源性转录因子 D 家族（myoD 家族）：两种核内蛋白 myoD1 和成肌蛋白（myogenin）能特异性定位在向横纹肌分化肿瘤的核内。

（5）钙调结合蛋白（caldesmon）和钙调宁蛋白（calponin）：存在于平滑肌、肌成纤维细胞和肌上皮细胞及其相应肿瘤的细胞质中。

（6）CD31、CD34 和第 8 因子相关抗原（factorⅧ - related antigen，F8）：存在于内皮细胞、血管瘤和血管肉瘤中，是血管内皮细胞标记物，其中 CD31 的特异性较高。

（7）D2 - 40：淋巴管内皮细胞和淋巴管肿瘤的标记物，阳性反应定位于细胞膜上，正常血管内皮不表达 D2 - 40。D2 - 40 还可在恶性间皮瘤、精原细胞瘤、卵巢浆液性肿瘤和胃肠道间质瘤等肿瘤中表达。

（8）CD68、CD163、溶质酶（lysozyme，Lys）和第ⅩⅢa 因子：这些组织细胞或所谓纤维组织细胞标记证物中，除 CD163 的特异性较强外，其他标记物可在许多其他肿瘤中表达，特异性差，阳性反应均定位在细胞质中。

（9）纤维连接蛋白（fibronectin，FN）、层粘连蛋白（laminin）和骨连接蛋白（osteonectin，ON）：这些细胞外间质标记物可出现在成纤维细胞、骨母细胞和基底膜中，可用于肿瘤诊断和肿瘤浸润的研究。

3. 淋巴造血组织标记物　淋巴造血组织，尤其淋巴细胞在其发育和分化过程中能形成许多分化性抗原，应用相应的抗体能区分出免疫表型不同的细胞系，同一细胞系的不同亚型和不同分化阶段的细胞群。这些标记物在现代淋巴瘤和白血病的诊断和分型中必不可少。

（1）白细胞共同抗原（leucocyte common antigen，LCA、CD45）：一种存在于所有造血细胞、分子量 220kD 的抗原，它不存在于非造血组织中。抗 LCA 抗体是区别造血组织与非造血组织的良好标记物，特异性高达 100%，敏感性 96%，至今未发现假阳性反应，故广泛应用于淋巴瘤的诊断和鉴别诊断。阳性反应定位在细胞膜上。

（2）免疫球蛋白（immunoglobulin，Ig）：免疫球蛋白重链有五类（μ、γ、α、δ 和 ε），而轻链仅两类（K 和 λ）。Ig 是 B 淋巴细胞和 B 细胞淋巴瘤可靠的标记物，几乎所有不同分化阶段的 B 细胞及其相应肿瘤都可在细胞表面和（或）胞质内表达 Ig。病理诊断中最常用 IgK 和 Igλ 是否克隆性表达来鉴别反应性滤泡增生还是滤泡性淋巴瘤，有时也可用 IgH 来区别某些类型的 B 细胞淋巴瘤。

（3）全 B 细胞标记物：最常用的是 CD20 和 CD79α，其他标记物有 CD19、CD22、Oct - 2 和 Bob - 1。约 90% 以上 B 细胞淋巴瘤和结节性淋巴细胞为主的霍奇金淋巴瘤表达上述抗体。除 CD79α 为胞质染色、Oct - 2 和 Bob - 1 为胞核染色外，其余均为胞膜染色。

（4）全 T 细胞标记物：常用的有 CD3、CD45RO，其他标记物有 CD2、CD5 和 CD7。T 淋巴细胞和 T 细胞淋巴瘤能表达上述抗体，阳性反应定位在细胞膜上。

（5）NK 细胞相关标记物：CD56 和 CD57，在 NK 细胞、NK 细胞淋巴瘤和 NK 样 T 细胞淋巴瘤中表达，定位在细胞膜上。

（6）组织细胞、树突状细胞和髓细胞相关标记物：CD68 和 CD163 用于标记组织细胞肉瘤，定位于胞质，呈颗粒性。S - 100 蛋白、CD1a 和 Langerin 用于标记 Langerhans 组织细胞增生症，S - 100 蛋白定位于胞核，其余两种定位于胞质，如单独 S - 100 蛋白阳性，见于胶质树突细胞肿瘤。CD21、CD35 和 clusterin 用于标记滤泡树突细胞肿瘤，定位于胞质。MPO 是粒细胞和髓细胞肿瘤相关标记物，定位于胞质，颗粒性。

（7）淋巴细胞不同分化阶段或亚群相关标记物：TdT 是 B、T 或 NK 细胞系的淋巴母细胞肿瘤标记物，定位于胞核。CD10 和 bcl - 6 可用于确定滤泡中心细胞来源的肿瘤，而 MUM - 1 则用于确定活化 B 细胞来源的肿瘤（包括浆细胞肿瘤），其中 CD10 定位于胞质，bcl - 6 和 MUM - 1 定位于胞核。CD38 和 CD138 用于标记浆细胞、浆母细胞和某些免疫母细胞肿瘤，阳性反应定位于细胞膜上。

（8）其他：CD15 和 CD30 用于诊断霍奇金淋巴瘤，阳性反应定位在 Golgi 区和细胞膜。cycylinD1 用于诊断套细胞淋巴瘤，定位在胞核。CD30 和 ALK 用于诊断间变性大细胞淋巴瘤，ALK 定位在胞核或胞质。bcl - 2 可用于鉴别反应性滤泡增生和滤泡性淋巴瘤，前者阴性，后者阳性，定位在胞质。TIA - 1、粒酶 B 和穿孔素用于 NK 细胞肿瘤或 NK 样 T 细胞淋巴瘤的辅助诊断，定位在胞质，颗粒性。Ki -

67 是反映肿瘤活性的标记物，定位在胞核。

4. 神经组织标记物　如下所述：

（1）胶质纤维酸性蛋白（glial fibrillary acidic protein，GFAP）：一种分子量51kD的中间微丝蛋白，它是星形胶质细胞的主要成分，也存在于室管膜细胞，胶质瘤和室管膜瘤中。髓母细胞瘤和含胶质细胞或向胶质细胞分化肿瘤内可局灶性存在 GFAP 阳性细胞，阳性反应定位在胞质和胞质突起中。

（2）神经微丝蛋白（neurofilament proteins，NF）：一种由68kD、150kD 和220kD 不同分子量亚单位组成的三联体，是神经元特异性中间微丝。NF 存在于神经元、神经节细胞、肾上腺髓质嗜铬细胞、神经内分泌细胞以及相应的肿瘤中。阳性反应定位在胞质中。

（3）神经元特异性烯醇化酶（neuron specific enolase，NSE）：由两个 γ 亚单位组成的烯醇化酶，存在于神经元、神经内分泌细胞以及相应的肿瘤中。商用 NSE 多克隆抗体的特异性很低，需与其他抗体一起使用，结果解释时也应小心。阳性反应定位在胞核。

（4）微管相关蛋白（microtubule associated proteins）：包括 MAP - 2 和 MAP - Tau，为神经元骨架蛋白，表达于神经元、神经元肿瘤和混合性神经元 - 胶质瘤（如中央性神经细胞瘤、副神经瘤、神经节细胞瘤、节细胞胶质瘤和乳头状胶质神经元瘤等），阳性反应定位在胞质内。

（5）S - 100 蛋白：一种含 α 和 β 两条多肽链的可溶性酸性蛋白，分子量 20 ~ 55kD，因其能溶于 100% 硫酸铵而得名。在神经系统中，S - 100 蛋白存在于胶质细胞、神经元、施万细胞、脑膜上皮细胞以及这些细胞相应肿瘤中。阳性反应定位在胞核或胞核和胞质中。

（6）其他：神经元相关蛋白 NeuN 定位在神经元肿瘤的胞核上。髓磷脂碱性蛋白（MBP）是髓鞘结构蛋白的主要成分，是少突胶质细胞、施万细胞以及相应肿瘤的特异性标记物，定位于胞质。CD57（Leu7）也能在少突胶质细胞、施万细胞以及相应肿瘤中表达，定位在细胞膜上。同时应用 S - 100 蛋白、MBP 和 CD57 标记可提高少突胶质细胞瘤和恶性神经鞘膜瘤的阳性检出率。

5. 内分泌和神经内分泌系统标记物　机体内除垂体、甲状腺、甲状旁腺、松果体、肾上腺和性腺等内分泌器官和组织外，还有一些分散在许多器官中的细胞能表达神经元和典型内分泌细胞的生物合成功能，称为神经内分泌细胞。它们能表达一般性神经内分泌标记物外，还能表达产生激素及其相关产物的标记物。

（1）神经内分泌细胞一般性标记物：包括 NSE、嗜铬颗粒蛋白 A（chromogranin A，CgA）、突触囊泡蛋白（synaptophysin，Syn）、CD56、蛋白基因产物9.5（protein gene product 9.5，PGP9.5）和组胺酶等。这些标记物可用来确定被检测细胞的神经内分泌性质，也可用于神经内分泌肿瘤的诊断和鉴别诊断。除 NSE 定位于胞核外，其余标记物均定位于胞质。

（2）激素及其相关产物标记物：包括垂体激素（ACTH、GH、LTH、TSH、FSH、LH）、胰岛细胞、胃肠道和呼吸道细胞激素（胰岛素、胰高血糖素、胰多肽、生长抑素、促胃液素、血管活性肠多肽、促胃液素释放肽、P 物质、5 - 羟色胺）和其他激素（肾上腺素、去甲肾上腺素、甲状腺素、甲状旁腺激素、性激素和 hCG 等）。这些标记物均定位于胞质中，能用来确定被检测细胞和相应肿瘤的类型和功能。

6. 器官或组织特异型性抗原标记物　原发部位不明的转移性肿瘤中，约80% 为上皮性恶性肿瘤，一些器官或组织特异性抗原有助于确定肿瘤的起源部位。

（1）前列腺特异性抗原（prostate specific antigen，PAS）、前列腺酸性磷酸酶（prostatic acid phosphatase，PAP）和前列腺特异性膜抗原（prostate specific membrane antigen，PSMA）：这几种标记物对转移性前列腺癌具有较高的特异性和敏感性，阳性反应定位在胞质中。

（2）甲状腺球蛋白（thyroglobulin，TGB）：甲状腺滤泡上皮起源的肿瘤都能表达 TGB，但其敏感性随肿瘤分化程度而异，可用于证实转移性甲状腺癌，阳性反应定位于胞质。

（3）甲状腺转录因子 - 1（thyroid transcription factor - 1，TTF - 1）：一种细胞核的组织特异性蛋白转录因子，见于甲状腺滤泡上皮及其肿瘤，定位于胞核。TTF - 1 比 TGB 敏感，但特异性比 TGB 低，TTF - 1 还能在呼吸性和肺泡上皮细胞及其相应肿瘤中表达。

（4）表面活性脱辅基蛋白 A（surfactant apoproteinA，SP‑A、PE‑10）：肺泡上皮细胞和60%~70%肺腺癌表达 SP‑A，其敏感性不如 TTF‑1，但特异性高，阳性反应定位在胞质。

（5）巨囊病液体蛋白‑15（gross cystic disease fluid protein‑15，GCDFP‑15）和乳珠蛋白 A（mammaglobin A）：这两种标记物对乳腺癌有较高特异性和敏感性，可用于证实转移性乳腺癌，阳性反应定位在胞质。GCDFP‑15 还存在于顶泌汗腺肿瘤中。

（6）胰淀粉酶（pancreatic amylase）和 α_1‑抗胰蛋白酶（AAT）：对外分泌胰腺以及相应肿瘤有一定特异性，但特异性很低，目前很少应用。

（7）CDX2：肠上皮细胞发育所必需的转录蛋白因子，该标记物在十二指肠至结直肠腺癌中均表达，阳性反应定位于胞核。CDX2 也可在胃、胰腺、胆囊癌和卵巢黏液性癌中表达。

（8）Hep Par1：一种由肝细胞产生功能未明蛋白，能在石蜡切片上标记的单克隆抗体，能用于肝细胞癌的诊断和鉴别诊断，有较高的特异性和敏感性。阳性反应定位在胞质，呈颗粒性。

（9）胎盘碱性磷酸酶（placental alkaline phosphatase，PLAP）和 OCT‑4：PLAP 表达于各种生殖细胞肿瘤，包括精原细胞瘤、无性细胞瘤、胚胎性癌和卵黄囊瘤，阳性反应定位在细胞膜上。OCT‑4 是生殖细胞的一个核转录因子，除卵黄囊瘤外，能表达于其他生殖细胞肿瘤中，特异性和敏感性均比 PLAP 高，也可作为检测原位生殖细胞肿瘤的极好标记物，阳性反应定位于胞核。

7. 肿瘤相关抗原标记物　这类标记物种类很多，但只有少数几种抗体在肿瘤诊断中有应用价值。

（1）癌胚抗原（carcinoembryonic antigen，CEA）：一种分子量180kD 的糖蛋白。最初认为对结肠癌具有特异性，之后发现也存在于胎儿结肠黏膜和少量存在于成人结肠黏膜中，起源于内胚层的上皮性肿瘤（结肠、胃、胰腺、胆管和肺等）均可表达 CEA。此外，乳腺、汗腺、膀胱和宫颈癌等偶也可表达 CEA。阳性反应定位在胞质或胞膜上。

（2）α‑甲胎蛋白（α‑fetoprotein，AFP）：肝细胞癌和卵黄囊瘤表达 AFP，胚胎性癌中可存在少数 AFP 阳性细胞，定位在胞质。

（3）CA‑125：卵巢浆液性肿瘤和内膜腺癌表达 CA‑125，但卵巢黏液性肿瘤不表达此抗原。阳性反应定位在胞质或胞膜上。CA‑125 也可在部分胆管和胰腺癌中表达。

（4）CA19‑9：大多数胰腺癌和胃癌，部分膀胱癌、肺腺癌、乳腺癌和胆囊癌中表达 CA19‑9，定位在胞质。

（5）BCL‑125：乳腺癌相关糖蛋白，存在于大多数乳腺癌中，也可在宫颈癌和肺鳞癌中表达。

（6）SM‑1：一种与肺小细胞癌反应的单克隆抗体。

（7）RC38：一种与肾细胞癌反应的单克隆抗体。

（8）HMB45、melanA 和 NK1/C3：这几种黑色素瘤相关抗原的单克隆抗体对恶性黑色素瘤具有较高特异性，但也可以在其他黑色素细胞病变和少数其他肿瘤中表达，阳性反应定位在胞质。

8. 其他标记物　如下所述：

（1）雌激素和孕激素受体（ER、PR）：乳腺、子宫和性腺组织存在 ER 和 PR，大多数乳腺癌和子宫内膜样癌表达 ER 和 PR，定位在胞核。ER 和 PR 阳性肿瘤对内分泌治疗有效，预后好，故检测 ER 和 PR 有助于乳腺癌等激素依赖性肿瘤的治疗选择和预后估计。

（2）病毒抗原：人乳头状瘤病毒、单纯疱疹病毒、EB 病毒和乙型肝炎病毒等的检测有助于某些肿瘤（如子宫颈癌、鼻咽癌、恶性淋巴瘤和肝癌等）的病因学研究和诊断。

（3）细胞增殖活性标记物：最常用的是 Ki‑67（MIB‑1）和 PCNA，阳性反应定位于胞核。由于 Ki‑67 标记更为可靠，故现已很少用 PCNA 来检测细胞增殖活性。

（4）癌基因和抗癌基因标记物：这些基因蛋白产物的抗体可用来检测某些肿瘤中有无异常表达，可间接了解这些基因功能状态和有无突变，为治疗选择和预后判断提供依据。较常用的有 p53、Rb、c‑erbB2、ras 和 bc12 等。

（5）生长因子及其受体标记物：如 EGF、EGFR、FGF 和 FGFR 等。

（6）细胞因子标记物：如干扰素和白细胞介素等。

（7）多药耐药基因及其相关基因标记物：如 p170、拓扑异构酶（topoisomerase）和谷胱甘肽 S - 转移酶 π（GST - π）等。

（三）应用

1. 分化差恶性肿瘤的诊断和鉴别诊断 应用角蛋白、波形蛋白、白细胞共同抗原和 S - 100 蛋白可大致将癌、肉瘤、恶性淋巴瘤和恶性黑色素瘤区分开来。

2. 确定转移性恶性肿瘤的原发部位 如淋巴结转移性癌表达 TGB 和 TTF - 1 提示肿瘤来自甲状腺，骨转移性癌表达 PSA 和 PAP 提示肿瘤来自前列腺。

3. 恶性淋巴瘤和白血病的诊断和分型 如瘤细胞表达 CD20 和 CD79α，提示为 B 细胞淋巴瘤，进一步标记如 cyclinD1 阳性则提示为套细胞淋巴瘤。又如瘤细胞表达 CD3 和 CD45RO，提示为 T 细胞淋巴瘤，如还表达 CD30 和 ALK 则提示为间变性大细胞淋巴瘤。典型霍奇金淋巴瘤表达 CD15 和 CD30。

4. 激素及其相关蛋白检测 用以诊断和分类（神经）内分泌肿瘤或确定非内分泌系统肿瘤异常激素分泌功能。

5. 确定由两种或多种成分组成肿瘤内的各种成分 如 Triton 瘤（"蝾螈"瘤）由施万细胞和横纹肌细胞两种成分组成，可分别用 S - 100 蛋白和结蛋白予以证实。

6. 研究组织起源不明肿瘤 如软组织颗粒细胞瘤曾被认为起自肌母细胞，免疫组织化学显示瘤细胞表达 S - 100 蛋白，结合电镜显示神经膜细胞（施万细胞）分化证据，现已知为周围神经的良性肿瘤。

7. 研究某些病原体与肿瘤发生的关系 如某些类型乳头状瘤病毒（HPV16 和 HPV18）与宫颈癌发生关系密切；EB 病毒与鼻咽癌、Burkitt 淋巴瘤、霍奇金淋巴瘤和 NK/T 细胞淋巴瘤发生关系密切。

8. 研究和寻找癌前病变的标记物 如凝集素 PNA、SJA 和 UEA - 1 在结直肠腺瘤、腺瘤癌变和腺癌中呈逐渐递增的改变。

9. 确定肿瘤良恶性或估计恶性肿瘤生物学行为 如用免疫球蛋白轻链 κ 和 λ 来鉴别反应性滤泡增生（K^+/λ^+）还是滤泡性淋巴瘤（K^+/λ^- 或 K^+/λ^+）。应用细胞增生活性标记物（如 Ki - 67）或癌基因蛋白产物（c - erbB2、p53）可估计恶性肿瘤生物学行为，提供肿瘤的预后指标。

10. 为临床提供治疗方案的选择 乳腺癌 ER 和（或）PR 阳性患者应用内分泌治疗（如他莫昔芬、来曲唑）可获得长期缓解，存活期延长。多药耐药基因蛋白产物 p170 表达则提示该肿瘤对化疗药物有耐药性。最近，肿瘤药物靶向治疗要求检测相应靶点，用于提供治疗的选择。例如，B 细胞淋巴瘤表达 CD20，可应用利妥昔单抗治疗；胃肠道间质瘤表达 CD117，可应用伊马替尼治疗；乳腺癌强表达 c - erbB2，则可应用曲妥珠单抗治疗。

四、流式细胞术

（一）概述

流式细胞术（flow cytometry）是一种应用流式细胞仪（flow cytometer，FCM）进行细胞定量分析和细胞分类研究的新技术。FCM 又称为荧光激活细胞分类仪（fluorescent activated cell sorter，FACS）。

FCM 能以高达 5 000 ~ 10 000 个细胞/s 的速度分类细胞，精确性和灵敏性高，纯度达 90% ~ 99%，且可同时测定 6 ~ 8 个参数。由于 FCM 只能检测单个分散细胞，故必须使用细胞悬液。对实体瘤则必须先将组织剪碎，加蛋白酶消化使之分散为单个细胞后才能检测，最好使用新鲜未固定组织制备细胞悬液。

（二）应用

（1）肿瘤细胞增殖周期分析、染色体倍体测定、S 期比率和染色体核型分析等，有助于估计肿瘤的生物学行为。

（2）单克隆抗体间接荧光染色法鉴定不易区分的正常和克隆性原始幼稚的血细胞，进行白血病和恶性淋巴瘤的分型诊断。

（3）肿瘤相关基因（如 p53）定量分析，为预后判断提供依据。

（4）多药耐药基因（mdr1）产物的定量，为化疗药物的选择提供依据。

（5）肿瘤疗效监测，残存肿瘤细胞检测以及肿瘤有无复发的判断等。

五、图像分析技术

（一）概述

病理学和组织学研究主要依据形态学观察和描述，为解决在显微镜下客观地测量组织特征，图像分析仪（image autoanalyser, IAA）已用于病理学的诊断和研究。IAA 是应用数学方法将观察到的组织和细胞二维平面图像推导出三维立体定量资料，包括组织和细胞内各组分的体积、表面积、长度、平均厚度、大小、分布和数目等，称为图像分析技术，又称为形态计量术（morphometry）。近年来应用光学、电子学和计算机研制成的自动图像分析仪，能更精确计量和分析各种图像的参数。

（二）应用

（1）观察和测量肿瘤细胞的面积、周长、最大长径和横径、核的形态、核浆比例、实质细胞和血管的多少等参数，为进一步研究肿瘤浸润和转移等生物学行为提供精确的定量数据。

（2）Feulgen 染色法将细胞核内 DNA 染成紫红色后，可用图像分析技术精确测量肿瘤细胞中 DNA 含量和作染色体的倍体分析。

（3）其他：von Kossa 染色未脱钙骨组织后，用于诊断代谢性骨病（如骨软化症、骨质疏松症），并能精确定量骨和骨样组织的含量，以估计疾病的严重程度。ATP 酶和 NADH 染色肌肉，测定 Ⅰ 型和 Ⅱ 型肌纤维的各种形状因子和比例，用于肌病的诊断和研究。此外，还可用于测定小肠绒毛的面积来估计吸收功能；测定内分泌细胞的形状因子以判断内分泌功能等。

六、细胞遗传学和分子生物学技术

（一）染色体分析

1. 概述　染色体分析（chromosome analysis）又称为核型分析（karyotype analysis），是用形态学方法研究正常和变异性状遗传物质，即染色体的一种常规细胞遗传学分析方法。将新鲜组织经处理后使细胞分散，经培养后用秋水仙碱处理，使分裂细胞终止在分裂中期，然后用显带技术来显示染色体结构和数目异常。研究证实，几乎所有肿瘤细胞都有染色体异常，其结构变化和数目增减往往不是随机的，因此，这种细胞遗传学分析可作为肿瘤诊断的一种辅助方法。在实体瘤中，许多恶性淋巴瘤、软组织和骨肿瘤有频发性、非随机性染色体异常。最常表现为染色体易位（translocation），其他异常包括缺失（deletion）、倒位（inversion）、重复（duplication）、等臂染色体（isochromosome）、环状染色体（ringchromosome）、三体（trisomy）和单体（monosomy）等。

2. 应用　如下所述：

（1）淋巴瘤和白血病：如 92% 慢性粒细胞性白血病存在 Ph 染色体，即 t（9；22）（q34；q11）；70% ~ 95% 滤泡性淋巴瘤 t（14；18）（q32；q21）；70% ~ 80% 间变性大细胞淋巴瘤 t（2；5）（p23；q35），这些频发性、非随机性染色体易位可用于诊断和鉴别诊断。又如 B 慢性淋巴细胞白血病/小淋巴细胞淋巴瘤常存在 del（13q14）、少数存在 del（11q22 ~ 23）、del（17p13）和 +12，这些染色体异常并非完全特异，在肿瘤诊断中帮助不大，但对预后判断有价值。其中 −13q 是预后良好的指标；−11q 常见于淋巴结广泛转移，生存期短；−17p 见于晚期患者，预后不良：+12 不是原发性遗传学改变的指标，可能与疾病进展相关，最近研究表明 +12 与预后无关。

（2）软组织和骨肿瘤：如 90% 以上滑膜肉瘤存在特征性染色体易位 t（x；18）（p11；q11）；约 85% Ewing 肉瘤 t（11；22）（q24；q12），这在分化差的滑膜肉瘤和小圆细胞恶性肿瘤的诊断和鉴别诊断中非常有用。又如成神经细胞瘤患者中 30% ~ 40% 存在 del（1p36），30% ~ 50% 存在 del（11q23），约 25% 存在双微染色体（double minute chromosome，DM）或均一染色区（homogeneously staining region，

HSR）。DM 或 HSR 提示位于染色体 2p24 上的 MYCN 基因扩增，这些 MYCN 扩增的成神经细胞瘤分化差或未分化，临床上进展迅速，预后差。

（3）其他肿瘤：肾细胞癌的细胞遗传学分型使这些肿瘤的诊断性形态学特点更明确。约 90% 透明细胞癌 del（3p）；乳头状肾细胞癌有 7、17 和 20 号染色体的三体，无 del（3p）；嫌色细胞癌则有 1、2、4、10、13、17 和 20 号染色体杂合子丢失的低二倍体。最近还发现一种与 Xp11.2 易位导致 TFE3 基因融合相关的肾癌，肿瘤好发于儿童和青少年，瘤细胞的胞浆透明或嗜伊红色，可有乳头状结构，常伴有大量砂粒体，临床分期常为Ⅲ～Ⅳ期，但临床经过较缓慢。

睾丸生殖细胞肿瘤（尤其精原细胞瘤）常存在 12 号染色体结构异常，即等臂染色体，i（12p）；约 50% 髓母细胞瘤 i（17q）；脑膜瘤最常见的染色体异常为 22 号染色体单体。

（二）荧光原位杂交

1. 概述　荧光原位杂交（fluorescent in situ hybridization，FISH）是应用荧光素标记 DNA 的特定探针与组织切片上的肿瘤组织杂交，在荧光显微镜下能显示与其相应的染色体某个区段或整条染色体。这些探针通常含 $1 \times 10^4 \sim 1 \times 10^6$ 碱基的核苷酸序列，可应用于分裂中期细胞和间期细胞分析。而且，FISH 不仅能用新鲜组织检测，还能在石蜡切片上进行分析。该法比标准的染色体分析技术省时、价格相对低廉，不需要新鲜组织，但需要荧光显微镜观察，且组织切片上荧光染色易淬灭，不能长期保存。

2. 应用　FISH 能有效地检测染色体结构和数目异常，尤其适用于染色体易位、缺失和扩增。由于应用的探针较大，故不能识别大多数点突变。

成神经细胞瘤中 2p24 上的 MYCN 基因扩增用 FISH 法检测，能提高检测阳性率。乳腺癌中 17q11～q12 上的 HER2 基因扩增可用 FISH 法或 IHC 法检测，但 FISH 法检测更为准确，是选择靶向药物，曲珠妥单抗（trastuzumab）治疗乳腺癌的标准检测方法。

（三）基因座特异性原位杂交

基因座特异性原位杂交（locus specific in situ hybridization，LISH）也能应用于组织切片，能在保持肿瘤的结构和细胞学特点下分析染色体的改变。该法用酶代替荧光检测，又称为比色原位杂交（colorimetric in situ hybridization，CISH），其敏感性虽不如 FISH 法，但不需要荧光显微镜、照相设备和分析软件，且价格更低廉，组织切片能长期保存。CISH 最常用于基因扩增，如乳腺癌中的 HER-2/NEU 基因的扩增。

（四）比较基因组杂交

比较基因组杂交（comparative genomic hybridization，CGH）是在分别提取肿瘤细胞和正常淋巴细胞中 DNA 后，用不同荧光染料染色并进行杂交，然后确定肿瘤细胞所有染色体上整个基因组是否存在某些染色体区段或整条染色体的增加或减少的遗传学分析方法。与标准细胞遗传学分析不同的是，CGH 仅依赖于可得到的基因组肿瘤 DNA，不需要肿瘤分裂中期细胞或特异性 DNA 探针。CGH 可从新鲜组织、细胞或石蜡包埋组织中提取的 DNA 进行检测。

CGH 主要用于检测染色体的缺失和重复，即染色体丢失，获得以及基因扩增。例如，不同类型肾细胞癌有其特征性染色体的获得或丢失，CGH 能将所有染色体数目异常检测出来。故 CGH 是发现基因组失平衡的一个有用的检测方法，但不能用于检测染色体易位、倒位、倍体改变和点突变。

（五）Southern 印迹杂交

Southern 印迹杂交（Southern blot hybridization）是将肿瘤细胞中提取的 DNA 用限制性核酸内切酶消化，经琼脂糖凝胶电泳按分子量大小分离酶切 DNA 片段，再使其变性，形成单链 DNA 片段，然后吸印在硝酸纤维素滤膜上，再用已知标记的 DNA 探针杂交，检测是否存在被探针杂交的 DNA 片段。

Southern 印迹杂交是检测因抗原受体重排产生克隆性淋巴细胞的最有用方法，可通过分析 IgH 有无重排用于诊断 B 细胞淋巴瘤或白血病，也可通过分析 TCRB 或 TCRγ 基因有无重排来诊断 T 细胞淋巴瘤或白血病。Southern 印迹杂交还可用于染色体易位的检测，但检测的断裂点 DNA 区段需在 15～20kb 之间。本法最大优点是能检测抗原受体基因所有的重排，但操作复杂，费时，限制了在病理诊断中应用。

（六）聚合酶链反应

聚合酶链反应是另一种扩增特定 DNA 区段的高效方法，能扩增约 1×10^3 bp 的 DNA 区段。PCR 技术以单链 DNA 为模板，用寡核苷酸或长度 20～40bp 小片段 DNA 为引物，利用 DNA 聚合酶，在 DNA 自动合成仪中合成 DNA。肿瘤细胞中提取的特定 DNA 区段可通过此法检测出来，如果提取肿瘤细胞中 mRNA，经反转录酶作用，合成 cDNA，再以此为模板进行聚合酶链反应，称为反转录 PCR（reverse transcription – PCR，RT – PCR）。

PCR 和 RT – PCR 常用于检测恶性淋巴瘤中 IgH 和 TCR 基因重排，该法比 Southern 印迹杂交技术操作简便、快速、敏感性高，故已作为常规分子生物学检测的方法。PCR 和 RT – PCR 还能用于检测染色体易位，核苷酸序列的微卫星重复或短串联重复的改变。由于 PCR 技术的敏感性非常高，1 000 个细胞中只要有一个异常细胞即能被检出，因此能用于检测微小的残留肿瘤细胞。

（七）其他分子生物学技术

1. DNA 测序（DNA sequencing）技术　DNA 测序仪能可靠地检测出各个 DNA 核苷酸是否发生点突变。为了避免 PCR 扩增产物由于反应本身出现碱基配对差错，应选用高保真的 TagDNA 聚合酶，并进行正反双向测序。

2. DNA 单链构象多态性（single strand conformation polymorphism，SSCP）技术　单链 DNA 分子中碱基的变异可导致构象的改变，其泳动速度也随之改变。SSCP 技术是在复性凝胶电泳的 PCR 扩增序列上检测点突变，这是因为大多数含有突变的 DNA 片段在复性凝胶电泳上有异常迁移。依据有突变碱基的 DNA 迁移率与正常对照 DNA 迁移率不同而出现不同 DNA 条带，用于肿瘤诊断和研究。

3. 微阵列（microarray）技术　又称为生物芯片（biochip）技术，用微量点样方法将大量核酸片段，多肽分子或细胞等生物样品有序列地固定于支持物（玻片、硅片、聚丙烯酰胺凝胶和尼龙膜等载体）的表面，然后与标记的待测样品中靶分子杂交，再通过特定的仪器对杂交信号的强度进行快速、高效地分析，从而判断样本中靶分子的数量改变。依据生物芯片上样品所储存的不同类型信息，可分为基因芯片、蛋白芯片、细胞芯片和组织芯片等。这一技术的标记物并不针对 DNA 的突变或改变，而是针对全部基因在转录的 RNA 水平上的差异。生物体中细胞和组织的所有特点最终取决于基因表达的产物，因此，基因表达的详尽描述可为肿瘤的分类提供极为准确的方法，且可预测对治疗的反应和确认干预治疗的生物学途径。

应用肿瘤的基因表达谱（gene expression profile，GEP）可对形态学上难以进一步分型的肿瘤进行分子分型。例如，按 GEP 能将弥漫性大 B 细胞淋巴瘤至少分为发生中心 B 细胞样和活化 B 细胞样两大类，前者对 CHOP 方案治疗反应好，5 年生存率明显高于后者。又如乳腺癌的 GEP 分析可证实存在临床上不同的五种亚型，即腔 A 型，腔 B 型，ERBB2 过表达型、基底样型和正常乳腺样型，不同分子亚型的预后不同；GEP 分析还证实了预测乳腺癌无转移生存率和总生存率的基因表达印记。滤泡性淋巴瘤的 GEP 分析发现影响未治疗患者生存期的预测基因表达印记不是来自肿瘤细胞，而是来自肿瘤浸润免疫细胞。

七、肿瘤常用病理学检查技术

病理学是研究疾病的病原、发病机制、病理变化（形态的、功能与代谢的）和转归的科学。其任务是揭示疾病本质，确立新的病种或变型（variant），根据病原和病理变化明确疾病诊断，解释临床表现，预测疾病的转归。

病理学检查是诊疗过程中进行的各种检查中的一种，是病理医师应用病理学知识、有关技术和个人专业实践经验，对送检的标本（或称检材，包括活体组织、细胞和尸体等）进行全面检查，并结合有关临床病史、影像学检查和其他实验室检查资料，通过分析、综合后获得关于该标本病理变化性质的判断和具体疾病的病理诊断。与其他检查报告不同，作为病理学检查结论的病理学诊断，其反馈的信息既不是某些生理和生化指标的变化，也不是有无定位和（或）占位病灶及其在影像学上的特征，而是反映疾病的本质，即病变的性质和（或）疾病的种类，为临床医师诊断疾病、制订治疗方案、评估疾病预后和总结诊治疾病经验等提供重要的（有时是决定性的）依据，并在疾病预防，特别是传染病预防中发挥重要作用。

（一）常规病理制片技术

疾病的发生常具有其各自的形态特征，病理诊断属形态学范畴，通常依据大体标本的肉眼检查和组织切片的显微镜下观察做出。常规病理技术包括取材、固定和石蜡切片的制作。

1. 取材　此步骤在技术员协助下由病理医师完成。有经验的病理医师往往能借助大体观察（巨检）确定或大致确定病变性质（如肿瘤的良恶性等）并准确采取到显微镜下观察所需的检材。

1）肉眼检查的一般原则：可概括为看、触、切、取。

看：标本的种类、性状、病变的部位、形状、数目、大小、色泽、与周围的关系等。

触：标本的坚度、质地。

切：切面观察标本的结构，囊性时注意内容物的性状和含量。

取：选取合适的组织块切片诊断。

2）剖验标本的一般原则：虽然标本的大小、形状各不相同，切法有所区别，但应遵循下列原则：①暴露最大切面，其中一个切面须通过病灶中心。②做切面时勿切到底，使一端互相连着，便于观察标本各部分的相互关系。③能显示脏器标本的主要管道分布。

实性标本：一般沿最大面切开，并相隔 0.5 ~ 1.0cm 做多个平行切面。皮肤、黏膜等标本应由表及里垂直切开，观察横切面。

管状标本：一般从病变对侧将管道纵行剖开。小器官如阑尾、输卵管等可横切数个切面。

囊状标本：无定向，视病变情况选择囊壁厚处或病变穿透囊壁处做多个切面。

3）取材的一般原则

（1）小块活检组织的取材：内镜所取食管、胃、肠、支气管、膀胱等处组织，肝、肾等穿刺组织及宫颈活检，必须全部取材，标记包埋面，并用吸水纸包裹，以防遗失。其他较小或不规整组织，如刮宫内膜、部分肿瘤组织等，可选择有代表性的病变包埋制片。

（2）大标本的取材：切除的大标本取材应有代表性。不同特点的病变分别取材，不可遗漏重要病变。一般应包括病变、正常组织、病变与正常组织交界处、切缘以及其他附带组织。切片要用墨汁标记，便于镜下观察定位。如系恶性肿瘤，局部淋巴结须分组逐个检出取材。切取组织块的面积一般不超过 2.0cm×1.5cm，厚度不超过 3mm。切面须尽量平整。如系骨组织或钙化物质，先行脱钙处理。

2. 固定　通过添加固定剂让组织中的所有细胞及细胞外成分迅速死亡，以免细胞中溶酶体成分的破坏作用，保持离体组织细胞与活组织时的形态相似，并防止细菌繁殖所致的腐败，以保存蛋白质与核酸的基本结构。病理标本的制作和组织切片都必须先进行固定。常用固定剂有 10% 甲醛溶液（福尔马林）、乙醇等。固定应"适当"，其内涵为：①固定方法和固定剂选择恰当（如欲观察糖原，宜选用纯乙醇或 Carnoy 液做固定液）。②固定液量恰当，以常规使用的 10% 甲醛溶液为例，标本与固定液的比例约为 1：5。③固定时间恰当。一般固定液在 24h 内，不能穿透厚度超过 3mm 的实体组织，或超过 5mm 的多孔疏松组织。依此推算，大的实体标本，即使采取 1cm 为间距的书页式切开，按固定液由两面同时透入计算，固定时间也应在 24h 左右。但在取材后，因组织块厚度为 2 ~ 3mm，依双面透入计，约 12h 即可。考虑到 10% 甲醛溶液固定大于 24h 可能会影响以后的免疫组化效果，故一般情况下，固定时间应为 12 ~ 24h。较小标本（厚 1mm）固定 4 ~ 6h 即可。④因另有目的（如杀死结核杆菌等），其固定时间应在 5 ~ 7d。

手术切除的组织标本，应及时投入固定液中固定。固定液为 10% 甲醛溶液时其量不得少于标本体积的 5 倍。标本容器上要标明患者的姓名及所取组织部位、块数，以免混淆。做术中冷冻切片及做酶组织化学染色的标本，均不要固定。胃黏膜和子宫内膜取出后，应先平铺于小滤纸片上，黏膜表面向上，然后放入固定液中。肌肉组织取出后平铺于卡片纸上，按原来肌肉的张力用大头针钉住固定。

各种体液、穿刺液细胞学检查标本应于获取后立即送检。因故不能及时送检时，可经离心沉淀，取沉渣均匀涂片 2 张，晾干后放入 95% 乙醇中固定，然后连同固定液或涂片表面涂以甘油后送检。其他如穿刺液涂片、印片、刮取细胞和刷取细胞涂片等，亦应如上固定后送检。

3. 石蜡切片　是常规病理最基本的技术，切片制作的优劣、完美与否将直接影响病理诊断的准确性。石蜡切片的制作除组织固定外，还包括脱水、包埋、切片、染色、封片等几个主要步骤。

（1）脱水：利用脱水剂将组织内的水分置换出来，以利于有机溶剂的渗入。其彻底与否，直接关系到组织是否能充分透明；而脱水过度则容易造成组织变脆。目前绝大多数医院的组织脱水通过脱水机来完成，按一定的程序进行，主要试剂为二甲苯和乙醇。

（2）包埋：用包埋剂来支持组织的过程。其关键一是平整，二是方位。蜡的熔点应在 $56 \sim 58\,℃$。

（3）切片：用切片机将包埋有组织的蜡块切成薄片。切片厚度一般为 $4 \sim 6\,\mu m$，切片的要求是完整、薄、均匀。

（4）染色：未经染色的组织切片不能直接在光学显微镜下观察。苏木素和伊红染色（HE）是最通用的染色方法。

（5）封片：切片滴中性树胶后加盖玻片封片。

（二）细胞制片

细胞制片包括各种来源的样本制备，如宫颈脱落细胞、痰涂片和呼吸道刷片、胸腔积液、腹水、尿液、脑脊液脱落细胞，消化道脱落细胞等。涂片的制片方式包括手工涂片或膜式、沉降式及甩片式液基细胞涂片等，染色可为 HE（苏木素－伊红）或 Giemsa，依各实验室的习惯而定。宫颈脱落细胞多用巴氏染色。

（三）冷冻切片

冷冻切片是利用物理降温的方法将新鲜的组织标本冷冻使其产生一定的硬度进行切片的技术方法。制冷的方法有氯乙烷喷洒、二氧化碳喷射、半导体等，恒温冷冻切片机可以制作适于各种目的的冷冻切片，是目前最为常用的理想冷冻切片制片方式。与石蜡切片相比，由于冷冻切片不需脱水包埋，故制片速度快，是术中为手术医师提供病理诊断的良好方法。此外由于冷冻切片的标本是未经固定的新鲜组织，也是脂肪染色、酶组织化学染色以及某些免疫组织化学染色和原位分子杂交的理想制片方法。冷冻切片的不足是组织细胞的形态略逊于石蜡切片。

（四）特殊染色

为了显示与确定组织或细胞中的正常结构或病理过程中出现的异常物质、病变及病原体等，需要分别选用相应的显示这些成分的染色方法进行染色。常用的有：胶原纤维染色（Masson 等）、网状纤维染色、弹性纤维染色、肌肉组织染色（磷钨酸苏木素）、脂肪染色（苏丹Ⅲ）、糖原染色（PAS）、黏液染色（PAS）等。

（五）免疫组化

免疫组化是应用免疫学基本原理——抗原抗体反应，即抗原与抗体特异性结合的原理，通过化学反应使标记抗体的显色剂（荧光素、酶、金属离子、放射性核素）显色来确定组织细胞内的抗原（多肽和蛋白质），并对其进行定位、定性及定量的方法。多用于组织病变的诊断与鉴别诊断、肿瘤预后的评估并指导药物的选择等。免疫组化方法有直接法和间接法；按照标记物的种类可分为免疫荧光法、免疫酶法、免疫铁蛋白法、免疫金法及放射免疫自影法等。

（六）电镜技术

电镜技术分为透射电镜和扫描电镜，两者标本的制备和用途各有不同，与光学显微镜（LM）相比，透射电镜（TEM）的主要优势在于其分辨力得到了极大提高，能够显示细胞亚结构或超微结构。由于电镜产生的电子束穿透能力很弱，必须把标本切成厚度小于 $0.1\,\mu m$ 的薄片才能适用，这种薄片称为超薄切片，切片的制作过程基本上和石蜡切片相似，只是组织需要包埋在极硬的可耐受电镜镜筒内的真空环境及电子穿过切片所产生的热的环氧树脂材料里。扫描电镜标本经过喷涂处理后用于观察细胞表面的微细结构。

（七）流式细胞术

流式细胞术是一门综合了光学、电子学、流体力学、细胞化学、免疫学、激光和计算机等多门学科和技术的方法，可在液流系统中，加速测定单个细胞或细胞器的生物学性质，并把特定的细胞或细胞器从群体中加以分类和收集，既是细胞分析技术，又是精确的分选技术。其特点是快速测定库尔特电阻、荧光、光散射和光吸收来定量测定细胞 DNA 含量、细胞体积、蛋白含量、酶活性、细胞受体和表面抗原等许多重要参数；此外可根据这些参数将不同性质的细胞分开，以获得供生物学和医学研究用的纯细胞群体。目前最高分选速度已达到每秒钟 3 万个细胞。在肿瘤的诊断中多用白血病的分型、肿瘤细胞染色体的异倍性测定等。

（八）分子诊断技术

通过从分子水平上完成 DNA、RNA 或蛋白质检测，从而对疾病做出诊断的方法。目前常用的有基因诊断和肿瘤标记物检测。

1. 基因诊断 用分子生物学的理论和技术，通过直接探查基因的存在状态或缺陷，从基因结构、定位、复制、转录或翻译水平分析基因的功能，从而对人体状态与疾病做出诊断的方法。基因诊断不仅能对某些疾病做出确切的诊断，如确定某些遗传病，也能确定基因与疾病有关联的状态，如对疾病的易感性、发病类型和阶段的确定等。基因诊断的主要技术有核酸分子杂交（原位杂交、Southern 杂交、Northern 杂交、斑点杂交等）、PCR、基因测序和生物芯片技术。

2. 肿瘤标记物检测 指肿瘤细胞和组织由于相关基因或异常结构的相关基因的表达所产生的蛋白质和生物活性物质，在正常组织中不产生或产量甚微，而在肿瘤患者组织、体液和排泄物中可检测到。此外，在患者机体中，由于肿瘤组织浸润正常组织，引起机体免疫功能和代谢异常，产生一些生物活性物质和因子，虽然这些物质和因子特异性低，但与肿瘤的发生和发展有关，也可用于肿瘤辅助诊断。肿瘤标记物分别有：原位性肿瘤相关物质、异位性肿瘤相关物质、胎盘和胎儿性肿瘤相关物质、病毒性肿瘤相关物质，癌基因、抑癌基因及其产物等。肿瘤标记物测定方法包括：流式细胞术、Western Blot 和组织芯片等。

3. 激光微切割 激光显微切割技术是快速可靠的从组织切片的特定显微区域获取纯的单个或多个细胞的有力工具，可应用于不同的分子分析技术中。该技术在获取细胞的同时，既可以保留细胞和组织的形态，又可以保持 DNA、RNA 和蛋白质的完整性。

细胞可以从冰冻、石蜡或塑料包埋的组织切片、血涂片及细胞培养（活的或者固定的）中获取。组织切片可以是未染色的或用改良的苏木素和伊红（HE）染色的。其他的染色方法可包括用荧光剂或显色剂的免疫组织化学（IHC）、原位荧光杂交技术，这些可根据后续要做的检测来选择。

激光显微切割、激光捕获显微切割以及激光电压弹射操纵显微切割这些术语的命名与获取细胞时使用的仪器有关，每种仪器有其特有的细胞获取方法。一些仪器的系统是激光移动代替镜台移动，另一些是组织切片/细胞被黏附到膜上以用来切取。这些方法的特征是：切取的细胞如何从玻片上或从培养皿里转移到收集容器中。

激光显微切割技术的一个主要优点是能够获取纯的细胞来做分子学分析。来自纯细胞的资料意味着比来自含有异源性细胞的同源组织更加特异；另外的优点还包括最大限度减少标本丢失，提供对标本进行不同染色和准备程序的机会。

（向自武）

── 第八章 ──

肿瘤标志物诊断

第一节 肿瘤标志物概论

一、肿瘤标志物的基本概念

肿瘤标志物是 1978 年 Herberman 在美国国立癌症研究院（NCI）召开的人类免疫及肿瘤免疫诊断会上提出的，次年在英国第七届肿瘤发生生物学和医学会议上被确认。随着生物技术的发展和肿瘤发病机制研究的深入，特别是近年来用蛋白质组学技术筛选和检测肿瘤标志物，发现了许多新的标志物。人们对于肿瘤标志物概念的认识也越趋向完整和深入。

（一）肿瘤标志物

肿瘤标志物（tumor markers）是指伴随肿瘤出现，在量上通常是增加的抗原、酶、受体、激素或代谢产物形式的蛋白质、癌基因和抑癌基因及其相关产物等成分。这些成分是由肿瘤细胞产生和分泌，或是被释放的肿瘤细胞结构的一部分，它不仅仅存在于肿瘤细胞内，而且还经常释放至血清或其他体液中，能在一定程度上反映体内肿瘤的存在。

从细胞水平分析，肿瘤标志物存在于细胞的细胞膜表面、胞浆或胞核中，所以细胞内、外各种成分均能作为肿瘤标志物，尤其是细胞膜上各种成分：包括膜上抗原、受体、酶与同工酶、糖蛋白、黏附因子、胞浆内所分泌的癌胚抗原（carcinoembryonic antigen，CEA）、肿瘤相关抗原（tumor – associated antigen，TAA）、酶及转运蛋白和细胞核内有关的基因等。这些物质可分泌到循环血液和其他体液或组织中，通过免疫学、分子生物学及蛋白质组学等技术和方法测定其表达的水平或含量，从而应用于临床，作为肿瘤的辅助诊断、监测肿瘤治疗的疗效以及判断预后的检测指标。另外，随着分子生物学和癌基因组的进展，染色体水平上的变化，包括转录组学和 mRNA 等物质是否能作为肿瘤标志物，目前正在进行深入的研究，相信 DNA 水平和 RNA 水平的研究会更加丰富肿瘤标志物的理论和应用。

（二）理想的肿瘤标志物

理想的肿瘤标志物应符合以下几个条件：①敏感性高。②特异性强。③肿瘤标志物和肿瘤转移、恶性程度有关，能协助肿瘤分期和预后判断。④肿瘤标志物浓度和肿瘤大小有关，标志物半衰期短，有效治疗后很快下降，较快反映治疗后的疗效及体内肿瘤发展和变化的实际情况。⑤存在于体液中的肿瘤标志物特别是血液中，易于检测。遗憾的是，至今发现的一百余种肿瘤标志物，很少能满足上述要求。

当前临床所应用的肿瘤标志物在肿瘤鉴别的特异性（specificity，即健康人及良性疾病患者表达应为阴性）及灵敏度（sensitivity，即肿瘤患者表达均应为阳性）方面，还没有任何一个能达到很理想的程度。目前除甲胎蛋白（AFP）和前列腺特异性抗原（PSA）外，在临床上还没有发现有器官特异性较强的肿瘤标志物。研究分子标志物时通常采用的方法包括：横断面研究、病例对照研究、前瞻性研究和干预研究。对于肿瘤标志物的临床试验评估涉及：①设立健康人群组，非肿瘤患者组，不同分期的患者组，每组病例应大于200 例。②试验应为结合临床治疗观察的前瞻性研究。③结论要用 Meta 分析，如做回顾性研究须用多因素分析；最后用受试者工作特征曲线（ROC 曲线）确定肿瘤标志物的判断值（Cut – Off）。

对于存在于组织和细胞中的肿瘤标志物，一般需要取得细胞和组织的标本，然后用基因分析法和组织化学法测定其含量变化；而临床生化法测定的大多是血液中的肿瘤标志物。美国临床肿瘤学会（AS-CO）发表的肿瘤标志物应用指南，特别强调测定血液中的肿瘤标志物。绝大部分体液中的肿瘤标志物既存在于肿瘤患者中，也存在于正常人和非肿瘤患者中，只是在肿瘤患者中的浓度高于非肿瘤患者。大多数肿瘤标志物在某一组织类型的多个肿瘤中呈阳性，但阳性率不一。学术界往往把阳性率较高的一种肿瘤或一类肿瘤看成这一标志的主要应用对象。（表8－1）列举了一些肿瘤标志物的相对特异性表达的器官及其主要应用范围。

表8－1　一些肿瘤标志物及其主要应用范围

肿瘤标志物	相关器官与主要应用范围
甲胎蛋白（AFP）	肝癌和精原细胞瘤
癌抗原125（CA125）	卵巢癌
癌抗原19－9（CA19－9）	胰腺癌
癌抗原15－3（CA15－3）	乳腺癌
癌抗原724（CA724）	胃癌
降钙素（Calcitonin）	甲状腺髓样癌
人癌胚抗原（CEA）	直、结肠癌
绒毛膜促性腺激素（hCG）	非糖原细胞瘤（胚胎癌、畸胎瘤、绒毛膜细胞癌和卵黄囊肿瘤等）、精原细胞瘤
雌激素受体（ER）	乳腺癌内分泌治疗的疗效评估和预后判断
孕激素受体（PR）	乳腺癌内分泌治疗的疗效评估和预后判断
前列腺特异性抗原（PSA）	前列腺癌
鳞状细胞癌抗原（SCCA）	鳞状细胞癌（食管癌、肺癌；膀胱癌子宫颈癌等）
组织多肽性抗原（TPA）	多种肿瘤

二、肿瘤标志物的分类

国内学者根据肿瘤标志物的来源、分布、生物学特性及其与肿瘤关系的基本原则，一般将肿瘤标志物分为5类。

（一）原位性肿瘤相关物质

此类物质在同类的正常细胞中含量甚微，但当细胞癌变时迅速增加，如Bence－Jones蛋白。随着测定方法灵敏度的提高，此类物质对肿瘤诊断的意义和作用更加明显。

（二）异位性肿瘤相关物质

此类物质，如异位性激素，是由恶变的肿瘤细胞产生，不是同类正常细胞的组分。例如，在肺癌时，血液中促肾上腺皮质激素（adrenocorticotropic hormone，ACTH）可以明显升高，这是由于肺癌细胞分泌ACTH所致。这类物质表达的特异性一般较强。

（三）胎盘和胎儿性肿瘤相关物质

当胎儿成长后，一些物质消失，而在成人组织细胞癌变时，这类胚胎性物质又再次产生或表达。此类物质可分为3类：①癌胚性物质，如癌胚抗原（CEA）、甲胎蛋白（AFP）、碱性胎儿蛋白（basic fetoprotein，BFP）和组织多肽抗原（tissue polypeptide antigen，TPA）。②癌胎盘性物质，如妊娠蛋白（pregnancy protein，SP）。③激素（如人绒毛膜促性腺激素hCG）和酶及同工酶。

（四）病毒性肿瘤相关物质

凡能引起人或动物肿瘤生成或细胞恶性转化的病毒，统称为肿瘤病毒。与肿瘤有关的病毒有HTL－Ⅰ病毒（成人T细胞白血病）、EB病毒（Burkitt淋巴瘤）、HPV病毒（子宫颈癌与皮肤癌）、乙型和丙型肝炎病毒（肝癌）和人巨细胞病毒等。

（五）癌基因、抑癌基因及其产物

癌是基因性疾病，相关基因的突变和调控异常可促使细胞癌变。在癌变中首先是各种致癌因素诱发癌基因激活和抑癌基因失活及其产物表达异常，而这些变化是肿瘤发生和发展的重要标志。前四类是肿瘤基因表型标志物，而癌基因、抑癌基因以及肿瘤相关基因的改变是肿瘤的基因型标志物，这里仍归到肿瘤标志物。

三、肿瘤标志物的生物学意义

细胞遗传特征分析表明，所有体细胞均由基因相同的亲本细胞继代衍生而来。细胞癌变，癌的特征也可由亲代癌细胞传给子代癌细胞，一个癌细胞就可繁衍为一个恶性肿瘤组织块，而这些变化的生物学基础就是肿瘤相关基因的异常改变。这些基因的改变是决定细胞增殖、生长、分化的关键因素。无论是致癌剂引起的体细胞基因突变和（或）遗传因素导致生殖细胞突变，或是正常基因丢失以及正常细胞分化过程中基因调控异常，均可使基因发生突变或表达调控紊乱，出现异常表型，影响细胞形态和生物活性，导致癌变发生。

在细胞癌变过程中，癌细胞主要表现为无限制地增殖，分化不良，浸润周围组织和向邻近组织转移、扩散，这些均是致癌因素引起靶细胞基因表达和生长调控异常的结果，结果导致蛋白质合成紊乱，产生异常的酶和同工酶、胚胎性抗原的产生等。这些物质均可作为临床辅助诊断、判断疗效、观察复发、鉴别诊断的基础。但目前由于缺少非常特异性的肿瘤标志物，以此进行肿瘤的早期诊断尚有困难，很难反映出癌前病变。上述两类标志物在肿瘤诊断和预后判断中的特异性、灵敏度和可行性是不同的（表8-2），如联合应用则可较全面地评价肿瘤发生、发展情况和提高诊断效率。

表8-2 肿瘤基因和表型标志物在临床用中的评价

肿瘤标志物	特异性	灵敏度	可行性
肿瘤基因标志物	+++	++++	
与细胞转化有关的标志物	+	++	+++
肿瘤基因表型标志物	+	+	+++

四、肿瘤标志物研究内容及相关技术

肿瘤标志物的研究内容包括生物化学、免疫组织学和肿瘤免疫显像等几个方面。分子生物学、蛋白质组学等相关技术的发展，为肿瘤标志物的研究大大拓展了研究内容和思路。

（一）生物化学和组织学鉴定技术

用生化分析法无损伤性地分析肿瘤细胞或与之相关的机体反应所产生并分泌到体液中的物质，同时进行定量测定。它对于肿瘤患者的检测是很有意义的。而组织化学技术则可从形态学上详细阐明细胞分化、增殖和功能变化的情况，有助于确定肿瘤组织类型分布，进行肿瘤定位、分期、预后和临床特征的分析。

（二）分子生物学技术

随着人类基因组计划研究的完成，应用新的生物学技术，通过分析基因结构和功能的改变，进行肿瘤发病机制，特别是癌基因、抑癌基因、转移抑制基因、耐药基因与肿瘤相关基因及其产物的研究也是肿瘤标志物的重要研究内容。基因诊断技术具有其特有的高灵敏度和高特异性，可以直接查明基因水平的变化。该部分目前包括很多新的技术，如基因芯片、组织芯片、蛋白质芯片等。

1. 基因芯片技术 基因芯片或DNA微阵列（DNA Chip Microarray）是指将大量靶基因或寡核苷酸片段有序地高密度固定（包被）在固相载体（玻璃、硅等）上，与探针杂交，经激光共聚焦显微镜扫描，通过计算机系统对荧光信号作出比较和检测。可以高通量分析数千种基因表达情况，从而可以观察肿瘤发生过程中不同基因的变化，为肿瘤病理基因分类、肿瘤早期发现，尤其是肿瘤相关基因发现，提供了非常大的可能。

2. 组织芯片技术　组织芯片或组织微阵列技术（tissue microarray）是在 DNA 微阵列基础上发明的，该技术先根据染色结果确定肿瘤类型、分期，再确定取样组织的位置，以研究基因或其表达产物在不同肿瘤组织中异常表达的情况。因此，组织芯片应用范围很广，可用于检测基因表达、寻找未知基因表达突变体与多态性、筛选药物以及发现不同肿瘤基因表达谱，从而观察不同肿瘤不同的基因异常表达。

3. 蛋白质芯片技术　蛋白质芯片技术是高通量、微型化与自动化的蛋白质分析技术。蛋白质芯片主要有两种：一种类似 DNA 芯片，即在固相支撑物表面高密度排列的探针点阵，可特异地捕获产品中的靶蛋白，然后通过检测器对靶蛋白进行分析；另一种是微型化的凝胶电泳板，在电场作用下，样品中蛋白质通过芯片上的泳道分离开来，经喷雾直接进入质谱仪中进行检测，以确定样品中蛋白质的量及种类。

（三）组学技术

由于基因组学和蛋白质组学及其技术的发展，而形成新的"组学技术"。它包括：基因组学——研究人类基因变异所需测定的基因组组成及其序列；转录组学（基因表达的策略）——从基因的转录水平即 RNA 水平研究所有基因表达；蛋白质组学——用质谱法研究人体蛋白质的表达；代谢组学——用磁共振（nuclear magnetic resonance，NMR）和图像识别技术研究体液代谢物。组学技术是新的标志物的"发现工具"，目前已用于寻找和筛选新的肿瘤标志物。目前，在蛋白质组学中常用的是飞行时间质谱技术（SELDI - TOF - MS），也称蛋白质指纹图谱技术。该技术的原理是将蛋白样品点在特殊的基质上，在激光照射后，蛋白发生解离作用，带电的分子在通过电场时加速，记录仪记录飞行时间的长短，质量越轻，相对所带的电荷越多（质荷比 M/Z 越小），飞行时间越短。信号由高速的模拟 - 数字转化器转化并记录，被测定的蛋白质以一系列峰的形式呈现，这些特异的峰可看成此类蛋白的指纹图谱。利用该技术可从样本中分离出大量感兴趣的蛋白或标志物。

此外，肿瘤免疫显像技术与分子影像学也是肿瘤标志物研究的重要工具。该技术有助于肿瘤定位。具体来说就是主要利用放射性标记的肿瘤标志物的特异性抗体，进一步确定肿瘤细胞在组织和器官的定位，不仅利于对肿瘤的定位和诊断，同时帮助进一步施行外科手术等相应治疗。

五、肿瘤标志物的发展史及展望

（一）肿瘤标志物的发展史

肿瘤标志物的发展大致经历了 5 个不同阶段，第一阶段是 Bence Jones 蛋白的发现开创了肿瘤标志物研究阶段；之后是酶与同工酶在肿瘤检测中的应用；具有跨时代意义的是特异性单克隆抗体阶段即第三阶段，使得糖链抗原成为肿瘤标志物重要研究内容；第四个阶段则是随后的肿瘤基因标志物成为当今研究的热点；目前已经发展至第五个阶段，即系统肿瘤标志物研究阶段。

早在 1848 年 Henry Bence Jones 在多发性骨髓瘤患者的尿中发现了一种特殊蛋白，后来称为本周蛋白（Bence Jones 蛋白），与骨髓瘤发生有关，该蛋白可作为诊断多发性骨髓瘤的指标。这是第一个肿瘤标志物，也是肿瘤标志物发展的开创阶段，即第一阶段。随后到 1927 年 Ascheim S 和 Zondek B 在妇女尿中发现绒毛膜促性腺激素（hCG）与妇女妊娠有关，也与妇科肿瘤有关。1928 年 Brown WH 和 Cushing H 在具有库欣（Cushing）综合征和小细胞肺癌患者中观察到促肾上腺皮质激素（ACTH）。此后，Gutaan AB 等发现酸性磷酸酶可作为前列腺癌的标志物。1954 年发现乳酸脱氢酶（LactateDehydrogenase，LDH）与肿瘤有关，几乎在许多恶性肿瘤中均能检测到其活性。1959 年，Markert 等认为同工酶可以作为肿瘤标志物。1968 年 Fishman WH 等在人类肿瘤细胞中发现碱性磷酸酶。由此，Markert C 等认为在恶性肿瘤情况细胞受到损伤，这些酶与同工酶会释放到外周血中，因此，酶与同工酶也可作为肿瘤标志物，但其特异性不强。这是肿瘤标志物发展的第二阶段。

20 世纪 60 年代以后，苏联 Abelev 发现 AFP 与肝癌有关，Gold P 等从结肠癌组织中发现了癌胚抗原

（CEA），为寻找肿瘤相关抗原奠定了基础。Rosen 等发现胚胎蛋白可作为肿瘤标志物，同时建立了免疫学测定法检测血中的肿瘤标志物，从而开始在临床上较普遍地应用血清中肿瘤标志物。1975 年 Kohler H 和 Milstein G 创建了单克隆抗体技术，并因此获得了 1984 年诺贝尔生理学和医学奖。由于酶联免疫技术和单克隆抗体技术的发展，以及蛋白质纯化技术的应用，使得寻找肿瘤相关抗原的研究进一步发展，从而发现一大批糖脂、糖蛋白和黏蛋白（mucins）等肿瘤相关抗原，这一类抗原的化学组成是以碳水化合物为主，而且与肿瘤相关，因此又统称为肿瘤抗原（cancer antigen，CA）。1978 年美国 Koprowski H 在其实验室用黑色素瘤制备单克隆抗体，接着用结肠癌细胞制备出单克隆抗体，能识别糖类抗原（CA19－9），从此应用各种癌细胞和与癌有关的可溶性抗原制备单克隆抗体，从而发现了一系列特异性较强的肿瘤标志物，为肿瘤标志物的应用开辟了广阔的前景。这是肿瘤标志物发展的第三阶段。

1976 年 Rose 发现鸡正常细胞中有 V－src 同源基因，称之为细胞基因或原癌基因，而这些癌基因与肿瘤发生有关，即肿瘤的基因标志物。由于 Bishop M 等在癌基因研究中的卓越贡献，获得了 1989 年度诺贝尔生理学和医学奖。Bishop M 等的研究将肿瘤标志物的研究从分子水平提高到基因水平，为将肿瘤基因（包括肿瘤标志物）应用于肿瘤的诊断和治疗奠定了基础。由于分子生物学技术的发展与应用，特别是随着人类基因组计划（HGP）的顺利实施以及人类基因组序列草图的完成，生命科学的研究进入了后基因组时代，又使肿瘤标志物的研究与应用进入一个崭新的阶段——肿瘤基因标志物阶段，即肿瘤标志物发展的第四阶段。

目前，基因组学研究的重点也从结构基因组学转向功能基因组学，进入蛋白质组学（proteomics）时代，而蛋白质组学是功能基因组学研究的核心内容。目前，蛋白质组学及其技术已广泛应用于生命科学领域，特别是飞行质谱技术，不仅成为寻找肿瘤标志物，也成为寻找其他疾病分子标志物和药物靶标最有效的方法之一，并使肿瘤标志物的概念延伸到生物标志物（Bio－Markers），促进了肿瘤标志物发展成为一个系统的学科——肿瘤标志物学，即肿瘤标志物发展的第五阶段。

（二）我国肿瘤标志物研究发展的概况

我国肿瘤标志物的发展起步较晚，20 世纪 80 年代末，国内由北京的李春海、田竞生、袁振铎，上海的沈霞，广州的葛日萍和汪慧民等积极开展组建和筹备中国肿瘤标志专业委员会的工作。于 1992 年 1 月 14 日，经中国抗癌协会二届四次常务理事会议决定批准成立"中国抗癌协会肿瘤标志专业委员会"。

肿瘤标志专业委员会在筹建和成立以后，为了进一步推动国内外肿瘤标志物的学术交流，至 1998 年共召开了 4 次全国肿瘤标志学术会议。2004 年于陕西省西安市召开第二届亚太地区国际肿瘤生物学和医学学术会议（APCTBM）暨第六届全国肿瘤标志学术会和第二十一届国际肿瘤标志学大会。此次会议邀请到诺贝尔奖获得者美国著名肿瘤学家 Leland H. Hartwell 教授，重点讨论了基础研究与肿瘤标志物临床应用结合的问题。随后 2006 年于广东省广州市召开第三届亚太地区国际肿瘤生物学和医学学术会议暨第七届全国肿瘤标志学术会和首届中国中青年肿瘤专家论坛。2008 年于江苏省南京市召开了亚太地区肿瘤生物学和医学学术会议暨第三届中国中青年肿瘤专家论坛。2009 年于陕西省西安市召开了亚太地区肿瘤生物学和医学学术会议暨第四届中国中青年肿瘤专家论坛。通过几次全国性和国际肿瘤标志学术会议，并举办全国性肿瘤标志学习班，不仅促进了此领域的学术交流，而且对推动国内肿瘤标志物的研究和应用的发展也具有重要意义。目前，我国已经有一大批中青年科学家正在该领域做着不懈的努力，以期为肿瘤标志物的发现和发展做出一定的贡献。

（三）展望

目前人们应用生物化学、免疫学、分子生物学、基因组学和蛋白质组学等理论和技术研究肿瘤标志物与癌变的关系，以期寻找和发现新的肿瘤标志物和癌前病变的标志物。但是现有的方法中，较实用的还是单克隆抗体技术，目前应用此技术发现了许多肿瘤标志物（如 CA 系列肿瘤标志物），也是今后筛选肿瘤标志物主要应用的方法之一。应用单抗可以确定各种糖链抗原（包括糖蛋白和糖脂类抗原），它能特异性识别一定的表位，所以特异性高，对肿瘤标志物临床应用和癌前病变研究具有重要意义。此外，糖链抗原与细胞识别信号系统及细胞信息传导系统有关，在癌变发生和发展过程中起着重要作用，有些糖链抗原中糖链是一些黏附分子的配基，与肿瘤转移密切相关，可作为肿瘤转移的标志物。

由于肿瘤一般被学术界认为是基因性疾病，癌基因与抑癌基因的突变及调控失常均可促使细胞癌变。癌基因激活和抑癌基因失活及其产物表达异常参与癌变的全过程，因此癌基因和抑癌基因与癌变的关系已成为肿瘤标志物研究的热点之一。目前国内对癌基因、抑癌基因及其产物，如 ras 基因及其产物，p53 基因与 P53 蛋白在结直肠癌、肺癌、乳腺癌中的表达进行了研究，显示它们在临床诊断和癌变研究中有一定的意义。

近几年来芯片技术、质谱技术，单核苷酸多态性（single nucleotide polymorphism，SNP）高通量筛选技术等正在兴起，而生物信息学将上述这些技术进行有机地整合和归类。基因组学、转录组学、蛋白质组学和代谢组学相关的技术也正在从不同水平发现和筛选肿瘤标志物，为寻找和开发新的肿瘤标志物奠定基础。由于生物技术的高速发展，筛选肿瘤标志物的时间已经从原来的 7~8 年缩短到目前的 3~5 年。

（向自武）

第二节　癌抗原检验

一、癌胚抗原（carcinoembryonic antigen，CEA）

1. 测定方法　RIA、EIA、MEIA、CLEIA、CLIA。

2. 标本准备　用血清，用红帽真空管静脉采血 5ml；或胸腹水、穿刺液 5ml。分离血清室温可放置数小时，如不能立即测定应 -20℃ 以下冷冻。

3. 参考范围　血清：成人不吸烟 RIA 法小于 2.5ng/ml，EIA 法小于 5ng/ml；吸烟小于 10ng/ml。40 岁以上有升高倾向，大于 5ng/ml 约占 2%，大于 10ng/ml 约占 0.1%；无性别差异，尿液小于 2.5ng/ml。

4. 临床意义　CEA 为 1965 年由 Gold 等发现存在于结肠癌组织和胎儿肠管的一种蛋白质。后证明为酸性糖蛋白，电泳在 β 区域；含糖部分不定，为 50%~60%，蛋白部分一定，有 668 个氨基酸残基，1 分子可结合 24~26 个糖分子，分子量 180~200kD。见于胚胎和胎儿消化管组织，局限存在于细胞膜表面。与消化系肿瘤相关，也见于非消化系肿瘤和非肿瘤性疾病。为低器官特异性肿瘤标志物，起源于内胚层的肿瘤尤以腺癌阳性率较高。由于敏感性和特异性较低，不同方法差别较大，恶性肿瘤阳性率24%，良性疾病 3.6%，正常人也可见阳性，原发性肿瘤早期多为测不出水平，因此用于肿瘤诊断和筛查受到限制。

（1）血清 CEA 小于 5ng/ml 不能排除肿瘤：5~10ng/ml 有可能为肿瘤，但须除外大量吸烟者；10~20ng/ml 肿瘤的可能性较大。血清超过 10ng/ml 的恶性肿瘤（阳性率）：结肠癌（62%~78%）、胃癌（30%~75%）、胆系癌（40%~60%）、胰腺癌（39%~79%）、肺癌（33%~58%）、乳腺癌（23%~47%）、卵巢癌（32%~42%）、甲状腺髓样癌（90%以上）、肝转移癌（约43%）、尿路上皮癌（3%~7%）、神经母细胞瘤也见有阳性者。与 AFP 联合测定对原发性和转移性肝癌的鉴别诊断有价值；对乳腺癌、结肠癌肝转移，同时测定 ALP 和 GGT 有助于鉴别诊断。

（2）化疗或放疗肿瘤细胞坏死或膜损伤使 CEA 释放，可提高阳性率：血浓度与肿瘤消长相关，有效治疗血浓度下降，结肠癌根治切除成功 1~2 周后血浓度急剧下降；姑息的病例不见下降而多有升高；进行性升高提示肿瘤复发，轻度升高提示局部复发，大量升高提示肝、肺、骨转移。因此用于治疗和预后监测比用于诊断更有价值。

（3）大于 5ng/ml 也见于某些良性疾病如肝、胆、胰腺良性疾病、炎症性肠病、溃疡病等消化系疾病。肺炎、肺结核、慢性支气管炎等呼吸系疾病；肾功能不全、子宫内膜症、良性卵巢肿瘤等泌尿生殖系疾病；此外，糖尿病、甲状腺功能减退症、肝硬化、慢性肝炎、高龄、吸烟等也见增高。

（4）尿 CEA 对泌尿系肿瘤有相对特异性，升高见于（阳性率）：膀胱癌（78%）、尿路癌（71%）、前列腺癌（43%）。

乳头分泌物 CEA 检查：除妊娠、哺乳外的乳头分泌称为乳头异常分泌症，见于乳腺癌、乳腺管内乳头瘤、乳腺管内感染症、乳腺症、高泌乳素血症等，占乳腺疾病的 5% ~10%。用手压迫乳房采集分泌物，做潜血、细胞学检查和 CEA 测定；CEA 测定用 EIA 法参考范围 200ng/ml，切点值 400ng/ml。小于 400ng/ml 乳腺癌的可能较小，大于 1 000ng/ml 可能性很大，配合乳腺扫描、超声波检查、乳腺管造影等可确定诊断。

二、前列腺特异性抗原 （prostate specific antigen，PSA）

1. 测定方法　RIA、EIA、MEIA。

2. 标本准备　应在前列腺检查之前取静脉血 3 ~5ml 不抗凝，或红帽真空管采血。用血清，4℃ 存放抗体价有缓慢降低倾向，-20℃ 冷冻可稳定 1 年，避免反复融冻。抗凝剂 ED - TA 盐或枸橼酸盐可使测定值降低。前列腺按摩，血清抗原水平可增高 2 倍以上，数日后恢复；前列腺活检也可见抗原水平升高，2 ~3 周后恢复。

3. 参考范围

PSA 和 PSA - ACT 切点值均为 4ng/ml；F/T 比切点值 0.15 ~0.25。

PSA <4ng/ml 阳性预测值 （PPV） 为 12.5%；4 ~10ng/ml，23.6%；>10ng/ml，46.5%。

PSA - ACT <4ng/ml，PPV 为 6.8%；4 ~10ng/ml，30.3%；>10ng/ml，72.8%。

男性 20 ~50 岁 0.2 ~2.4ng/ml，50 ~70 岁 0.4 ~5.0ng/ml。

女性和 15 岁以下男性小于 0.5ng/ml 或在检出下限以下 （女性有相当于前列腺的尿道旁腺）。无日内变化，日间变化在 0.2 ~4ng/ml。

4. 临床意义　PSA 为前列腺癌标志物，用于诊断和治疗评价。为前列腺分泌的正常成分，由前列腺上皮细胞粗面内质网生成，存在于前列腺管上皮细胞内，男性副生殖腺也含有，随前列腺液排泌。等电点 pH 6.9 单体糖蛋白，分子量 33 ~34kD，有 273 个氨基酸残基，含糖 7%。精液中的 PSA 70% 具有糜蛋白酶样活性；属于激肽 - 激肽释放酶系蛋白酶系。分解纤维连接素，溶解精子凝块，防止射出的精液凝固，有助于精子运动和保持受精条件。

健康男性血清 PSA 含量约是前列腺的 $1/10^6$，前列腺和精浆中的 PSA 有相同抗原性。一部分具有相同的分子，大部分 （95%） 与 α_1 抗糜蛋白酶 （ACT） 结合成 PSA - ACT 复合体，分子量 90 ~100kD。血浆中半衰期 2 ~3d，清除与肝细胞受体有关。前列腺癌血清 PSA 升高的机理，认为是巨噬细胞和嗜中性粒细胞吞噬 PSA 并经肝脏处理后在血中释放。或前列腺腺管与血管之间的圆柱状上皮膜和基底细胞膜被癌细胞浸润破坏使 PSA 逸出所致。

5. 筛查和早期诊断

（1）前列腺癌进展期，前列腺组织和血清水平升高，阳性率 95%。定期监测 PSA 配合直肠内触诊，比单纯直肠触诊检出率高 2 ~4 倍，而且有可能较早期诊断。PSA - ACT 复合体占总 PST 的比例增大，游离 PSA/总 PSA （F/T） 比值减小。对 50 岁以上有下尿路通过障碍的男性患者，配合影像学和病理组织学检查可提高前列腺癌检出率。

（2）PSA、PSA - ACT 复合体增高，F/T 减低的疾病：①轻度异常见于良性前列腺肥大 （BPH）、慢性前列腺炎。②中度异常见于急性前列腺炎、早期前列腺癌。③高度异常见于进展的前列腺癌。良性前列腺疾病游离型 PSA 增高，恶性前列腺疾病 PSA - ACT 复合体增高。

（3）BPH、前列腺上皮内瘤形成 （PIN）、梗死、细菌性炎症、尿潴留等也可见有升高，与前列腺癌的鉴别最为重要。对 PSA 血清浓度在 4 ~20ng/ml 的病例应进行以下检查。

测定 PSA - ACT/总 PSA 比值，可提高诊断的敏感性和特异性，比值大于 0.66，癌的可能性较大。产生 PSA 的癌细胞同时产生 ACT，使血清 PSA - ACT 结合物占总 PSA 的比例增大，而 BPH 细胞不产生 ACT。

测定 PSA 密度 （PSA 值/前列腺体积） 和 PSA 速率 （PSA 增高/年）。PSA 密度大于 0.581 或 PSA 速率大于 0.75ng/ml/年，癌的可能性较大。

6. 疗效和预后评价　根治性前列腺完全摘除，根据 PSA 半衰期推测，手术后 3 周血清浓度应降到正常下限或以下，否则有必要给予附加治疗。如 3～5 个月后仍未降到正常下限，应怀疑有远隔部位转移。放射治疗后降到正常范围或以下者，提示治疗有效。雄激素除去或对抗治疗 3 个月，PSA 降到正常范围的病例比不降低者缓解期延长。疾病恶化时较其他标志物升高为早，降而复升提示肿瘤复发的可能性很大。复发病例的阳性率约为 97%。PSA 在 10ng/ml 以下者少见发生骨转移。

相关检查：PAP、γ 精浆蛋白（YSm）、β 微精浆蛋白（microsemino protein）。PAP 新发病例阳性率为 60%，复发病例为 66%，联合测定可有助于早期诊断，为非特异性指标，良性前列腺肥大、前列腺炎也可见有增高。

近年有研究提示，γSm 与游离型 PSA 相当，γSm/PSA 比值的意义相当 PSA 的 F/T 比值，用于前列腺良、恶性疾病的鉴别。比值增大倾向于良性，比值减小倾向于恶性。

三、鳞状上皮细胞癌抗原（squamous cell carcinoma antigen，SCCA）

1. 测定方法　RIA、EIA。

2. 标本准备　静脉血 3ml 不抗凝，或红帽真空管静脉采血；肝素或 EDTA 血浆也可使用。4℃ 稳定 1～2 周，-20℃ 稳定数年，反复融冻抗原失活。

3. 参考范围　切点值 1.5ng/ml（或一般用 2.0ng/ml）。新生儿增高，出生 2～3d，6～8ng/ml，2 岁后降到 2～3ng/ml。无性别差异，月经无影响，日内不同时间测定值差别为 24%。

4. 临床意义　1977 年，加藤等用宫颈鳞状上皮癌精制物免疫制备的单克隆抗体发现的抗原。当初报告名为 TA-4，后改称为鳞状上皮细胞癌抗原（SCCA）。作为鳞状上皮癌的标志物用于鳞状上皮癌的辅助诊断和治疗监测；癌早期阳性率低，不适用于筛查和早期诊断。是一种分子量约 44.5kD 的非匀质蛋白质，等电点电泳分布在酸性和中性区段，鳞癌和良性疾病增加的是酸性等电点蛋白。与丝氨酸蛋白酶系有高度相似性，近年证明为丝氨酸蛋白酶抑制物家族成员之一。

SCCA 局限存在于某些肿瘤的鳞状上皮，尤其是流行性非角质化大细胞癌的细胞质中。特异性较高，但敏感性较低。显著增高应怀疑鳞状上皮癌（子宫颈、阴道、外阴、肺、食管、上呼吸道、皮肤、头颈部等）。SCCA 阳性的疾病有以下种类：

（1）肿瘤性疾病：鳞状上皮癌（子宫颈癌、阴道上皮癌、外阴癌、皮肤癌、肺癌、食管癌、头颈部癌、肛门癌、膀胱移行上皮癌等）；不同病期的敏感性见表 8-3。

表 8-3　不同鳞状上皮癌不同病期 SCCA 的阳性率（%）

病期	0	I	II	III	IV	复发
子宫颈癌	17.7	32.9	65.6	86.5	92.2	87.0
肺癌		31.8	43.2	63.1	56.7	75.0
食管癌		0	20.0	43.3	50.0	82.4
头颈部癌		18.4	28.1	40.2	54.5	80.0

（2）非肿瘤性疾病：①皮肤病：银屑病、特应性皮炎、天疱疮、多形性渗出性红斑。②呼吸系疾病：支气管哮喘、支气管炎、肺炎、肺结核、结节病。③肾脏病：肾衰竭和透析患者。

抗原半衰期短，约 72h，手术完全切除后 2～3d 急剧降低，1 周内降到切点值水平以下。化疗或放疗有效病例抗原水平降低，恶化或复发再升高。银屑病、天疱疮，血清水平可达 80～90ng/ml，分析结果时应注意。日内变化较大，对可疑病例应多次测定，不能仅根据一次结果进行评价。

四、糖抗原 19-9（carbohydrate antigen19-9，CA19-9）

1. 测定方法　RIA、MEIA、EIA、PAMIA。

2. 标本准备　静脉血 3ml 不抗凝，或红帽真空管采血，用血浆结果偏低；也可用胸腔积液或胰腔积液。CA19-9 较稳定，血清可在室温存放 1d、4℃ 稳定 1 周，-20℃ 冷冻可长期保存。反复融冻可使测定值偏高。

3. 参考范围 RIA 或 EIA 法切点值 37U/ml，青年女性稍高，无年龄差别。Abbott 公司的 IMx 试剂盒切点值为 60U/ml。不同方法差别较大。无日内、季节变化；女性月经周期虽有变化，但在参考范围内，不受肾功能影响。

4. 临床意义 是用人结肠癌培养株 SW1116 制备的单克隆抗体 NS19 - 9 识别的 I 型糖链抗原，高分子糖蛋白。抗原决定基在 LewisA（Le^a）血型的糖链唾液酸化 Le^a 抗原上，为唾液酸化乳糖 - N - 岩藻戊糖 II（sialated lacto - N - fucopentaose II）。成人存在于胰腺管、胆囊胆管、胃、支气管、唾液腺、前列腺、结肠和直肠等的上皮表面。与胰腺、胆囊胆管比较，其他部位抗原分布较为局限和稀疏，Lewis 血型阴性者不含有。消化系肿瘤特别是胰腺癌、胆囊癌、胆管癌有较高的检出率，但早期阳性率较低。是胰腺癌和胆囊胆管癌的标志物，不适用于肿瘤筛查和早期诊断，主要用于治疗监测。

（1）胰腺癌阳性率 80% ~ 90%、胆囊胆管癌阳性率 70% ~ 80%，多数病例高达 1 000U/ml 或 10 000U/ml 以上；胃癌阳性率 30% ~ 40%、肝癌 20% ~ 30%、结肠和直肠癌 20% ~ 30%；消化系以外肿瘤，肺癌 20% ~ 30%、乳腺癌或子宫癌 10% 左右。当抗原量过高时，由于抗原抑制效应使测定结果降低，如遇测定值与临床像分离或测定值陡然下降等情况时，应稀释血清后再测定。

（2）肿瘤早期敏感性很低，不伴胰、胆管梗阻的 I 期胰腺癌阳性率在 5% 以下，III、IV 期多有升高。胰腺癌中约 10% 为阴性，可能与 Le^a 抗原阴性、鳞癌或伴有胰岛肿瘤等因素有关。

（3）良性疾病总体阳性率为 5% 左右，包括胰或胆管闭塞、淤胆性胆管炎、胆石症、胰腺炎、胰腺囊肿等，症状改善后抗原水平急剧下降。肝炎、肝硬化、支气管扩张等的部分病例有不同程度的升高。卵巢囊肿假阳性率可达 50%；糖尿病可见有阳性，同时伴有 FPG、HbA_1c 高值，提示与糖尿病控制不良等因素有关。

除外 Le^a 阴性者，CA19 - 9 与 CA50 相关性极高。CA50 对胰、胆囊胆管癌有 80% ~ 90% 的阳性率，而且有认为不受 Le^a 抗原阴性影响。对可疑病例应结合超声波、CT 等影像检查。

五、糖抗原 242（CA242）

是一种新的黏蛋白肿瘤相关标志物，即一类唾液酸化的鞘糖脂类抗原通过单克隆抗体技术而获得的，能识别 CA242 的抗原。血清中 CA242 在非鳞状组织中比鳞癌水平高，且在小细胞肺癌中的分布与疾病状态及疗效相关。对腺癌的检出率 CA242 优于 CEA，两者联合检测会提高肿瘤检测的敏感性。

正常参考值：小于 12U/ml（IRMA 法）。

临床意义：

（1）胰腺癌、胆管癌时血清 CA242 升高，阳性率高达 88% ~ 100%。

（2）肺腺癌的阳性率为 76%，直肠腺癌为 79%，食管癌和乳癌为 62%，而肺小细胞癌为 50%，而肺鳞癌只有 9% 的阳性率。

（3）假阳性率较低，仅 5%。

六、糖抗原 50（carbohydrate antigen 50，CA50）

1. 测定方法 RIA、EIA、FIA。

2. 标本准备 静脉血 3ml 不抗凝，或红帽真空管静脉采血。不用血浆因抗凝剂可能有影响。血清 4℃稳定 11d，-20℃冷冻可长期保存。

3. 参考范围 切点值 RIA 和 EIA 法 40U/ml；FIA 法 37U/ml。女性比男性高 1.5 ~ 2.0 倍，假阳性率约为 3%。饮食无影响，无日内变化，女性偏高，月经期与妊娠期无差异。

4. 临床意义 Lindholm 等用结肠癌细胞株 Colo - 205 抗原制备的单克隆抗体识别的 CA50 糖抗原，与 CA19 - 9 抗原决定簇所在的 Lewis A（Le^a）血型物质糖链有关。如同 CA19 - 9，在消化管、胰管、胆管、唾液腺、前列腺、乳腺、支气管等正常组织含有微量。此等组织恶性化时产量增加，局部极性紊乱，由细胞质向细胞膜外周分泌并向周围间质游离，使血清水平升高。对胰腺、胆管癌诊断有较高价值,为胰腺、胆囊胆管系肿瘤的血清标志物;但肝胆良性疾病也有较高的阳性率,分析结果时须注意。与 CA19 – 9 相关性良好,胰腺、胆囊胆管癌显著升高。

(1) 肿瘤阳性率:胰腺癌(75% ~ 84%)、胆管癌(68% ~ 82%)。其他肿瘤阳性率:肝细胞癌(38% ~ 67%)、结肠癌(22% ~ 29%)、肺癌(13% ~ 38%)、胃癌(11% ~ 33%),泌尿及妇科生殖系癌在 10% 左右。

(2) 良性疾病阳性率:胰腺炎(12% ~ 16%)、肝硬化(28% ~ 50%)、未经透析治疗的肾功能不全(37% ~ 44%);其他消化系疾病 2% ~ 13%。正常人假阳性率 2% ~ 3%。

关于与 CA19 – 9 联合测定问题,胰腺、胆管癌阳性率大体接近,肝细胞癌 CA50 阳性率高于 CA19 – 9,而结肠癌、胃癌稍低于 CA19 – 9。有认为 Lewis 血型阴性者 CA19 – 9 阴性的胰腺癌,CA50 也多为低值,两者联合使用并无多大优点。

七、癌糖脂抗原(cancer glycolipid antigen;CGA,KMO1)

1. 测定方法　RPHA、EIA。

2. 标本准备　血清或血浆,采血后分离血清或血浆,2 ~ 8℃稳定 1 周,– 20℃稳定 1 年,避免反复融冻。

3. 参考范围　EIA 法小于 530U/ml,RPHA 法 1 管以下。

4. 临床意义　KMO1 为以人结肠癌细胞株 COLO201 作为免疫原,用杂交法获得单克隆抗体识别的癌相关 I 型糖链抗原。用薄层色谱分析,与唾液酸化 LewisA(Le^a)有相同的移动度,与 CA19 – 9 同为唾液酸化乳糖 – N – 岩藻戊糖 II(sialated lacto – N – fucopentaose II)。KMO1,是存在于癌细胞表面的一种糖脂质,血中一种高分子糖蛋白,Lewis 血型阴性者不含有。其抗原决定基与 CA19 – 9 相似,恶性疾病阳性率高于 CA19 – 9,胰腺癌约为 68.5%、胆囊胆管癌 70.6%,与 CA19 – 9 近似;肝癌 62.5%,高于 CA19 – 9,低于 AFP,在肝癌早期也有较高的阳性率。数种方法联合测定可提高阳性率。在肝胆胰以外的恶性肿瘤如结肠、胃、肺、卵巢等癌症阳性率较低。用于肝胆胰恶性肿瘤的辅助诊断和治疗监测。肿瘤手术切除,KMO1 水平下降或阴性化,复发时再升高。

良性疾病如慢性胰腺炎、肝管炎、急性或慢性肝炎、肝硬化轻度升高;伴有胆管闭塞的肝胆胰疾病,由于抗原向血中逸脱增多,可测得高值。

相关检查:CEA、DU – PAN – 2、AFP 等肿瘤标志物,腹部超声波、CT 等影像学检查。

八、癌抗原 125(cancer antigen125,CA125)

1. 测定方法　RIA、EIA、MEIA。

2. 标本准备　静脉血 3ml 不抗凝,或红帽或黄帽真空管采血。不用血浆,因析出纤维蛋白可致假阳性反应。溶血或血清乳浊可有影响。抗原较稳定,血清室温放置 1d、4℃ 2 周、– 20℃ 1 年测定结果在允许误差范围之内。

3. 参考范围　健康 284 人测定范围为 1 ~ 54U/ml,近似对数常态分布,一般以 35U/ml 为正常上限。

男性和绝经期后女性小于 25U/ml、绝经期前女性小于 40U/ml。

月经期升高,通常在正常范围,但也有高达 100U/ml 者,卵胞期和黄体期降低。

卵巢癌筛查切点值 55U/ml(用 ROC 曲线确定),卵巢良恶性肿瘤鉴别值 100U/ml。

卵巢癌与其他脏器癌鉴别值 500U/ml。

4. 临床意义　Bast 等用卵巢浆液性囊胞腺癌腹水细胞培养系制备的单克隆抗体 OC125 识别的抗原,与胎儿期存在于体腔上皮细胞的糖蛋白相关。Bast 等进一步证明 CA125 在正常人血清存在,是一种糖蛋白,分子量约 110kD。上皮性卵巢癌患者抗原存在于肿瘤腺腔上皮内,血清有较高的浓度和较高的检出率,作为卵巢癌的标志物与卵巢癌有较高的相关性,用于卵巢癌诊断、治疗评价和疾病经过监测。以 55U/ml 作为切点值,卵巢癌阳性率达 70% ~ 80%,而且多为高值。卵巢癌抗原升高与组织型有关,浆液性囊胞腺癌多升高，常超过 500U/ml，而黏液性囊胞腺癌升高多不明显，其他组织型无一定倾向。此外，肝癌、胆囊胆管癌、胰腺癌、子宫内膜癌阳性率为 30% ~50%，胃癌、结肠癌约为 30%，肺癌为 57%，血清值多在 500U/ml 以下。

浆膜腔炎症（癌性、结核性或细菌性）可呈假阳性反应，鉴别诊断和评价结果时须持慎重态度。良性卵巢肿瘤和子宫内膜症性囊肿，阳性率可达 50%，血清值多在 100U/ml 以下；浆液性囊胞腺瘤几乎都是阴性；子宫肌瘤虽偶见有增高，但增高幅度多较低，故可用于子宫内膜症的鉴别诊断。

九、癌抗原15 -3（cancer antigen15 -3，CAl5 -3）

1. 测定方法　ELISA、MEIA、ECLIA（电化学发光法）。

2. 标本准备　通常用血清，肝素血浆或 EDTA 血浆也可用，结果与血清无差异。分离血清或血浆 2~8℃稳定 5d，-20℃保存 3 个月，避免室温放置。

3. 参考范围　25~28U/ml 或 30~35U/ml；切点值 28U/ml，持续增高为异常。年龄、妊娠、性周期无变化。男性因乳腺癌少见，缺乏资料。

4. 临床意义　Hilkens 等用人乳脂肪膜（human milk - fat merebrane）作为免疫原制备的单克隆抗体 115D8 及 Kufe 等制备的单克隆抗体 DF3 测定的与乳腺癌相关抗原；是一种糖蛋白，分子量为 300~450kD，对乳腺癌有较高的特异性。作为乳腺癌标志物用于治疗评价、预后判断、手术后随访和复发监测，不适用于早期诊断和肿瘤筛查。

乳腺癌早期阳性率极低，0~Ⅰ期为 0，Ⅱ期小于 1%，Ⅲ期为 12%；多脏器转移阳性率达 78%，癌性胸膜炎胸水阳性率为 74%。如乳腺癌血清抗原水平明显升高，测定值在 1 000U/ml 以上者预后险恶。治疗有效病例全部降低，上升则提示病情恶化。复发病例的阳性率与转移部位有关，局部或淋巴结软组织转移的阳性率约为 27%，骨转移的阳性率约为 30%，肝、胸膜和内脏转移的阳性率约为 75%；全经过的阳性率可达 86%；良性疾病约为 5%。

与 CEA 联合测定可提高阳性率。

十、乳腺糖链抗原225（breast carbohydrate antigen 225，BCA225）

1. 测定方法　固相 ELISA。

2. 标本准备　血清，同 CA15 -3。

3. 参考范围　切点值 160U/ml。性别、年龄、绝经期前后无统计学差异。

4. 临床意义　以乳腺癌细胞株 $T_4 7D$ 的培养上清液病毒样粒子作为免疫原获得的两种单克隆抗体 CU18 和 CU46 所识别的糖链抗原。与 CA15 -3 类似，推测为黏蛋白型糖蛋白，分子量 225~250kD。主要用于乳腺癌的诊断，与 CA15 -3 有较高的相关性，r = 0.602。乳腺癌 Ⅰ ~ Ⅱ期阳性率约为 15%，Ⅲ ~ Ⅳ期约为 25%；术后复发病例约为 47%，术后无复发例约为 14%。良性疾病假阳性率约为 4%。在 ASCO（American Society of Clinical oncology）指南未推荐本试验，近年应用有减少。

乳腺癌不同标志物的敏感性、特异性和诊断正确性见表 8 -4。手术再发病例，仅测一种标志物阳性率为 47% ~58%，两种联合测定阳性率为 63% ~71%，三种联合阳性率可达 74%。

表8 -4　乳腺癌标志物的敏感性和特异性

手术前后	手术前诊断			手术后复发		
标志物	BCA225	CA15 -3	CEA	BCA225	CA15 -3	CEA
敏感性（%）	20	14	12	47	55	58
敏感性（%）	97	100	100	87	98	98
正确性（%）	42	39	37	66	76	78

十一、肿瘤相关糖蛋白72

1. 测定方法　RMA、EIA、ECLIA。

2. 标本准备　通常用血清，也可用血浆，但肝素治疗血或肝素抗凝血浆长期保存测定值降低。避免溶血，溶血标本不能使用。

3. 参考范围　通用 4.0U/ml。以切点值为 4.0U/ml 时假阳性率 3.2% ~ 4.9% 。ECLIA 法切点值设定为 10.0U/ml 解释结果时注意。无年龄、性别差异，月经、吸烟无影响；妊娠从中期到后期稍高，多在分娩前起或产后 7 周内趋于正常化。有报告，妊娠母体血清上限为 7 ~ 10U/ml。

4. 临床意义　细胞肿瘤化，细胞膜表面糖蛋白及糖脂质发生质和量变化，利用特异抗体识别异常成分作为肿瘤标志称为糖蛋白相关标志物。根据抗体识别的部位不同分为核心蛋白相关标志物、母核糖链相关标志物和基干糖链相关标志物，CA72 - 4 属于母核糖链相关标志物。

1981 年 Colcher 等用乳腺癌肝转移细胞膜成分免疫小鼠获得单克隆抗体 B72 - 3，其识别的黏蛋白型糖蛋白称为肿瘤相关糖蛋白 72 （tumor - associated glycoprotein 72，TAG - 72）。centocor 公司用精制 TAG - 72 免疫鼠制成第二代抗体 CC49。CA72 - 4 是被这两种抗体识别的抗原，TGA - 72 是母核糖链上的抗原决定基。此等抗原不见于正常组织，假阳性率较低，在胃癌、结肠癌或直肠癌、卵巢癌、胰腺癌、乳腺癌等腺癌有较高的检出率和较高的特异性。但早期检出率低，不适用于筛查，主要用于治疗评价和复发监测。不同肿瘤的阳性率：

（1）消化系肿瘤：胃癌、直肠癌、结肠癌 28% ~ 59%，与 CEA 近似；胃硬癌为 30%，高于 CEA；胰腺癌、胆囊胆管癌为 24% ~ 62%，可达 100U/ml 以上；肝癌 3% ~ 33%、食管癌为 0%。消化系良性疾病假阳性率小于 1%。

（2）妇科肿瘤：卵巢癌为 24% ~ 60%、乳腺癌为 7% ~ 39%、子宫癌约为 25%。乳腺癌 I ~ III 期在切点值以下，IV 期和复发病例为 30% ~ 40%；卵巢癌有组织类型差异，黏液性囊泡腺癌阳性率较高。

（3）其他假阳性的情况：胃、肠、良性卵巢疾病假阳性率为 5% ~ 10%。子宫内膜症假阳性率 20% ~ 30%，低于 CA125。此外，腹膜炎和胸膜炎少见增高，胰腺炎 10% ~ 15%，胆石症 5% ~ 10%，肺炎等良性疾病也可见升高。

相关检查：与 II 型糖链抗原或复合糖链 CEA 联合测定有意义，卵巢癌与 CA125 联合测定。

十二、胰腺癌相关抗原

1. 测定方法　RIA、EIA。

2. 标本准备　静脉血 3 ~ 5ml 不抗凝，或红帽真空管采血。血清 4℃ 稳定 1 周，-20℃ 冷冻可长期保存。

3. 参考范围　正常小于 100U/ml，良性疾病常在 100U/ml 以上；肿瘤筛查切点值 150U/ml，肿瘤诊断切点值 400U/ml。

4. 临床意义　胰腺癌标志物，肝胆胰癌血浓度最高。DU 为 Dukes 大学制备检测胰腺癌的单克隆抗体。1982 年 Dukes 大学 Metzgar 等用人胰腺癌细胞株 HPAF - 1 作为免疫原获得 DU - PAN - 1 ~ 5，5 种单克隆抗体，属于 IgM 型抗体。其中 DU - PAN - 2 识别的抗原在胰腺癌患者体液中有较高的检出率，是一种糖链，与 CA19 - 9 （sialyl Lewis A，Le^a）的前体 sialyl Lewis C （Le^c）的结构一致。其 N - 乙酰葡萄糖胺 （GlcNAc）的 1，4 位与岩藻糖结合，即为 CA19 - 9。1988 年，San Francisco VA 医疗中心 Ho 等用人胰腺癌细胞株 SW - 1990 为免疫原制备单克隆抗体识别的糖链抗原命名为 Span - 1；其抗原表位与 Le^a 近似。Span - 1 抗体与 CA19 - 9 抗体对 Le^a 有同等反应性；对 Le^c 也有反应，但较弱。岩藻糖酰转移酶 （fucosyltransferase）缺乏症的 Lewis 血型阴性者发生肿瘤，不产生 CA19 - 9；而 DU - PAN - 2 不受 Lewis 遗传式影响，抗原较稳定，正常仅含微量，分布在消化管、胰管、胆管、气管支气管的上皮细胞。脐带血有较高含量，是胎儿性抗原的一种，出生 6 个月后降到切点值以下。显著增高 （大于 5 000U/ml）多见于恶性肿瘤，偶见于胆石症。肿瘤早期 （I期或直径小于 2cm）罕见有阳性者，故不适用于早期诊断和筛查。Span - 1 除在胰腺管、胆管、肾小管、支气管的上皮细胞发现外，还在胰腺腺泡细胞发现；而在食管、十二指肠、肺泡上皮、肝细胞、肾上腺皮质等均未发现 DU - PAN - 2 和 Span - 1 的存在；在唾液中有 Span - 1 发现。

DU - PAN - 2 以 150U/ml 为切点值，胆管癌、胰腺癌、肝细胞癌的阳性率为 60% ~ 70%；但良性肝胆疾病的假阳性率很高，急性或慢性肝炎为40%～50%，肝硬化高达68%。以400U/ml为切点值，特异性有提高，但敏感性降低，胆管癌、胰腺癌、肝细胞癌的阳性率为43%～55%。肝细胞癌阳性率高，但受肝硬化影响，肝硬化假阳性率为36%；消化管癌阳性率较低，在20%以下。以150U/ml为切点胰腺炎和肾功能不全阳性率分别为14%和33%；以400U/ml为切点分别为25%和8%。另据Borowitz等报告胰腺癌和胆管癌100%阳性，胃癌86%、结肠癌38%、卵巢癌60%、肺癌36%、乳腺癌21%、肾癌0%。

Span－1阳性的肿瘤（阳性率），胰腺癌（81%）、胆管癌（70%）、肝细胞癌（56%）、消化管癌（13%～31%）；乳腺、肺、恶性淋巴瘤（12%～28%）。良性疾病假阳性率为肝硬化（46%）、肝炎（31%）、胰腺炎（12%）、胆石症（5%）。

十三、胰腺癌胎儿抗原，胰腺癌相关抗原

1. 测定方法　ELISA。
2. 标本准备　血清。
3. 参考范围　POA 14U/ml，PCAA 28μg/ml。PCAA 1μg≈POA 0.5u。正常可有微量意义不明。
4. 临床意义　1974年Banwo人在等胎儿胰腺和胰腺癌患者血清发现的一种蛋白质。分子量800～900kD，属糖蛋白称POA，与岛野等从胰腺癌腹水和正常结肠黏膜分离的PCAA在免疫学上是同一物质。在胰、肝、胆癌有较高的阳性率。正常胰腺不存在，在消化管杯状细胞初始分泌的黏液中可检出，生理功能不明。不是胰腺癌的特异性标志，升高对胰、肝、胆癌有辅助诊断价值，不能用于早期诊断。对疾病发展和治疗监测有意义。

（1）恶性肿瘤：胰腺癌67%、肝癌60%、胆囊胆管癌45%、胃或结肠癌30%；早期胰腺癌几乎不升高。

（2）良性疾病：肝硬化50%、肝炎或胆石症30%～40%、急或慢性胰腺炎25%，多在30U以下。

相关检查：器官特异性低，与CEA、CA19－9、α－FP无交叉反应，联合测定可提高对胰腺癌、肝癌诊断的敏感性。

（向自武）

第三节　肿瘤相关蛋白检验

一、甲胎蛋白（alpha fetal protein；αFP，AFP）

1. 测定方法　RIA、ELISA、CLEIA、ECLIA（电化学发光测定法）。
2. 标本准备　静脉血3ml不抗凝或红帽或黄帽真空管采血；羊水或胸腹水3～5ml。短期存放置于4℃，长期保存－20℃冷冻。
3. 参考范围　正常成人2～15ng/ml（2～15μg/L）或不超过20ng/ml（20μg/L），乳儿期增高由于胎儿期残留。

妊娠血清20周58ng/ml，24周125ng/ml，28周220ng/ml，32周420ng/ml，36周285ng/ml，40周245ng/ml。来自胎儿。以33～34周为最高（300～500ng/ml）以后降低。

孕妇血清正常范围通常采用0.5～2.5倍中位数（MOM）确定。糖尿病、体重、种族和糖耐量减低对测定结果有影响，计算MOM时应考虑这些因素。孕妇在36周后可达550ng/ml，增加50%以上应怀疑异常妊娠。

4. 临床意义　AFP是正常胎儿血浆的一种主要蛋白质，单链多肽含590个氨基酸残基，分子量约70kD的糖蛋白，与母体－胎儿物质交换有关。胚胎早期由卵黄囊、胃肠管产生，以后由胎肝合成，胎龄6周在胎血中出现，14周（12～20周）达高峰并在羊水中出现。出生1周后减少，2周后降到正常水平。在非妊娠成年人血清中水平很低，增高见于肝细胞癌、肝细胞再生等肝脏疾病、各种胚细胞源性

肿瘤；也见于某些神经管先天性缺陷如脊柱裂等的孕妇血清或羊水。用于肝细胞癌（HCC）筛查、诊断、疗效评价和再发判断，胚源性肿瘤的诊断和治疗监测，肝细胞再生的评价，也用于异常妊娠的筛查。

（1）用于肝细胞癌的筛查和诊断：癌变的肝细胞具有合成 AFP 的能力，肝细胞癌诊断的敏感性为 70% ~80%，特异性为 80% ~90%；敏感方法的阳性率可达 90%，但特异性降低。小于 200ng/ml 肝细胞癌阳性率为 56%，假阳性率为 55%，特异性只有 45%，良、恶性疾病有较多的交叉。增高也见于肝硬化等良性肝病，升高水平虽多偏低，但也有超过 1 000ng/ml 或以上者。假阳性率大于 400ng/ml 为 16%、大于 1 000ng/ml 为 9%、大于10 000ng/ml 为 0.3%、大于 100 000ng/ml 未见假阳性；可见 AFP 超过 400ng/ml 诊断肝细胞癌的意义增大，越高诊断意义越大。水平偏低者观察动态变化进行性增高更有意义。根治后下降至正常水平，复发再升高。增高水平与肿瘤体积相关，有预后意义。

（2）肝细胞再生评价：升高见于非肿瘤性肝脏疾病和肝实质损伤如重型肝炎、大块性肝坏死、病毒性肝炎及其他急性肝炎、慢性活动性肝炎、酒精性肝硬化，肝脏创伤、肝毒性物质的肝中毒性损害等的恢复期。在非肿瘤性肝脏疾病的升高提示肝细胞再生，可作为肝细胞再生的指标，也用于新生儿肝炎与新生儿先天性胆管闭锁的鉴别诊断。

（3）性腺和性腺外胚源性肿瘤：典型的包括内胚层窦（卵黄囊）肿瘤、胚胎肿瘤、畸胎癌和绒毛膜癌。来源于卵黄囊的肿瘤如睾丸癌和卵巢癌，可显著升高。性腺外肿瘤增高见于某些后腹膜外或纵隔部位的肿瘤。有资料提示单纯精原细胞瘤、无性细胞瘤和畸胎瘤，不产生 AFP，增高可能由于并发胚胎肿瘤或肝转移。

（4）用于异常妊娠情况的筛查：增高见于无脑畸形、脊柱裂、脊髓脊膜膨突及其他情况如开放性神经管缺陷、胎儿死亡、消化管闭锁、多胎妊娠、羊水减少、胎盘早期剥离和子痫前期等。但闭锁性神经管缺陷孕妇血清 AFP 水平可在正常范围；增高可能由于双胎妊娠或消化管闭锁、死胎或其他情况如胎龄弄错或用 RIA 测定时近期体内曾接受过放射性同位素的影响等。

（5）其他原因升高：有时见于运动失调性毛细血管扩张症、高酪氨酸血症、先天性肾病综合征等；但一般不超过 300ng/ml，很少超过 500ng/ml。观察动态变化对鉴别诊断有意义。

对开放神经管缺陷如脊柱裂的筛查，在妊娠 15 ~22 周，最佳在 16 ~18 周取孕妇血测定。注明孕期、体重、种族和糖尿病状况。如发现测定结果增高，应在 1 周后或再晚一些时间取血复查；并应检测羊水 AFP 和超声波检查胎儿脊柱，以除外多胎妊娠、先天性肾病综合征等情况。

肝细胞癌与肝转移癌鉴别：联合 CEA、CA19 - 9 测定。

妊娠妇女血清 AFP 减低如小于 20ng/ml 或更少，见于 21 - 三体（Down 综合征）的胎儿；但不推荐用于筛查，因为减低还可能见于其他染色体异常性疾病。

二、γ精浆蛋白（γ - seminoprotein，γSm）

1. 测定方法　EIA、RIA。

2. 标本准备　前列腺组织含量丰富，对前列腺的任何刺激都可释放于血，应在前列腺触诊、活检或内镜检查之前取血，一旦进行上述检查应在过后 24h 取血。尽快分离血清。-20℃冷冻可较长时间稳定。

3. 参考范围　切点值 4ng/ml，不随年龄变化，女性不能测出。

4. 临床意义　γ精浆蛋白（γSm）由前列腺上皮和尿道周围腺上皮细胞产生，与前列腺分泌物作为精囊成分分泌，一部分移行入血；其血浓度与前列腺体积相关，在前列腺上皮新生、增殖、变性等疾病增高。为非匀质性糖蛋白，分子量 28 ~29kD，等电点 pH5.8 ~7.1，仅存在于正常前列腺、前列腺癌或增生的前列腺上皮细胞和前列腺分泌液中。与 PSA 由于分子量的差异，认为是不同物质；现从氨基酸序列和蛋白酶性质看是同一物质。作为精浆特异性抗原，前列腺癌标志物，用于前列腺癌筛查、早期诊断和疗效评价。

（1）血清 γSm 水平对前列腺癌有较早期诊断价值：未治疗的前列腺癌明显升高，而良性前列腺肥大（BPH）、其他良性泌尿系疾病及非前列腺肿瘤多正常或有轻度增高，增高的程度不如早期前列腺癌显著，有鉴别诊断意义。

（2）对前列腺癌诊断的敏感性与前列腺酸性磷酸酶（PAP）比较，γSm 在 A 期为 60% 左右，与 PAP 相似；B 期和 C 期约为 80%，D 期约为 93%，均显著高于 PAP。

（3）γSm 增高水平与癌的进展度相关，伴随癌的进展而增高，小于 4ng/ml，70% ~ 80% 为局限于被膜内癌，10ng/ml 以上 50% 浸润到被膜外；小于 10mg/ml 骨转移罕见。

（4）有效治疗 3 个月后全部降到正常范围，复发再度升高的阳性率约 85%，复发前期升高约占 67%，一般早于临床诊断；有效治疗早期减低者预后良好，能敏感反映治疗效果和临床经过。

对 50 岁后排尿障碍，触诊可疑病例应检查 PSA、γSm 和 PAP，联合测定可提高对前列腺癌的检出率和诊断的准确性。

三、肿瘤特异性生长因子（tumor specific growth factor，TSGF）

1. 测定方法　分光光度法。
2. 标本准备　静脉血 3 ~ 5ml 不抗凝或红帽真空管取血，明显溶血、乳糜或黄疸可使测定值增高。
3. 参考范围　切点值 64U/ml。
4. 临床意义　TSGF 是一种促肿瘤血管增殖因子，由加拿大开发的广谱肿瘤标志物，无组织特异性，恶性肿瘤诊断敏感性为 77% ~ 87%，特异性为 91% ~ 96%，准确性为 84% ~ 88%。操作简便快速，适用于人群普查。

（1）恶性肿瘤阳性率：肺癌 76% ~ 93%；胃、食管、直或结肠、肝、胆、胰等消化系癌 75% ~ 92%；卵巢、子宫颈、乳腺等妇科恶性肿瘤 68% ~ 87%；淋巴瘤 79% ~ 89%，甲状腺、肾、鼻咽癌、脑瘤、骨髓瘤等 70% ~ 86%。绒癌较低，有报告 5 例均为阴性。

（2）良性疾病阳性率：良性肿瘤约 11%、急性炎症性疾病 88%、自身免疫性疾病约 32%、健康人群小于 4%。急性炎症有较高的假阳性率，但炎症消退多降到切点值水平以下。观察动态变化对鉴别诊断有意义。

四、降钙素基因相关肽（calcitonin gene – related peptide，CGRP）

1. 测定方法　RIA（直接测定或抽提后测定的间接法）。
2. 标本准备　CGRP 不稳定，静脉血用 EDTA 抗凝加抑肽酶（aprotinin）500 000IU/ml，−30℃ 可稳定 1 个月。
3. 参考范围
（1）直接法：94.7pg/ml ± 4.5pg/ml。
（2）间接法：6.7pg/ml ± 3.0pg/ml。
4. 临床意义　CGRP 由 37 个氨基酸残基构成，广泛分布于鼠类中枢神经和末梢神经、胰岛、肾上腺皮质、垂体等内分泌细胞。人类升高见于甲状腺髓样癌、胰岛 β 细胞瘤、嗜铬细胞瘤、肺小细胞癌、类癌等肿瘤细胞。在运动神经中枢终板与乙酰胆碱（ACh）、P 物质、GABA 共存于同一细胞内。在心脏具有非肾上腺能非胆碱能神经递质作用。主要用于甲状腺髓样癌的诊断，甲状腺髓样癌可达正常的 100 ~ 2 000 倍，有效治疗后下降，术后再度升高提示复发或转移。胰岛细胞瘤、类癌虽有升高，但阳性率不高。甲状腺髓样癌与 cGRP、CT 相关，但部分病例有分离现象，机理不详。

五、前胃泌素释放肽（progastrin releasing peptide，PGRP）

1. 测定方法　RIA、ELISA。
2. 标本准备　血清，进餐无影响，溶血无影响，−20℃ 稳定 1 年。
3. 参考范围　切点值 31pg/ml，假阳性率小于 3%；切点值 46pg/ml，假阳性率小于 1%。未满 4 岁小儿小于 100ng/ml。

4. 临床意义　1978 年，McPonald 等从胃体部提取出具有促进胃泌素释放，含 27 个氨基酸残基的活性肽，命名为胃泌素释放肽（GRP）或总称为蛙皮素样肽（bombesin - like peptide）。免疫化学研究证明 GRP 局限分布于胃壁的神经细胞和神经纤维；又有证明存在于人胚胎肺神经内分泌细胞，即肺小细胞癌的组织发生源。存在于肺小细胞癌细胞内有生物活性的 GRP（1~37 片段）和无生物活性的 C 末端片段 PGRP（31~125 片段，31~118 片段，31~115 片段）以等分子数向细胞外释放于血，活性部分在血中迅速分解代谢，无活性部分在血中稳定，肺小细胞癌血浓度升高可达 76 倍之多。

为肺小细胞癌特异性标志物，敏感性 65%，特异性 96%。不同病期阳性率：I 期 36%，II 期 50%，IIIA 期 58%，IIIB 期 67%，IV 期 74%。有效治疗完全缓解的病例全部降到切点值以下，部分缓解的病例半数有降低，半数降到切点值以下；恶化病例几乎全部有升高趋势。与 NSE 比较，PGRP 具有：①癌患者与健康人血浓度差别较显著。②疾病较早期阳性率较高。③对肺小细胞癌特异性高等特点。

肺小细胞癌 NSE 血浓度平均为 22.5ng/ml，是健康均值 3.1ng/ml 的 7.3 倍，是切点值 6.4ng/ml 的 3.5 倍；而 PGRP 血浓度平均为 1 548pg/ml，是健康均值 15.3pg/ml 的 101 倍，是切点值 46pg/ml 的 34 倍，差别非常显著，阳性病例诊断的可信性极高。

肺非小细胞癌阳性率约为 3.7%、肺鳞状上皮癌约为 1.6%、肺腺癌约为 2%；肺癌以外的恶性肿瘤约为 2%。良性肺疾病阳性率约为 0.8%，健康者为 0.4%。肾功能不全的患者因清除减少，血浓度可见升高。

肺小细胞癌约占肺癌的 20%，其中 90% 与吸烟有关。对吸烟者应定期监测 PGRP，并配合 X 线检查可望早期发现病变。

六、细胞角质素 21 - 1（cytokeratin - 19 - fragment，CYFRA21 - 1）

1. 测定方法　ELISA、ECLIA。
2. 标本准备　用血清，静脉血 3ml 不抗凝，或红帽真空管采血，分离血清冷冻保存。
3. 参考范围　切点值 3.5ng/ml。
4. 临床意义　由于肿瘤细胞内蛋白酶活性亢进，细胞角质素丝（cytokeratin filament）的分解产物肿瘤细胞角质素 19 片段。因为不是由于细胞破坏产生，所以不受细胞伤害的影响，在手术、化疗、放疗等治疗中和治疗后均可应用。作为肺癌诊断标志物用于肺癌诊断和治疗监测。肺癌细胞含量丰富，尤其是非小细胞肺癌。肺癌总敏感度约为 57%，非小细胞癌约为 61%，小细胞癌约为 34%，鳞癌敏感度最高达 73% 并伴随病期进展而血浓度增高；与 CEA、SCCA、NSE 任何一项联合测定，约可提高诊断的敏感度 10%。肺良性疾病假阳性率约 8%。不同标志物对肺癌的敏感度见表 8 - 5。

表 8 - 5　四种肺癌标志物对不同组织型肺癌的敏感度（%）

项目	CYFRA	CEA	SCC	NSE
肺癌总体	47~57.5	27~52.4	15~34.3	16~16.9
非小细胞癌	49~61.4	29~53.7	17~37.1	6~9.8
鳞状上皮癌	60~73.0	18~46.8	31~61.0	3~8.5
腺癌	42~54.0	40~60.2	11~18.0	2~11.8
大细胞癌	44~48.6	31~51.4	11~28.6	5.7~18
小细胞癌	33.3~34	18~44.4	7~16.7	54~61.1

七、甲状腺球蛋白（thyroglobulin，Tg）

RIA 或 EIA 法正常成人参考值为 1~20ng/ml（μg/L），平均为 5.1~9.5ng/ml（μg/L）。临床用于：

（1）甲状腺分化癌手术评价：作为手术后再发或转移的标志物。胸水 Tg 测定可作为甲状腺癌胸膜转移的标志。升高见于甲状腺分化癌、甲状腺分化癌术后再发或转移。伴有甲状腺功能亢进症的甲状腺肿大（亚急性甲状腺炎、无痛性甲状腺炎，如慢性淋巴细胞性甲状腺炎等）、甲状腺激素使用。甲状腺分化癌早期、非分化癌、髓样癌不增高。主要用于甲状腺分化癌手术后评价和复发随访。不能用于早期诊断和筛查。

（2）甲状腺分化癌术后随访：甲状腺滤泡腺癌或有浸润的乳头状腺癌实行根治术，甲状腺全摘除加体内放射性碘治疗，使甲状腺床残留的甲状腺组织破坏并给予甲状腺激素替代治疗。应每 6 个月测定 TSH 和 Tg，前者用于判定替代治疗剂量，后者用于观察再发或转移。手术后缺乏甲状腺组织，当未使用甲状腺激素替代治疗时，如 Tg 大于 5ng/ml 提示有复发的可能性；使用激素替代治疗 Tg 小于 10ng/ml 很少有复发。Tg 大于 10 或 15ng/ml 应怀疑有复发或转移，须进行全身 CT 扫描和骨放射性碘闪烁扫描，有助于发现转移灶。

八、血清特种蛋白

1. β_2 微球蛋白（β_2m）　血清及尿水平均升高提示由肿瘤细胞产生增多，见于肝、肺、消化管肿瘤，骨髓瘤、恶性淋巴瘤、淋巴细胞白血病。

2. α_2 巨球蛋白（α_2MG）　血清水平升高见于癌、恶性淋巴瘤。

3. α 酸性糖蛋白（AAG）　血清水平升高见于肝癌、Hodgkin 淋巴瘤等。

4. 铁蛋白（Ft）　血清水平升高见于淋巴瘤、白血病，如联合测定 CEA 阳性应怀疑乳腺癌、肺癌、结肠癌。铁蛋白（Ft）是由 Laufberge 于 1937 年首先分离出来的，相对于分子质量为 450×10^3 的含铁蛋白质。某些肿瘤细胞可合成并释放铁蛋白。血清铁蛋白的含量能反映肝脏储铁和体内储铁总量。

血清参考值：

男性 $20 \sim 280\mu g/L$（RIA 法）。

女性 $15 \sim 145\mu g/L$（RIA 法）。

临床意义：

（1）肝癌、肺癌、胆管癌、结肠癌、胰头癌、淋巴瘤、白血病、泌尿系统瘤、脑肿瘤等血清铁蛋白升高。

（2）输血及铁剂治疗使血清铁蛋白升高。

（3）再生障碍性贫血、溶血性贫血、地中海贫血血清铁蛋白升高。

5. 结合珠蛋白（HPG）　血清水平升高见于 Hodgkin 淋巴瘤及非 Hodgkin 淋巴瘤、肾癌、转移性乳腺癌、卵巢癌可见升高。与 AAG 联合测定，Hodgkin 淋巴瘤 HPG 与 AAG 均升高，而非 Hodgkin 淋巴瘤 HPG 升高，AAG 不升高。

6. 铜蓝蛋白（CER）　血清水平升高见于恶性肿瘤、白血病、淋巴瘤。

7. C 反应蛋白（CRP）　在恶性肿瘤时非特异性升高。

8. Ⅲ型前胶原 N 末端肽（PⅢP）　胃、结肠、胰、肺、乳腺、子宫、卵巢恶性肿瘤可见升高。

（向自武）

第四节　肿瘤相关酶检验

一、神经元特异性烯醇酶（neuron specific enolase，NSE）

1. 测定方法　RIA、EIA。

2. 标本准备　用血清，静脉血 3ml，或红帽真空管采血，尽快分离血清，避免溶血。分离血清前放置超过 3h 或溶血可使测定值增高，-20℃冷冻稳定数月，反复融冻可使测定值降低。

3. 参考范围　RIA 法：$6 \sim 10$ng/ml；EIA 法：$2 \sim 9$ng/ml。

4. 临床意义　烯醇酶是糖酵解酶系催化烯醇化反应，MW50kD，主要在肝脏代谢，半衰期两小时四十分。有 α、β、γ 三个亚单位，构成 $\alpha\alpha$、$\beta\beta$、$\gamma\gamma$、$\alpha\beta$ 和 $\alpha\gamma$ 五种同工酶，分布于全身组织。而由 γ

亚单位构成的 αγ 同工酶和 γγ 同工酶仅存在于神经元、轴突和神经内分泌细胞内，故称为 NSE。末梢神经也含有，但以中枢神经含量为最丰富。当来源于神经和神经内分泌的肿瘤细胞解体时酶释放入血，作为肺小细胞癌、神经内分泌肿瘤、神经母细胞瘤的标志物，用于诊断和治疗监测。

（1）肺小细胞癌敏感性为 60% ~ 80%，燕麦细胞癌可达 90%；其他组织型肺癌敏感性较低为 10% ~ 20%。血清水平与肿瘤恶性度相关，有效治疗可降到正常范围，疾病复发再度升高。肺小细胞癌具有神经内分泌肿瘤性质，可产生异位 ACTH、CRF 样活性物质，并发异位 Cushing 综合征。

（2）神经母细胞瘤、网膜母细胞瘤阳性率 80% ~ 90%，升高水平与肿瘤增殖速度相关，与病灶扩散平行，超过 100ng/ml 者预后多不良；神经节细胞瘤升高不明显，神经胶质瘤多在正常水平。中枢神经系统炎症或血管障碍也可见升高。

（3）来自神经内分泌的肿瘤如甲状腺髓样癌、嗜铬细胞瘤、胰岛细胞瘤、胰高糖素瘤、胃泌素瘤、精原细胞瘤也见有升高，阳性率为 10% ~ 50%，测定值多在 30ng/ml 以下。

（4）食管、胃、胰、结肠等消化系癌阳性率为 10% ~ 20%，乳腺、卵巢癌阳性率为 20% ~ 40% 高于消化系肿瘤。

（5）尿毒症肾透析患者也见升高，因透析使一部分红细胞破坏，红细胞内酶释放入血。神经内分泌肿瘤多产生内分泌激素，必要时与相关激素同时测定。小细胞肺癌升高明显，同时测定 CEA、SCCA 等以与肺腺癌、鳞状上皮癌鉴别。

二、α‑L‑岩藻糖苷酶（α‑L‑fucosidase，AFU）

1. 测定方法 分光光度法。
2. 标本准备 静脉血 3 ~ 5ml 不抗凝，或红帽或黄帽真空管采血，0 ~ 4℃ 稳定 48h，-20℃ 稳定 1 个月。
3. 参考范围 340 ~ 440nmol/ml/h，切点值 450nmol/ml/h。
4. 临床意义 肝细胞癌标志物，敏感性 75% ~ 80%，特异性 85%，假阳性率为 11%。与 AFP、CEA 联合测定可提高敏感性和特异性。

三、5′‑核苷酸磷酸二酯酶同工酶 V

1. 测定方法 7% 聚丙烯酰胺电泳法，染色，光密度计扫描，从移动度小的阴极侧命名为 III、IV、V；计测峰值高度，以 mm 为单位。
2. 标本准备 用血清，早晨空腹采血或红帽真空管采血，分离血清 -20℃ 冷冻稳定 6 个月。
3. 参考范围 正常上限 3.0mm，吸烟（20 支/日）3.8mm（切点值）。肝功能障碍时增高，对黄疸和转氨酶升高者不适用。
4. 临床意义 5′‑NPD 为一种 5′‑核苷酸磷酸二酯的分解酶，具有从 DNA 或 RNA 中水解与 3′→5′ 磷酸二酯结合的核苷酸多聚体，游离 5′‑核苷酸的作用。5′‑NPD‑V 是在电泳载体上移动度大的 5′‑NPD 同工酶 V，可作为原发性和转移性肝癌标志物。其血浓度与肝细胞增生、增殖相关，是一种增殖相关酶（growth related enzyme），除原发性肝癌增高外，肝转移癌也增高，与原发灶和组织型无关，主要是由于转移灶癌细胞浸润的结果。

（1）原发性肝癌阳性率 75%，同时测定的 AFP 阳性率为 54%，敏感性优于 AFP。良性疾病假阳性率，HBsAg 阳性肝炎 83%、肝硬化 59%、胆管闭塞症 100%，特异性低。

（2）转移性肝癌，胃癌非肝转移平均为（1.5 ± 2.0）mm，肝转移为（8.6 ± 9.0）mm；结肠癌非肝转移为（2.2 ± 3.3）mm，肝转移为（5.8 ± 5.5）mm。胃癌肝转移的敏感性 66.2%，特异性 89.2%；结肠癌肝转移的敏感性 60%，特异性 91.6%。对治疗监测也有用。

（张　岚）

第五节　肿瘤标志物的临床应用

肿瘤标志物的变化是反映肿瘤细胞生物学行为改变的生物信号。多种肿瘤标志物的联合检测甚至能早于常规检查（X线、CT、磁共振、B超、细胞病理）诊断和发现肿瘤，为临床治疗赢得宝贵时间。肿瘤标志物不仅可用于健康人群或肿瘤高危人群的筛查，还可在临床中作为早期诊断、鉴别诊断、治疗检测、疗效评价、复发转移、预后判断、寻找治疗靶位的可靠依据。有时甚至能在无症状情况下早期发现肿瘤。下面对常见的恶性肿瘤标志物及其临床应用给予详细介绍。

一、肺癌肿瘤标志物

在我国城市居民中，男性肺癌发生率和死亡率居首位。肺癌主要分为两个细胞类型：小细胞肺癌（SCLC）和非小细胞肺癌（NSCLC）。SCLC侵袭性强，预后差，约占肺癌总数的20%，化疗、放疗效果好，联合化疗的总缓解率可达80%，NSCLC包括鳞癌、腺癌和大细胞癌，约占肺癌总数的75%，根治性切除是NSCLC患者获得治愈的唯一机会。肺癌的肿瘤标志物是一种很有价值的工具，这些标志物应用于临床将对肺癌的诊断和治疗带来巨大帮助。关于NSCLC和SCLC的多种血清标志物在临床诊断和治疗中的应用简要地概括在表8-6中。

表8-6　肺癌血清标志物

标志物	正常值	灵敏度	特异度	预后价值		诊断价值		疾病监测	
				SCLC	NSCLC	SCLC	NSCLC	SCLC	NSCLC
NSE	10~25ng/ml	55%~90%	85%~97%	++	+	++	-	++	/
CYFRA21-1	2.1~3.6ng/ml	19%~68%	89%~96%	++	++	+	++	+	++
CEA	0~5ng/ml	18%~55%	54%	+	+	-	+	-	+
LDH	120~240U/L			+	-	+	-	+	-
proGRP	>100pg/ml			+	-	+	-	/	/
TPA	>100U/L			+	+	+	+	+	+
SCC-Ag	1.5ng/ml			-	+	-	+	-	+

（一）神经元特异性烯醇酶（NSE）

NSE是一种应用于SCLC诊断和病情监测的有用指标。对SCLC和NSCLC的研究提示：血清NSE的高表达是SCLC的重要特征。它在SCLC中的灵敏度是55%~99%，而在NSCLC中仅为5%~21%。目前在已知的肿瘤标志物中对SCLC灵敏度最高的就是血清NSE，其次是血清LDH水平。除了SCLC外，溶血、小肠和肺部类癌、嗜铬细胞瘤、腺癌和黑色素瘤等也可出现NSE升高。在NSCLC中出现NSE升高提示预后极差，可能是由于出现肿瘤细胞异质化或伴有神经内分泌亚型特征。血清NSE在区别SCLC和NSCLC时的灵敏度和特异度都不够高，不能用于替代组织病理学分型。NSE在初次治疗后一个半衰期（约24h）后下降是治疗有效、预后好的第一个信号。治疗前NSE的低水平和初次治疗后NSE的显著下降和疾病取得完全缓解一样是决定缓解期长短的重要因素。

（二）角蛋白19（CK19）片段和CYFRA21-1

CK19是蛋白质中间代谢物中的一种组分，存在于包括肺癌在内的上皮肿瘤细胞的胞浆中，是一种酸性胞浆蛋白。CYFRA21-1是CK19片段，在正常志愿者中血清浓度为1.8ng/ml。CYFRA21-1是NSCLC的一种很有价值的标志物，吸烟对其血清浓度没有影响。各种类型的肺癌CYFRA21-1均可升高，鳞癌和腺癌升高更显著。对于监测疾病复发，CYFRA21-1也具有较高的灵敏度和特异度。CY-FRA21-1是诊断鳞癌的可靠手段之一。

（三）癌胚抗原（CEA）

CEA 的正常参考值是小于 5ng/ml。NSCLC 患者的 CEA 血清水平均可升高，包括腺癌、大细胞癌和鳞癌。另一方面，重度吸烟患者中有 13.6% CEA 升高，不吸烟者中仅有 1.8% CEA 的升高。慢性阻塞性肺病（COPD）和肺部感染患者包括肺结核也经常出现 CEA 的升高，但它们与恶性肿瘤相比，无论是升高的幅度还是出现的频率均远不及后者。

（四）乳酸脱氢酶（LDH）

SCLC 细胞中可表达 LDH，但传统上认为它的高表达提示肝脏受累及，近 25% 的 SCLC 患者会发生肝转移。LDH 正常的患者较不正常者有明显的生存优势，LDH 升高的患者对治疗的敏感性较差，完全缓解的概率很低。对 LDH 连续不间断的检测可以动态观察临床疗效。有骨转移的患者血 LDH 水平几乎都是明显升高的，因此建议血 LDH 正常的患者可以不必行创伤性骨髓分期检查。

（五）前胃液素释放肽（ProGRP）

前胃液素释放肽是胃液素释放肽的一种前体，在人的胃肠道细胞、支气管肺泡细胞和神经元中均发现它的存在。ProGRP 是 SCLC 的一种特异性肿瘤标志物，在 NSCLC 患者中 ProGRP 升高者很少（小于 3%）。如果 NSCLC 患者的 ProGRP 血清浓度大于 100pg/ml，那么临床上就应怀疑是否混合小细胞成分、神经内分泌亚型或肾功能不良。

（六）组织多肽抗原（Tissue Polypeptide Antigen，TPA）

TPA 是一种单链的多肽，能从恶性肿瘤细胞的细胞膜和滑面内质网中分离得到。在一些良性疾病中 TPA 也可以升高，如肝炎、肝硬化、糖尿病和胆囊炎。NSCLC 患者的血清 TPA 大于 100U/L 提示生存期更短。TPA 的升高常早于临床可见的疾病复发和进展。

（七）鳞状细胞癌抗原（Squamous Cell Carcinoma antigen，SCCA）

它是一种由 NSCLC 分泌的糖蛋白，在 95% 的健康对照组中，其正常值低于 1.5ng/ml。NSCLC 的部分病理类型 SCCA 血清水平升高，肝、肾功能不良时也会升高。但吸烟不影响其血清浓度。35% 的鳞癌患者 SCC - Ag 血清浓度升高，在非鳞癌患者中仅有 17% 是升高的。

二、乳腺癌肿瘤标志物

乳腺癌是女性最常见的恶性肿瘤之一，全世界每年约有 120 万妇女患乳腺癌，50 万人死于乳腺癌。在欧美等发达国家，乳腺癌发病率占女性恶性肿瘤首位。近年来我国乳腺癌的发病率也逐年增加，严重威胁着妇女的身心健康。因此，乳腺癌的早期诊断、治疗和预防一直是国内外研究学者们关注的热点。

（一）CEA 和 CA15 - 3 的联合应用

CEA 对于乳腺癌的诊断并无特异性，但 CEA 可在大多数乳腺癌转移患者的血清中检测到，因此它可作为晚期乳腺癌患者的预后标志。CA15 - 3 是监测乳腺癌患者术后复发的良好指标。对于乳腺癌患者，单项检测 CEA 或 CA15 - 3 的灵敏度仅为 10%，而且在乳腺良性肿瘤及正常人中均可检测到阳性结果，因此两者对于乳腺癌的早期诊断无实际意义。因此联合应用 CEA 和 CA15 - 3，可增加对转移性乳腺癌检测的灵敏度，对于乳腺癌预后判断具有较好的临床价值。

（二）Her - 2/neu

Her - 2/neu 是近年来乳腺癌研究较深入的癌基因之一，是判断乳腺癌的预后因子，它对于乳腺癌的发生发展、转移复发、疗效观察及预后具有重要作用。Her - 2/neu 是一种原癌基因，是人类表皮生长因子受体家族成员之一，具有内源性酪氨酸激酶的活性。在乳腺癌患者中，Her - 2/neu 基因扩增和过度表达率约为 90%，其中原发性浸润性乳腺癌为 20% ~ 30%，粉刺型导管原位癌几乎为 100%。由此可见，Her - 2 在乳腺癌的自然发生中具有重要作用。Her - 2 主要表达于乳腺、胃肠道、呼吸道和泌尿生殖道上皮。过表达的 Her - 2 蛋白在细胞表面聚合而发生自身活化后，通过 MAPK、PI3K - Akt、cAMP 等不同的信号转导途径等最终导致细胞恶性转化。乳腺癌细胞表面常存在过表达的 Her - 2 蛋白，而正常细胞表面 Her－2 蛋白表达很低。

（三）组织多肽特异性抗原（TPS）

组织多肽特异性抗原（tissue polypeptide specific antigen，TPS）是一种癌胚蛋白，无器官特异性。TPS<80U/L 时患者死亡率为3%，与同龄妇女相比无明显差异，而 TPS 在 80～400U/L 或 >400U/L 时患者死亡率分别升高 19% 和 72%。因此，TPS 可作为判定乳腺癌的预后标志。此外，TPS 和 CA15－3 联合应用，将在评价预后和治疗方面获得最佳的结果。

（四）BRCA1 与 BRCA2

乳腺癌中有 20% 的患者有家族史，这与两种乳腺癌易感基因 BRCA（breast cancer susceptibility-gene）1 和 BRCA2 有关。BRCA1 和 BRCA2 蛋白具有相似性，都是受细胞周期调节的核蛋白，在成人睾丸、胸腺、乳腺和卵巢中高表达，都含有转录激活域，可通过与序列特异性转录因子的直接作用而作为共同的调控子，参与 DNA 损伤修复。遗传性乳腺癌 BRCA1 和 BRCA2 都是肿瘤抑制基因，编码抑癌蛋白，对肿瘤生长起到抑制作用。尽管 BRCA1 和 BRCA2 突变可导致乳腺癌、卵巢癌等的发生，但并非每个携带者都能诊断出。如果 BRCA1 和 BRCA2 两者都有突变，那么从出生到 70 岁之间，发展为乳腺癌的危险概率是相同的。对于女性而言，其危险率可由 38% 增加至 86%。

三、胃癌肿瘤标志物

胃癌的发病率及死亡率在我国仍居高位。同肝癌、前列腺癌等肿瘤相比，迄今为止，尚未发现某一肿瘤标志物能独立应用于胃癌的诊断或对胃癌的预后判断，但将对不同肿瘤标志物的检测进行合理组合并结合临床的其他相关检查，对提高胃癌早期诊断的阳性率及预后判断的准确性，依然具有重要意义。

（一）癌胚抗原（CEA）

CEA 一般被认为是消化道肿瘤的标志物，在临床的原发性胃癌中，CEA 的阳性率仅为 25% 左右，但在胃癌发生转移，特别是发生肝转移时，血清中 CEA 的水平明显升高，且与转移程度有关。对血清中 CEA 水平进行动态观察，是临床判断疗效及有无复发的重要指标。

（二）CA19－9

血清中 CA19－9 含量在消化系统肿瘤中会有明显升高，故又将其称为消化道肿瘤相关抗原。在消化道良性病变中 CA19－9 也能升高，但幅度较小。在胰腺癌的血清中，CA19－9 的升高最为明显，是胰腺癌的第一标志物。CA19－9 在胃癌中的阳性率在 35% 左右，在胃癌中单独检测 CA19－9 的临床意义较为有限，但若联合 CEA 一起检测，将有助于对胃癌的诊断及患者生存期的判断。

（三）CA724

CA724 在各种消化道肿瘤及卵巢癌中均可升高，较之其他肿瘤标志物，CA72－4 的升高在胃癌中也较为常见，是胃癌的首选标志物。在胃癌中，常对 CA724 与 CEA 进行联合检测，可明显提高对胃癌诊断的敏感性。单纯检测 CA724 不能作为胃癌复发的指标。

（四）甲胎蛋白（AFP）

AFP 是肝癌诊断的重要指标，在部分组织类型的胃癌中也可检测到 AFP 的含量增高，但它不同于肝癌产生的 AFP，具有胃肠道特异性，其与凝集素反应的特征是 AFP－C1 等增多。AFP 升高的胃癌患者易发生肝脏转移，预后较差，并多见于胃癌进展期。在极少最早期胃癌中，如 AFP 升高或经化疗后 AFP 仍持续升高，证明胃癌易发生肝转移或对化疗不敏感。因此，胃癌中 AFP 的检测有助于对预后及化疗疗效的判断。

（五）CA125

CA125 是卵巢癌的首选标志物，但在其他肿瘤，主要在消化道肿瘤中也有较高的敏感性。胃癌发生远处转移，尤其当发生腹腔转移时，常伴有 CA125 的升高。在临床上，CA125 结合腹腔镜检查是判断胃癌腹腔转移的良好指标。

四、肝癌肿瘤标志物

肝癌肿瘤标志物在临床应用中的价值在于：①原发性肝癌的诊断。②肝癌高危人群的普查。③肝癌复发和转移的监测。④肝癌的鉴别诊断。⑤肝癌的疗效观察和预后判断。⑥肝癌病情发展程度判断。⑦肝癌的治疗等。肝癌肿瘤标志物要具备上述临床价值，应具备特异性强，灵敏度高，表达量或血清浓度与肿瘤组织的大小、病程呈相关性等特点。

(一) 甲胎蛋白

甲胎蛋白（Alpha - Fetoprotein，AFP）：AFP 成为第一个被发现的肝癌标志物。我国有 60% ~ 70% 原发性肝癌 AFP 高于正常值，AFP 作为第一个肝癌标志物已经 30 余年的验证，其诊断肝细胞癌准确率仅次于病理检查。单项 AFP 指标诊断肝细胞癌的标准是：AFP ≥ 500μg/L 持续 1 个月或 AFP ≥ 200μg/L 持续 2 个月以上，并能排除妊娠、活动性肝病与生殖腺胚胎性肿瘤者即可作出诊断。诊断准确率达 98%，余 2% 假阳性率主要来自良性肝病及卵黄囊，与内胚层有关的生殖腺、胃肠道等少数恶性肿瘤。值得注意的是，在临床肝癌诊治过程中应重视血清 AFP 的动态变化，并结合影像定位检查。这将有助于肝癌的早期诊断、诊断鉴别以减少漏诊。

AFP 是目前公认的最好的早期肝癌诊断标志物。对于原发性肝癌与其他肝病的鉴别诊断，观察肝癌疗效及病情变化以及术后的复发与转移中有重要应用价值。AFP 联合超声显像已成为目前临床常用的、方便、经济且有效的肝癌术后监测手段。

AFP 作为肝癌标志物也存在一些问题。首先是假阳性，在生理情况下 AFP 主要存在于胚胎血清中，出生后迅即消失。AFP 重现于成人血清除考虑原发性肝癌外，尚可见于卵黄囊、胚胎源性肿瘤，故 AFP 也是睾丸、卵巢等生殖腺癌及畸胎瘤的良好标志物。AFP 增高也常见于胃癌、胰腺癌和胆管癌。另外，胎儿先天性畸形和产科疾患也可有 AFP 明显增高。其次是假阴性，我国有 30% ~ 40% 肝细胞癌患者血清小于 20μg/L，即所谓假阴性。其原因可能与产生 AFP 肝癌细胞的数量比例、肝癌细胞所处生长周期、肝癌的大小、肝癌细胞分化程度有关。此外，癌组织变性坏死程度严重或纤维结缔组织成分多的肝癌 AFP 浓度可下降或不升高。对于 AFP 假阴性肝癌的定性诊断，可借助于其他肝癌标志物检测。

(二) 酶与同工酶

1. 异常凝血酶原（Abnormal Prothrombin，AP）　肝癌患者 AP 阳性率较接近，在 55% ~ 75%。良性肝病的假阳性率较低，如慢性肝炎、肝硬化的阳性率在 10% 左右，故在鉴别良性肝病时优于 AFP。AP 与 AFP 无关，在 AFP 阴性或低浓度的肝癌中，AP 阳性率也在 60% 左右。至于 AP 测定对小肝癌的诊断价值，意见尚不一致。通常，对肿瘤直径小于 2cm 的微小肝癌无诊断价值，而对 2 ~ 5cm 小肝癌具有 50% ~ 60% 的阳性率。AP 作为肝癌标志物，其血浆含量变化尚具有以下特点：①随肝癌的生长和发展而逐渐增高。②肝癌经外科治疗后血浆含量逐渐下降，乃至正常。③肝癌复发后又见回升。因此，AP 测定能较好地反映肝癌的生长过程，有助于评价肝癌疗效和监测复发。

2. 铁蛋白（ferritin）　铁蛋白是人体内重要的储铁蛋白质，大部分存在于肝、脾、胰、骨髓及血细胞中。血清铁蛋白水平是反映铁缺失或铁负荷过重的有效指标。血清铁蛋白常用抗 L 亚基较多的铁蛋白抗体做放射免疫测定，正常人为 10 ~ 150μg/L，一般不超过 200μg/L。肝癌有 50% ~ 70% 铁蛋白明显升高，其原因可能是：肝癌细胞坏死铁蛋白释放入血，铁蛋白的清除减少，铁蛋白合成释放增多。但在大多数良性肝细胞疾病中，血清铁蛋白也异常增高，因此血清铁蛋白测定诊断肝癌的价值因特异性低而相当有限。

3. 转铁蛋白（transferrin，TF）　转铁蛋白是血液中重要的运铁蛋白，肝癌血液 TF 较健康对照组略有下降，且肿瘤越大，并发肝硬化越严重者，TF 值也就越低。提示 TF 不是一种肝癌早期诊断标志物。

(三) 血清酶类

γ - 谷氨酰胺转肽酶同工酶 Ⅱ（γ - GTP - Ⅱ）与 AFP 无关，两者可同步或先后异常，也可各自单独阳性。可见 γ - GTP - Ⅱ 是肝癌的良好标志之一。碱性磷酸酶同工酶 Ⅰ（AIP - Ⅰ）的血清检测几乎仅见于肝细胞癌和极少数转移性肝癌患者。ALP - Ⅰ 敏感性虽低，但特异性高（96.7%），与 AFP 和 γ - GTP - Ⅱ 无关，故不失为诊断肝癌的补充手段。α - L - 岩藻糖苷酶（α - L - fucosidase，AFU）在肝癌组织活性比宿主正常肝脏高 7 倍，可作为原发性肝癌的标志物并用于原发性和继发性肝癌的鉴别。此外 MMP - 9 水平也有可能成为肝癌，特别是代表其侵袭力和转移方面的标志物。

（四）肝癌标志物的联合检测应用

临床应用于肝癌诊断的标志物都有其局限性，存在单项检测时阳性率不高或特异性不强的问题。因此，多种标志物的联合检测，尤其与 AFP 联合检测可互补，提高阳性率，这是解决肝癌诊断中 AFP 假阴性和假阳性问题的有效途径。国内文献报道，联合检测 γ - GTP - Ⅱ、AFU 及 AP 对肝癌的诊断阳性率达 91.7%；AFP 联合检测 AP、低氧诱导因子（HIF - 1）和 AFU 的阳性率分别为 84.2%、93.2% 和 93.9%；联合检测 AFP、铁蛋白及 CEA 的阳性率高达 97.3%；同步检测 AFP、γ - GTP - Ⅱ、ALP - Ⅰ、AP 诊断肝癌的阳性率高达 98%。可见联合检测明显提高了上述标志物对肝癌诊断的阳性率。当然联合检测项目过繁也势必影响其临床实用性，目前推荐联合检测 AFP 与 γ - GTP - Ⅱ 对肝癌诊断阳性率达 94.4%，较为简便、实用。

五、结、直肠癌肿瘤标志物

结肠癌和直肠癌是常见的恶性肿瘤，发病率和病死率在消化系统恶性肿瘤中仅次于胃癌、食管癌。由于早期大肠癌无转移，通过手术切除往往可获得良好的治疗效果。因此大肠癌的早期发现和诊断很重要。到目前为止，还没有发现具有结、直肠癌特异性的肿瘤标志物，在与结、直肠癌相关的肿瘤标志物中，癌胚抗原（CEA）敏感性较高。

CEA 是临床上大肠癌辅助诊断的常用检查方法和主要的参考指标之一，但目前 CEA 还不能作为大肠癌早期检测指标。如结合细胞学检查，可使大肠癌的诊断率提高。目前在临床上对 CEA 的测定，多用于进行动态观察，如 CEA 维持在高水平或不断升高，则提示恶性肿瘤的可能性增加，这对肠癌、肝癌、胰腺癌等具有一定的辅助诊断价值。

CEA 与 CA 系列肿瘤标志物对大肠癌联合测定的阳性率和灵敏度。（表 8 - 7）列入 CEA、CA19 - 9 和 CA242 三种标志物在大肠癌患者的检测结果，说明多种肿瘤标志物联合检测可以提高阳性检出率，其灵敏度均高于 CEA 单独检测，但缺点是降低了特异性，联合检测能提高阳性检出率，这在临床上具有重要意义。

表 8 - 7　各项标志物检测大肠癌的阳性率及特异性比较

标志物	阳性率（%）	特异性（%）
CEA	55.2	96.5
CA19 - 9	34.3	93.5
CA242	57.5	89.0
CEA + CA242	73.1	86.5
CEA + CA19	59.7	91.5
CA242 + CA19 - 9	68.2	88.5
CEA + CA19 - 9 + CA242	73.1	68.5

另外，CEA 与 CA 系列肿瘤标志物（如 CA19 - 9 和 CA242）与大肠癌分期密切相关，其阳性率均随着大肠癌病情进展而升高。

六、食管癌肿瘤标志物

食管癌早期发生比较隐匿，临床上所见的食管癌患者大多数已达中晚期，这些患者往往预后不良，他们总的 5 年生存率低于 10%，而早期食管癌综合治疗的 5 年生存率可高达 90%～100%。因此，早期发现、早期诊断是提高食管癌患者生存率的关键，肿瘤标志物在食管癌的诊治中更具重要意义。

（一）细胞角蛋白 - 19 片段（CYFRA21 - 1）

CYFRA21 - 1，又称细胞角蛋白 19 片段，界值为 1.4ng/ml 时，敏感性分别为 46% 和 45.5%，特异性分别为 89.3% 和 97.3%。术后 CYFRA21 - 1 水平同生存率及肿瘤存活明显相关。食管鳞癌患者血清中 CYFRA21 - 1 的阳性率随疾病的进展而升高，并且治疗后肿瘤复发者，血清 CYFRA21 - 1 水平在术前已明显升高，提示其可用于监测食管癌的复发。

（二）鳞状上皮细胞癌抗原（SCCA）

SCCA 水平与肿瘤负荷、肿瘤细胞的活跃程度相关，连续动态测定有助于监测治疗效果，尤其是监测手术疗效的敏感指标。SCCA 在血液中的生物半衰期仅数分钟，一旦根治性肿瘤切除后，术前异常升高的 SCCA 可在 72h 内迅速降至正常；而在姑息性切除后，SCCA 水平可暂时下降，但多数仍高于正常。SCCA 可作为治疗后随访的重要参考指标。

（三）癌胚抗原（CEA）

CEA 对食管癌的阳性率较低，可能和食管癌的病理分型有关，食管癌以鳞癌最为多见，约占食管癌的 90%，腺癌较少，而 CEA 主要用于腺癌诊断。因此，CEA 用于食管癌的临床分期和术后监测可能有一定价值。

七、胆囊、胰腺的肿瘤标志物

在胆囊癌、胰腺癌早期诊断中，肿瘤标志物检测已在临床广泛应用，一般用分子生物学或免疫学方法检测在肿瘤中合成和分泌的蛋白质抗原、酶、激素、多肽等物质，以及肿瘤发生过程中基因的异常改变。

（一）癌胚抗原（CEA）

CEA 不是恶性肿瘤的特异标志物，在诊断上仅有辅助价值。CEA 最大用途是监测肿瘤的病情演变、疗效观察及预后评估。对于肿瘤的早期诊断无价值，但可作为中晚期肿瘤诊断的参考指标。CEA 正常参考值：血清小于 5μg/L。

（二）胰腺癌胚胎抗原（POA）和胰腺癌相关抗原（PCAA）

POA 是从胚胎期胰腺中提取的一种糖蛋白，可以作为胰腺癌比较特异性的标志物。部分肝癌、胃癌、胆管和肺癌患者血清中 POA 亦可升高，与胰腺癌鉴别有一定困难。但良性胰腺疾病 POA 浓度大多偏低。PCAA 是由胰腺癌腹水中分离出来的一种糖蛋白，正常人血清 PCAA 含量小于 16.2μg/L。胰腺癌、肺癌、乳腺癌都有一定阳性率，组织化学研究表明，在正常人胃、十二指肠、大肠、肝胆上皮组织内均有 PCAA 存在。上述各组织中发生的癌症，尤其是含有黏液的癌细胞内含量明显增多。胰腺高分化腺癌内 PCAA 的阳性率高于低分化腺癌。目前这两类胰腺癌的肿瘤标志物理论上对胰腺癌诊断有一定特异性，实际应用价值有待进一步检验。

（三）碳水化合物抗原类及酶

CA19 - 9 这是目前对胰腺癌敏感性最高、临床应用最多和最有价值的肿瘤标志物。采用放免法测定血清中的参考值为小于 37U/ml，以大于 37U/ml 为标准诊断胰腺癌，灵敏度和特异性分别为 70%～93% 和 60%～85%。血清 CA19 - 9 水平与胰腺癌 TNM 分期呈明显正相关，而与患者生存期呈负相关。临床意义：①腺癌、胆囊癌、胆管壶腹癌时，血清 CA19 - 9 水平明显升高，尤其是胰腺癌晚期患者，阳性率约为 74.9%。②急性胰腺炎、胆囊炎、胆汁淤积性胆管炎、肝硬化、肝炎等疾病 CA19 - 9 也有不同程度升高。尽管目前 CA19 - 9 在胰腺癌诊断中运用有一定价值，但仍然不能单独作为胰腺癌与良性疾病鉴别的指标。此外，CA50、CA125 和 CA242 的应用也有报道。

八、前列腺癌肿瘤标志物

目前对前列腺癌的初步诊断主要应用 PSA 测定和直肠指诊，而确定诊断必须用前列腺穿刺活检。用前列腺癌标志物 PSA 进行筛查是大多数西方国家推荐的方法。有关前列腺癌的标志物比较多，如总 PSA（t–PSA），游离 PSA（f–PSA），复合 PSA（c–PSA），fPSA/tPSA 比值，前 PSA（proPSA），良性 PSA（b–PSA），前列腺特异性膜抗原（PSMA），人腺体激肽释放酶 2（hK2）等。

（一）前列腺特异性抗原

前列腺特异性抗原（PSA）是前列腺组织中的一种具有丝氨酸蛋白酶活性的单链糖蛋白。PSA 主要由前列腺上皮细胞合成，在精液中有大量的 PSA 参与精液的液化过程。血清内 PSA 含量极微，当前列腺发生癌变时，前列腺和淋巴系统间组织屏障被破坏，前列腺内容物进入血液循环，使血液中 PSA 升高，每克前列腺癌组织可使血清 PSA 升高约 3.5μg/L。但前列腺增生、前列腺炎也能引起血清 PSA 轻度升高。因此，它并不具有肿瘤特异性。尽管 PSA 在临床应用中具有局限性，但它仍是目前前列腺癌筛查、辅助诊断和监测疗效的最好指标。

1. 在血清中 PSA 以两种生化形式存在　一部分（5%~40%）是以分子量 33kDa 的游离 PSA（f–PSA）形式存在；大部分（60%~90%）是以 f–PSA 和 α_1-抗糜蛋白酶、α_2-巨球蛋白等结合的形式存在，称复合 PSA（c–PSA）。临床上测定的总 PSA（t–PSA），包括血清中 f–PSA 和 c–PSA。PSA 半衰期为 2~3d。

2. PSA 参考范围　PSA 用于前列腺癌检测的参考范围是 0~4μg/L。大约 25% 已明确诊断为前列腺癌的患者，其 PSA 水平正常；而大约有 50% 的良性前列腺疾病患者 PSA 水平增高。

3. 游离 PSA 和复合 PSA　血清中 5%~40% 的 PSA 是以未结合的形式存在，称为 f–PSA。良性前列腺疾病具有较高的 f–PSA，而前列腺癌患者 f–PSA 较低。f–PSA 与 t–PSA 的百分率（%f–PSA）有助于发现早期前列腺癌，在 t–PSA 浓度为 4~10μg/L 的诊断灰区时，若 %f–PSA≤25%，可保持 95% 的癌症检出率，而免去 20% 不必要的活检。有些专家还认为 %f–PSA 有助于判断预后，理由是较低的游离 PSA 百分率可能预示前列腺癌的恶性度较高。血液中的 PSA 有 60%~90% 与多种内源性蛋白酶抑制物结合形成 c–PSA。与 t–PSA 相比，c–PSA 可以增强前列腺癌诊断的特异性，但还需要更多的临床资料来证实。

（二）前 PSA（proPSA）和良性前列腺特异性抗原（b–PSA）

前 PSA（proPSA）是 f–PSA 组成成分之一，在血清中测定 proPSA 可明显增加前列腺癌诊断的特异性，在 PSA 浓度为 4~10μg/L 的诊断灰区时，proPSA 的测定在鉴别前列腺癌和前列腺肥大方面价值更大。

良性前列腺特异性抗原（b–PSA）是 f–PSA 的降解形式，一种内部经过剪切或分解的 f–PSA。b–PSA 最初是从前列腺移行带结节性组织标本中发现的，后来从精液和患良性前列腺疾病的男性血清中也发现了 b–PSA。但血清中的量比在前列腺组织中和精液中的量少得多。许多研究认为 b–PSA 是 f–PSA 中一个特殊的亚群，它与良性前列腺增生密切相关。b–PSA 与前列腺癌并不相关，单独使用并不能鉴别前列腺癌和良性前列腺增生（benign prostatic hyperplasia，BPH）。

（三）前列腺特异性膜抗原（PSMA）

前列腺特异性膜抗原（prostate specific membrane antigen，PSMA）是表达在前列腺上皮细胞表面的一种跨膜糖蛋白，由 750 个氨基酸组成，相对分子量为 100kDa，是一种细胞膜表面标志。PSMA 似乎只在前列腺表达，而前列腺癌组织 PSMA 表达上调，比 BPH 显著得多。最近有报道指出，前列腺癌患者 PSMA 高表达与肿瘤分级、病理分期和复发有关；在前列腺癌早期就可发现 PSMA mRNA 高表达；在前列腺癌转移时也可见 PSMA 蛋白过度表达。因此认为，PSMA 是一种很好的肿瘤标志物和肿瘤治疗的靶抗原。

九、睾丸恶性肿瘤肿瘤标志物

发生于睾丸的恶性肿瘤大约有 95% 为生殖细胞肿瘤，另外 5% 多为淋巴瘤、睾丸间质细胞肿瘤和间皮瘤。生殖细胞肿瘤有 2 种主要类型：精原细胞瘤（seminomas）和睾丸的非精原细胞性生殖细胞瘤（nonseminamatous germ cell cancers of the testis, NSGCT）。睾丸肿瘤患者在治疗过程中其血清肿瘤标志物的检测极其重要。它可用于肿瘤诊断，疗效评价、疾病监测等方面。肿瘤的复发在起始阶段可能仅表现为肿瘤标志物浓度的增加。在睾丸肿瘤最常用的血清标志物是甲胎蛋白（AFP）和人绒毛膜促性腺激素（hCG），大多数 NSGCT 患者至少有其中一项血清标志物水平升高，而且 hCG 和其游离 β 亚基对检测精原细胞瘤非常重要。乳酸脱氢酶（LDH）和胎盘碱性磷酸酶（PLAP）可以用于检测精原细胞瘤和非精原细胞性生殖细胞瘤。

（一）hCG 和 β-hCG

hCG 是一种异二聚体糖蛋白激素，包含 α 和 β 两个亚基。α 亚基包含 92 个氨基酸，其在 hCG、黄体生成素（LH）、卵泡刺激素（FSH）、甲状腺刺激素（TSH）中是相同的，而 β 亚基则是 hCG 特有的，通常测定 hCG 均是测定其 β 链的生物学活性。单一亚基没有 hCG 的活性，但是 β-hCG 对培养的肿瘤细胞有增强生长和抗细胞凋亡作用。夹心 ELISA 分析法有助于检测男性和非妊娠女性血浆中低浓度的 hCG 和 β-hCG。5U/L 是公认的诊断睾丸肿瘤患者的临界值。另外，化疗可导致性腺功能的抑制，从而使 hCG 水平升高。因此，在化疗期间 hCG 水平由小于 2U/L 上升至 5~8U/L 并不预示肿瘤的复发。

（二）AFP

AFP 对睾丸的卵黄囊肿瘤是十分敏感的标志物。AFP 对于成人含有卵黄囊成分的肿瘤也是可靠的标志物，并且它在某些胚胎癌中也有表达。此外，AFP 在血清中的含量升高通常是由于肝细胞肿瘤造成的，一些胃肠道肿瘤有时也会使其升高。源自肝脏和卵黄囊的 AFP 其碳水化合物的成分不同，与外源凝集素实验结合可区分升高的 AFP 是来源于睾丸癌组织，还是肝脏疾病。此外，AFP 在鉴别是否是睾丸精原细胞瘤和非精原细胞瘤有一定价值，主要考虑是肿瘤中混杂有胚胎成分。

（三）胎盘碱性磷酸酶

PLAP 作为一个与肿瘤有关的碱性磷酸酶的同工酶，对精原细胞瘤的诊断是非常有用的，在 60%~70% 的精原细胞瘤患者中均有升高，但其含量的升高也常见于吸烟者。PLAP 的免疫组织化学染色对生殖细胞肿瘤的诊断非常有用，它有助于诊断管内型精原细胞瘤，可作为睾丸癌的早期诊断指标。

由于睾丸肿瘤的发生部位和类型的多样性，其血清中肿瘤标志物的分布也有相应的特点，结合以上三种肿瘤标志物有助于肿瘤分型的诊断、预后和治疗评价。

十、鼻咽癌肿瘤标志物

鼻咽癌（Nasopharyngeal Carcinoma, NPC）尚无严格意义上的特异性肿瘤标志物，目前开展有 EB 病毒抗体 VCA-IgA、EA-IgA 及 EB 病毒特异性 DNA 酶（EBV-specific DNase）抗体等；其他肿瘤分子标志物如 SCCA、TPA、TPS 和 CEA 等，也常常升高。

（一）VCA-IgA 和 EA-IgA

EB 病毒感染细胞后，在感染潜伏期时主要表达 LMP 和 EB 病毒核抗原（EBNA），在裂解复制期主要表达早期膜抗原（early membrane antigen, EMA）、早期细胞内抗原（early intracellular antigen, EIA）、病毒衣壳抗原（EB virus capsid antigen, VCA）、晚期相关抗原。在鼻咽癌患者的血清中可检出上述抗原的相关抗体。鼻咽癌患者血清中 VCA-IgA 和 EA-IgA 水平的升高非常常见。有报道在鼻咽癌患者中 VCA-IgA 高达 96.5%，而对照组非鼻咽癌患者的血清中 VCA-IgA 的检出率只有 4%。在鼻咽癌的诊断中，抗 VCA-IgA 的敏感性高于抗 EA-IgA 但后者的特异性要高于前者。将两者联合检测则特异性和敏感性都将提高。抗 VCA-IgA 的水平可作为筛选高危人群和观察治疗预后的指标。

（二）抗 EB 病毒特异性胸腺嘧啶脱氧核苷激酶（TK）抗体

TK 是一种能催化胸腺嘧啶脱氧核苷转化为单磷酸脱氧胸腺嘧啶的酶，在 DNA 的合成中起着关键作用。研究表明，TK 与 TK 抗体水平有很好的相关性，采用 ELISA 方法可以检测出患者体内的抗 TK – IgA。

（三）Lmp – 1

许多实验证明 Lmp – 1 基因是癌基因，采用 PCR 方法能从鼻咽癌的脱落细胞里检测到 Lmp – 1 基因，特异性和敏感性分别达 100% 和 94.7%。对于放射治疗后复发者，尽管肿瘤体积很小，但仍然可以检测到 Lmp – 1 基因，而对于放射性骨坏死（ORN）却是阴性，因此 Lmp – 1 基因可作为区别鼻咽癌复发和 ORN 的标志。

（四）抗 EB 病毒特异性脱氧核糖核酸酶（DNase）抗体

DNase 是一种核酸内切酶，临床上常用 DNase 来判断系统性红斑狼疮（SLE）的病情变化。抗 EB 病毒特异性的 DNase 抗体可以作为鼻咽癌早期发现的分子标志，高水平的 DNase 抗体可以提示鼻咽癌发病的高风险性。

十一、妇科生殖系统肿瘤标志物

（一）卵巢癌肿瘤标志物

卵巢癌的早期诊断一直是卵巢癌研究中最具挑战性的课题，研究早期卵巢癌检测的肿瘤标志物有深远的意义。由于多数卵巢恶性肿瘤是上皮性肿瘤（卵巢癌），肿瘤标志物的研究主要集中在与卵巢癌相关的血清中分泌性肿瘤标志物。

1. CA125　卵巢癌患者最好的肿瘤标志物。CA125 的临界值为 35U/ml，其临界值随绝经及年龄的增高而下降。在月经周期的卵泡期其值增加。还发现在 1%~2% 正常妇女中，5% 良性疾病和 28% 的非妇科肿瘤中 CA125 值升高。血浆 CA125 水平在卵巢非黏液性癌的升高程度明显高于妇科其他肿瘤、非妇科肿瘤及某些生理状态的升高。血浆 CA125 水平大于 65U/ml 的患者，提示卵巢上皮性肿瘤的存在，故测定血浆 CA125 水平对筛查卵巢癌患者及其早期诊断具有重要意义。

2. 叶酸受体　正常组织由于叶酸受体的表达水平极低，但很多肿瘤细胞则表现为高度表达叶酸受体，如皮肤癌、乳腺癌和卵巢癌。90% 以上的卵巢癌为叶酸受体表达阳性，正常卵巢上皮组织则为叶酸受体表达阴性。因此，叶酸受体的表达可作为卵巢癌的良好生物标记。

3. 雌、孕激素受体　雌激素受体（ER）和孕激素受体（PR）主要分布于子宫、宫颈、阴道及乳腺等靶器官。ER、PR 测定的大量研究表明，长期、大量的激素作用与妇科肿瘤的发生密切相关，可表现为肿瘤组织上的受体增加、减少或受体功能丧失。ER、PR 的表达还与组织学类型有关，卵巢黏液性癌的受体阳性率低于浆液性癌及子宫内膜癌，说明不同组织类型的肿瘤，其 ER、PR 的表达率不同，可能受激素的作用程度不同或对激素的反应性不同。

（二）子宫颈癌及子宫内膜癌肿瘤标志物

1. CA125 和 CA19 – 9　CA125 是鉴别宫颈腺癌及宫颈鳞癌的首选方法。CA19 – 9 水平对宫颈的诊断也具有一定的意义，同时 CA19 – 9 局限在癌组织中，而不存在于正常组织中，故 CA19 – 9 是宫颈癌复发和进展的标志。

2. CA15 – 3　在卵巢肿瘤的阳性率高于妇科其他肿瘤。妇科肿瘤患者血浆 CA15 – 3 水平的高低可反映其病情进展。

3. 癌胚抗原　CEA 检测水平可用于判断宫颈腺癌的浸润情况。CEA 的阳性率宫颈腺癌浸润癌高于原位癌。CEA 的阳性着色部位，宫颈腺癌的原位癌分布于鳞状上皮表层而基底层阴性，浸润癌则出现于基底层。CEA 阳性染色分布于腺腔侧的细胞膜，而子宫内膜癌的细胞膜及胞浆均有 CEA 阳性反应物分布。

4. 鳞状细胞癌肿瘤相关抗原（SCC – Ag）　广泛存在于不同器官正常组织（含量极微）和恶性病

变的上皮细胞中。SCC－Ag 还可作为宫颈鳞癌患者化疗反应的指标，化疗后若 SCC－Ag 持续不降，说明对化疗不敏感，应立即停止；若血浆 SCC－Ag 维持高水平，则病情可能复发。

5. 性激素及激素受体 子宫内膜癌的发病与雌激素的长期刺激有关，多数子宫内膜癌有 ER、PR 表达。宫颈癌的 ER、PR 检测结果也显示，分化越好的肿瘤，ER、PR 的阳性率越高，且受体阳性患者生存时间长。

十二、神经系统肿瘤标志物

我们对中枢神经系统的肿瘤分子机制仍知之甚少。由于血－脑屏障的存在，血浆肿瘤标志物很少被用在原发或转移性脑肿瘤。

（一）透明质酸粘合蛋白

透明质酸（hyaluronan，HA）广泛存在于各种组织的细胞外基质中，其功能的发挥依靠特定的透明质酸黏合蛋白的调节作用。BEHAB/brevican 是脑组织中特有的一种透明质酸黏合蛋白，是迄今为止特异性最高的脑胶质瘤标志物。中枢神经系统中表达 BEHAB/brevican 量与有丝分裂活跃程度有关，有丝分裂越活跃，表达的量越多。在少突胶质瘤、星形细胞瘤中均检出了 BEHAB/brevican，而在正常的大脑皮质对照标本、颅内转移性乳腺癌、颅内原发性非胶质性肿瘤均未检出 BEHAB/brevican。

（二）中间丝蛋白

包括神经巢蛋白和胶质纤维酸性蛋白。

1. 神经巢蛋白（nestin） nestin 是中枢神经系统神经干细胞标志，其表达与有丝分裂密切相关。包括胶质瘤在内的各种颅内肿瘤均可表达 nestin。从恶性度最高的多形性胶质母细胞瘤到恶性度最低的纤维性星形细胞瘤，nestin 表达呈现明显地降低趋势，因此 nestin 在判断肿瘤恶性程度上具有特别意义，但是它缺乏脑胶质瘤的特异性，并且一般仅通过免疫组化方法在脑胶质瘤组织中测定。

2. 胶质纤维酸性蛋白（glial fibrillary acidic protein，GFAP） GFAP 存在于胶质细胞，尤其是星形细胞和星形细胞瘤中，GFAP 的含量在正常星形细胞高于星形细胞瘤，恶性度低的星形细胞瘤高于恶性度高的星形细胞瘤。体内胶质瘤中通常 GFAP 表达水平下降，可以提示肿瘤的进展。

（三）神经元特异性烯醇化酶（NSE）

NSE 分布于全身各个系统，但 90% 集中于神经系统中，其在神经系统中分布顺序为大脑＞脊髓＞外周神经系统。正常情况下，NSE 主要分布于神经元和神经内分泌系统细胞，所以 NSE 被认为是一种神经样内分泌细胞的标志。NSE 浓度与手术切除程度有直接关系，手术全切肿瘤后，NSE 浓度迅速下降至正常，而次全切者，术后 NSE 浓度居高不下，也说明恶性胶质瘤是血清及脑脊液（cerebrospinal fluid，CSF）中 NSE 的直接来源。

十三、血液系统肿瘤标志物

在血液系统中，肿瘤相关基因被激活的最常见原因是染色体易位，尤其是平衡易位，其结果或是造成某一基因表达量的变化，或是使之结构发生改变，形成新的融合基因。这些基因往往是调节造血细胞分化、生长、凋亡的重要基因。由于它们的质或量的变化，而导致肿瘤的发生。其中部分与某一特定的肿瘤类型相关，如 PML－RARα 与急性早幼粒细胞白血病（APL），BCR－ABL 与慢性粒细胞白血病（CMl）等。

（一）PML－RARα

急性早幼粒细胞白血病（APL 或 M3）具有特征性的染色体异常 t（15；17）（q22；q11～22），使得 15 号染色体上的 PML 基因与 17 号染色体的 RARα 发生重排。PML 是一种磷酸蛋白，仅在髓系表达，抑制细胞生长和转化，PML 的过量表达可以诱导凋亡。RARα 属于类固醇/甲状腺受体超家族的成员，是一种细胞内受体，有促进分化、抑制增殖的作用。两种基因融合后，PML－RARa 可以与 PML 形成异源二聚体，抑制野生型 PML、RARα 的功能，从而诱发 APL。95% 以上的 APL 均有 PML/RARα，因此认为 PML/RARα 是 APL 的分子标志，是致癌的主要原因。临床检测可以用常规核型分析、FISH 以及巢式 RT－PCR。

（二）BCR－ABL

Ph 染色体的存在是慢性粒细胞白血病（CML）的特征之一，它是第 9 号和第 22 号染色体的易位，即 t（9；22）（q34；q11），该易位使得 ABL 基因从 9 号染色体易位到 22 号染色体上，与 BCR 基因头尾融合为 BCR－ABL，形成特征性 Ph 染色体。有 95% 的 CML 患者携带这种染色体，在 10%～30% 成人急性淋巴细胞白血病（ALL）、大约 5% 儿童 ALL 以及少数（接近 2%）急性粒细胞白血病（AMI）、淋巴瘤及骨髓瘤等也发现了这种基因。BCR－ABL 具有酪氨酸激酶活性，并在信号转导方面发挥作用。特异的酪氨酸激酶抑制剂伊马替尼，能特异有效地抑制 BCR－ABL。

十四、临床肿瘤标志物应用的展望

肿瘤标志物的发现和应用在临床上具有重要的价值。这些标志物不仅有助于一些肿瘤的诊断，为临床辅助诊断提供依据，而且还具有预测或监视肿瘤复发或转移的作用，有助于评估治疗效果并预测预后疗效。遗憾的是，迄今为止，还未发现理想的具有 100% 灵敏度和特异性的肿瘤标志物。以上所述的各种肿瘤标志物仅是一项临床辅助诊断，不能以点代面。目前来讲，早期诊断更多的还需要结合病史、症状、体征、影像学检查（B 超、CT、X 线、胃镜、肠镜）等手段来综合分析，明确诊断还需要进一步的病理学检查。另外，肿瘤标志物呈阴性也不能完全排除相关肿瘤。如 AFP 单项指标阳性，但低于标准时，临床是不轻易考虑让患者随诊，而是会结合至少两种影像学检查（B 超、CT 或 MRI）以及患者既往乙型肝炎病史和乙型肝炎两对半结果，及时做出判断。

此外，许多良性疾病都可以有肿瘤标志物的异常，如前列腺肥大、前列腺炎可以有 PSA 的轻、中度升高，子宫内膜异位症可以有 CA125 的轻、中度升高，急、慢性肝病时可以有 CA125、CA19－9、CA50、铁蛋白的不同程度的升高。再次，肿瘤标志物的联合应用确实能在一定程度上提高阳性检出率，部分肿瘤标志物之间的相关性极高，如 CA19－9 和 CA50 之间的相关性可达到 95%～98%，即 95%～98% 的被检者如 CA19－9 正常，则 CA50 也正常，CA19－9 异常，则 CA50 也异常，但并不是简单地认为检测标志物越多就越肯定。临床上，对于肿瘤标志物的应用应该根据不同情况、不同目的选择或联合使用之，同时结合其他检查综合分析判断。WHO 对肿瘤疗效评价标准中对肿瘤标志物做如下规范描述："肿瘤标志物不能单独用来进行诊断。然而，如开始时肿瘤标志物高于正常水平的上限，当所有的肿瘤病灶完全消失，临床评价为完全缓解时它们必须恢复到正常水平"。这一规定表明了肿瘤标志物的临床意义及肯定了其临床应用的价值。

相信随着肿瘤标志物研究方法的完善，结合基因组学和分子流行病学的成果，将会有更加敏感、特异且重复性好的肿瘤分子标志物出现，从而为肿瘤预警和早期诊断、个体化治疗提供新的途径和策略。

（雒永刚）

参考文献

[1] 庞庆丰，李英. 病理学与病理生理学 [M]. 北京：化学工业出版社，2016.

[2] 陈杰. 病理学 [M].3 版. 北京：人民卫生出版社，2015.

[3] 王国平. 临床病理诊断指南 [M]. 北京：科学出版社，2015.

[4] 姜文霞. 病理解剖学实验指导 [M]. 上海：同济大学出版社，2016.

[5] 宋晓环. 病理学 [M]. 湖北：华中科技大学出版社，2015.

[6] 韩安家. 软组织肿瘤病理学 [M]. 北京：科学出版社，2015.

[7] 张祥盛. 乳腺病理诊断病例精选 [M]. 北京：人民卫生出版社，2015.

[8] 毛伟敏. 常见肿瘤病理诊断及报告指南 [M]. 浙江：浙江大学出版社，2015.

[9] 廖松林. 现代诊断病理学手册 [M]. 北京：北京大学医学出版社，2015.

[10] 张军荣，杨怀宝. 病理学基础 [M]. 北京：人民卫生出版社，2015.

[11] 纪小龙. 乳腺疾病动态变化病理图谱 [M]. 北京：人民军医出版社，2016.

[12] 轩维锋. 浅表组织超声与病理诊断 [M]. 北京：人民军医出版社，2015.

[13] 刘钢. 口腔组织及病理学基础 [M].2 版. 北京：人民卫生出版社，2016.

[14] 王连唐，廖冰. 常见疾病病理诊断路径指南 [M]. 广东：中山大学出版社，2011.

[15] 丁咏伟，耿玉聪，刘燕，等. 环磷酸腺苷信号对矽肺纤维化形成的影响 [M]. 中国现代医学杂志，2017，27 (6)：1 - 5.

[16] 刘燕，彭海兵，高洪波，等. 缺血预适应对肢体缺血 - 再灌注骨骼肌、小肠和肺损伤的影响 [M]. 中国应用生理学杂志，2010，26 (4)：448 - 450.

[17] 刘燕，张连元，朱丽艳，等. 缺血预适应对肢体缺血 - 再灌注后骨骼肌损伤和细胞凋亡的影响 [M]. 江苏医药，2010，36 (2)：195 - 198.

[18] 刘燕，张连元，张娜，等.BQ123 对大鼠肢体缺血再灌注后骨骼肌损伤和细胞凋亡的影响 [M]. 吉林大学学报 (医学版)，2010，36 (1)：131 - 134.

[19] 孙丞辉，王彪. 溺水尸体硅藻检验的研究进展 [M]. 法医学杂志，2015，31 (6)：462 - 465.

[20] 白玉萍，岳常丽，杨冬梅. 中耳腺瘤临床病理分析 [M]. 中华病理学杂志，2015 (12)：900 - 904.

[21] 丁咏伟，耿玉聪，刘燕，等. 环磷酸腺苷信号对矽肺纤维化形成的影响 [M]. 中国现代医学杂志，2017，27 (6)：1 - 5.

[22] 岳振营. 肺纤维平滑肌瘤型错构瘤 2 例临床病理分析 [M]. 临床与实验病理学杂志，2015，31 (12)：1410 - 1412.